TRAUNER

Bildung, die begeistert!

DORIS SCHLÖMMER
MARGIT SCHWARZENBERGER
SIGRID WINKLEHNER

Pflegewelten

Lernbereich Training und Transfer

+ E-Book und digitales Zusatzpaket

PA/PFA

Dieses Buch wurde auf Papier aus nachhaltiger Forstwirtschaft gedruckt.

Impressum

Schlömmer/Schwarzenberger/Winklehner
LTT – Lernbereich Training und Transfer
+ E-Book und digitales Zusatzpaket
5. Auflage 2025
TRAUNER VERLAG, Linz

Die Autorinnen

Doris Schlömmer, BSc, MMSc, MA
DGKP, Gesundheits- und Pflegepädagogin,
Skillslab- und Simulationstrainerin, LTT Austria,
Studiengangsleitung Masterstudiengang Palliative Care

Mag.a Margit Schwarzenberger
DGKP, Skillslab- und Simulationstrainerin

Sigrid Winklehner, MHPE
DGKP, Gesundheits- und Pflegepädagogin,
Skillslab- und Simulationstrainerin

Dieser Band basiert auf folgender Rechtsvorschrift für Pflegeassistenzberufe-Ausbildungsverordnung, (Fassung 2025): Verordnung der Bundesministerin für Gesundheit und Frauen über Ausbildung und Qualifikationsprofile der Pflegeassistenzberufe (Pflegeassistenzberufe-Ausbildungsverordnung – PA-PFA-AV) StF: BGBl. II Nr. 301/2016, der inhaltlichen Darstellung zur Konkretisierung der Themenfelder (Handreichung 3), sowie dem Curriculum (in Erprobungsphase) für die Ausbildungen Pflegeassistenz und Pflegefachassistenz und den aktuellen Rechtsansichten des Bundesministeriums für Soziales, Gesundheit, Pflege und Konsumentenschutz.

Lektorat/Produktmanagement:
Mag. Karin Gollowitsch
Titelgestaltung und Layout:
Kathrin Füreder, Michaela Kobyakov,
Bettina Victor
Grafik: Werner Schmolmüller, Linz
Gesamtherstellung:
SANDLER Gesellschaft m.b.H. & Co. KG.
Druckereiweg 1, 3671 Marbach

PRINTED IN AUSTRIA

ISBN 978-3-99151-767-2

www.trauner.at

Sehr geehrte Auszubildende, sehr geehrter Auszubildender!

Im dritten Lernbereich erleben Sie einen patientenfernen Ort, wo Fehler erlaubt sind und Handlungen zu keinen direkten Auswirkungen an den Betroffenen führen. Lernen findet dabei durch eigenständiges Tun und strukturiertes Handeln statt.

Der **Lernbereich Training und Transfer** (LTT) bietet Strukturen, in denen zum einen Fertigkeiten und Fähigkeiten im geschützten Rahmen geübt und trainiert und zum anderen Haltungen analysiert und reflektiert werden können. Der LTT wird als **dritter Lernbereich** definiert, weil er eine Ergänzung in der dualen Pflegeausbildung darstellt und damit ein verbindendes Ausbildungssegment im dualen System ist. Das Training findet an einem von Schule und Praxis getrennten und damit geschützten Lernort statt. Somit ist gewährleistet, dass die Sicherheit der Patientinnen und Patienten im stationären Bereich, der Klientinnen und Klienten sowie Bewohnerinnen und Bewohner im extramuralen Bereich nicht gefährdet wird (Landwehr, 2002).

Für die Durchführung der Übungssequenz und die Sicherung des Transfers im LTT braucht es Arbeitsmaterialien, die Ihnen im vorliegenden Arbeitsbuch zur Verfügung gestellt werden. Die Themen und Lerninhalte sind der Ausbildungsverordnung zur Pflegeassistenz und Pflegefachassistenz (GuKG 2016) entnommen, wobei hier aber nicht der Anspruch auf Vollständigkeit erhoben wird. Aus organisationalen, strukturellen und didaktischen Gründen können und müssen nicht immer alle Handlungen, die Sie im praktischen Handlungsfeld ausführen, auch im Lernbereich Training und Transfer geübt und kongruent trainiert werden.

Wir wünschen Ihnen ein interessantes Lernen, viel Freude in der Anwendung, einen spannenden Erfahrungsaustausch und viel Erfolg bei der praktischen Umsetzung im Arbeitsfeld.

Die Autorinnen

Im LTT stehen unterschiedliche Methoden zur Verfügung. Das vorliegende Arbeitsbuch dient dabei den Auszubildenden als Arbeitsmaterial für das Fertigkeiten- und Fähigkeitentraining und Unterstützung im Lerntreff.

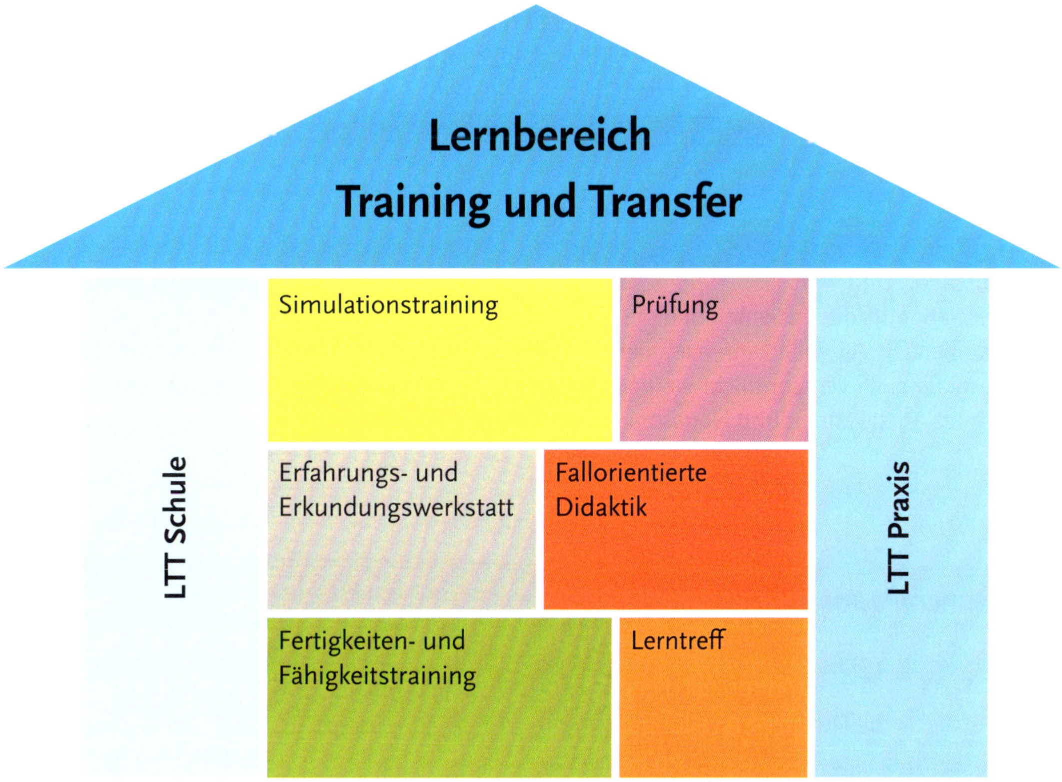

© LTT Austria – D. Schlömmer, K. Krausler, Ch. Tritthart

Aufbau des Buches

KOMPETENZEN

Kompetenzen und Lernziele: Wissen, Fertigkeiten und Haltungen entsprechen dem Qualifikationsprofil der Ausbildung. Die Lernziele können von der/vom Auszubildenden am Ende des Lerntages noch einmal überprüft werden.

VORWISSEN

WissensCheck – Abfrage des Vorwissens: Das zum Thema erworbene theoretische Wissen wird erhoben und anschließend in der Lerngruppe diskutiert. Argumentation und kritisches Denken sind gefragt.

SITUATION AUS DER PRAXIS

Fallsituation: Jedes der insgesamt 22 Kapitel basiert auf einem Fallbeispiel, das in der Handlung die Auszubildende bzw. den Auszubildenden begleitet. Es stellt eine zum Thema passende reale Situation aus der Pflegepraxis dar.

Handlungsablauf: Auf Basis aktueller Literatur stehen Handlungsabläufe, die sich auf die Situation der Patientin/des Patienten im Fallbeispiel beziehen, zur Verfügung. Begründungen und Hinweise (!) sind angeführt. Die Durchführung der Handlung erfordert einen Rollentausch von Pflegeperson, Patientin/Patient und Beobachterin/Beobachter. Aufgrund der einfacheren Lesbarkeit wird im Buch nur von Patientinnen und Patienten gesprochen.

Reflexionsblatt: Um die Erkenntnisse aus der Handlung und die persönlichen Lernergebnisse zu sichern, bietet das Arbeitsbuch die Möglichkeit der schriftlichen Reflexion. Es stehen Kriterien und Fragestellungen zur Selbst- und Fremdreflexion als Kopiervorlage zur Verfügung.

VERTIEFUNG

Aufgaben zur Vertiefung: Das Fallbeispiel hat nun einen höheren Komplexitätsgrad und soll eine vertiefte Auseinandersetzung mit der Thematik ermöglichen. Die Aufgabe kann im Anschluss an die praktische Trainingssequenz in der Gruppe gelöst oder auch als Fallsituation in einer Erfahrungs- und Erkundungswerkstatt im LTT diskutiert und bearbeitet werden.

WISSENSTRANSFER

Aufgaben zum Wissenstransfer: Die Transferaufgabe beschreibt die Tätigkeit in einem anderen Umfeld der Patientin/des Patienten und stellt somit einen Bezug zum Erfahrungswissen der/des Auszubildenden her. Die Aufgabe kann nach dem Trainingstag bearbeitet und der Lösungsansatz im persönlichen Lerntagebuch verschriftlicht werden. Es soll die Auszubildende/den Auszubildenden ermuntern, Gelerntes anzuwenden und Neues zu erforschen.

LEHRER/INNEN-BEGLEITPAKET

Für LTT-Trainer/innen wird ergänzend ein Lehrer/innen-Begleitpaket (Art.-Nr. 12 42 60 14) für die Aufgabenstellungen angeboten. Dieses ist im Trauner Verlag unter buchservice@trauner.at zu beziehen.

Inhaltsverzeichnis

Pflegerische Interventionen

Therapeutische Interventionen

Diagnostische Interventionen

Anhang

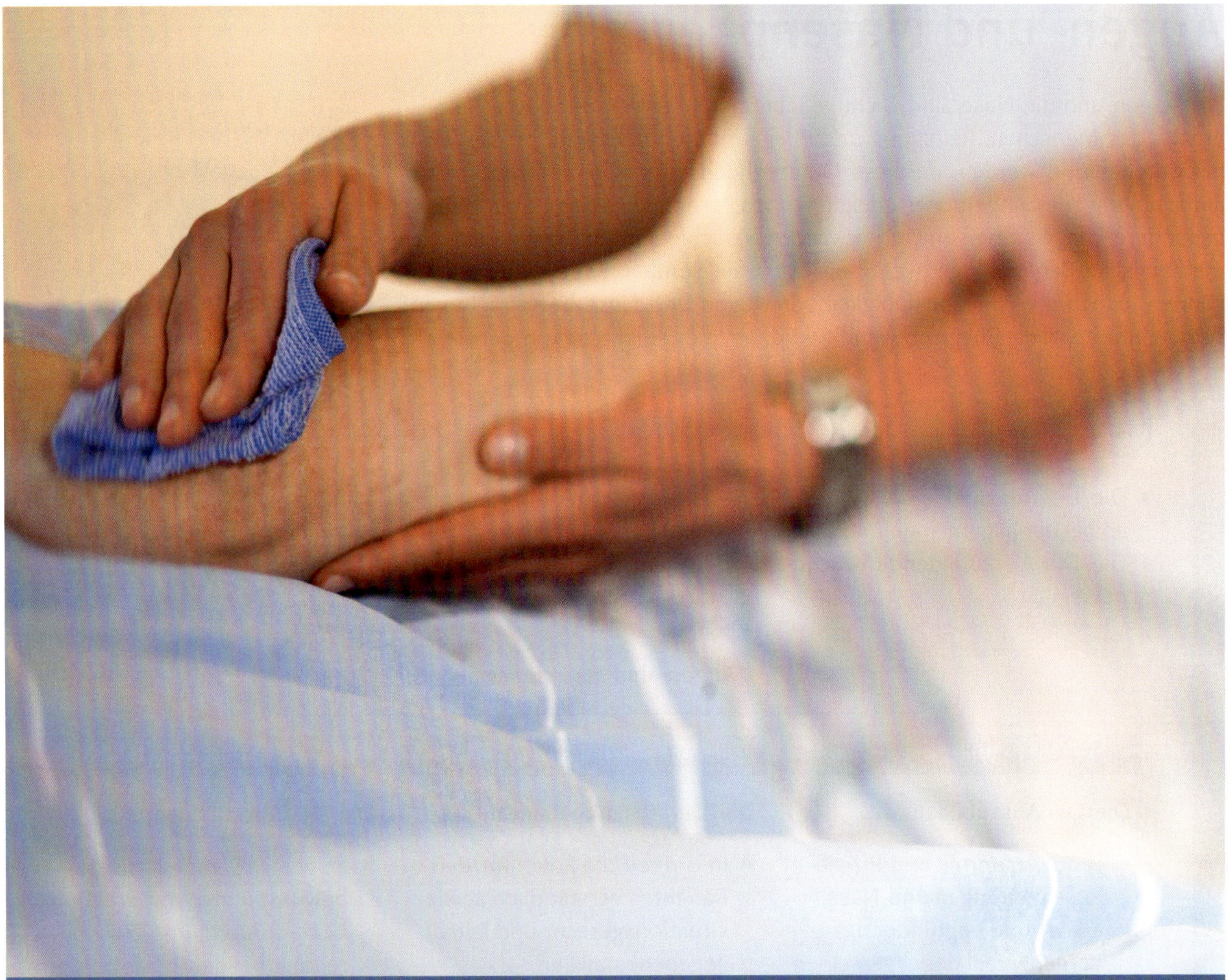

Pflegerische Interventionen

Augen- und Nasenpflege

Die Augen und die Nase sind wichtige, aber auch sehr empfindliche Sinnesorgane des Menschen. Reinigung und Pflege müssen daher mit großer Sorgfalt durchgeführt werden, da diese Organe höchst sensibel sind und selbst auf kleinste Verletzungen oder Infektionen reagieren. Beim Gesunden ist eine besondere Pflege zumeist nicht notwendig. Verschiedene Erkrankungen oder medizinische Behandlungen (z. B. nasogastrale Sonden, Sauerstofftherapie) können jedoch die Funktionsfähigkeit von Augen und Nase beeinträchtigen, sodass eine spezielle Pflege notwendig wird, um die Defizite zu kompensieren.

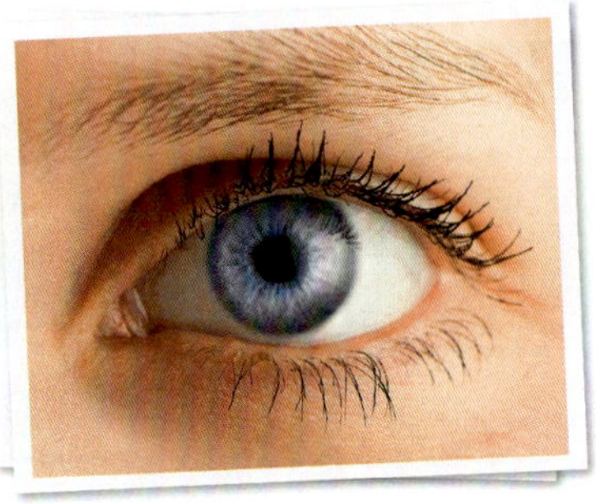

KOMPETENZEN

Lernziele

- Die/Der Auszubildende führt die Pflegehandlung strukturiert durch und hält die geltenden Hygienerichtlinien bei der allgemeinen und speziellen Augen- und Nasenpflege durchgehend ein.
- Die/Der Auszubildende beachtet bei der Durchführung die arzneimittelspezifischen und rechtlichen Aspekte.

Augen- und Nasenpflege

Wissen	Fertigkeiten	Haltungen
Die/Der Auszubildende ...	**Die/Der Auszubildende ...**	**Die/Der Auszubildende ...**
▪ kennt Anatomie und Physiologie von Augen und Nase. ▪ erklärt und begründet das Vorgehen bei der allgemeinen sowie speziellen Augen- und Nasenpflege. ▪ erläutert die Sicherheits- und Hygienebestimmungen im Umgang mit Medikamenten.	▪ informiert die Patientin/den Patienten verständlich sowie situationsgerecht und leitet gegebenenfalls an. ▪ kann die 6-R-Regel anwenden. ▪ bereitet die notwendigen Materialien vollständig vor. ▪ führt die allgemeine und spezielle Augen- und Nasenpflege korrekt durch und begründet die angewandten Prinzipien. ▪ positioniert die Patientin/den Patienten situationsgerecht. ▪ achtet auf die eigene ergonomische Körperhaltung.	▪ zeigt sich verantwortungsbewusst in der Vorbereitung, Durchführung und Nachbereitung bei der Patientin/dem Patienten und beim Material. ▪ ist bei der Pflegehandlung aufmerksam und konzentriert. ▪ ist sorgfältig im Umgang mit Medikamenten. ▪ beobachtet die Patientin/den Patienten auf Veränderungen in Bezug auf die Therapie. ▪ begegnet der Patientin/dem Patienten in den unterschiedlichen Settings mit Respekt, Wertschätzung und Empathie.

ABFRAGE VON VORWISSEN

WissensCheck – Augenpflege

Frage 1 Bei der täglichen Körperpflege werden die Augen von __________ nach __________ mit __________ gereinigt.

Frage 2 **Warum ist beim gesunden Menschen keine spezielle Augenpflege notwendig?**

Ergänzen Sie den Lückentext mit den folgenden Wörtern:

Augenlider ■ Tränenflüssigkeit ■ außen ■ Selbstreinigungsmechanismus ■ innen

Beim gesunden Menschen schützen und reinigen __________ und __________ das Auge. Es verfügt über einen __________. Im Rahmen der Gesundheitspflege werden die Augen von __________ nach __________ gewaschen.

Frage 3 Eine spezielle Augenpflege ist bei welchen Kriterien notwendig? Nennen und erläutern Sie vier Indikationen.

Frage 4 Bekommt eine Patientin/ein Patient Augentropfen und Augensalbe, dann ist darauf zu achten, dass die Augensalbe vor den Augentropfen verabreicht wird.

☐ Richtig ☐ Falsch

WissensCheck – Nasenpflege

Frage 1 **Warum ist beim gesunden Menschen keine spezielle Nasenpflege notwendig?**

Ergänzen Sie den Lückentext mit den folgenden Wörtern:

Säuglinge ■ häufiges Niesen ■ Selbstreinigungsmechanismus ■ Schnäuzen ■ Kleinkinder

Neben dem __________ der Nase, wird die Nase beim gesunden Menschen auch durch das __________ in ein Taschentuch gereinigt. __________ und __________ reinigen ihre Nase über __________.

ABFRAGE VON VORWISSEN

Frage 2 In welchen Situationen ist eine spezielle Nasenpflege notwendig? Nennen und erläutern Sie vier Indikationen.

Frage 3 Warum führen Sie eine spezielle Nasenpflege durch? Was wollen Sie mit dieser Maßnahme erreichen?

Frage 4 Welche Materialien benötigen Sie für die Durchführung der speziellen Nasenpflege?

SITUATION AUS DER PRAXIS

Herr Kronawetter kann die Augen nicht schließen

Herr Rudolf Kronawetter, 94 Jahre alt, wird für 3 Wochen im Seniorenheim aufgenommen, um der Enkeltochter einen Reha-Aufenthalt zu ermöglichen. Er bedarf einer weitgehenden pflegerischen Versorgung. Zudem leidet er unter einer idiopathischen Fazialisparese. Aufgrund des unzureichenden Lidschlusses sind Augentropfen und eine Augensalbe ärztlich angeordnet. Die diensthabende diplomierte Pflegeperson hat die Applikation dieser speziellen pflegerischen medizinischen Maßnahme an Sie delegiert.

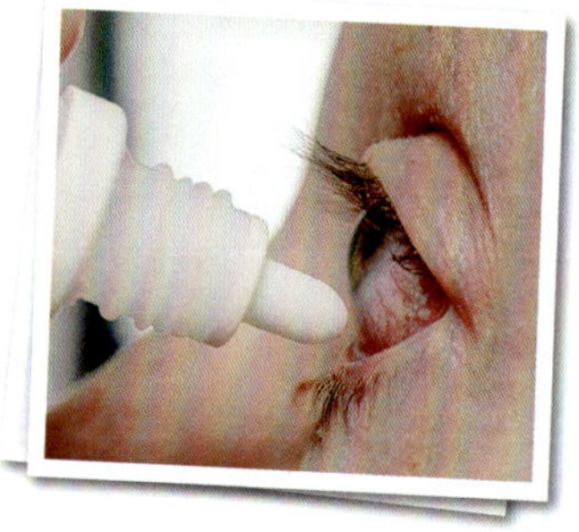

Handlungsablauf – Spezielle Augenpflege und Verabreichung von Augentropfen/Augensalbe

Handlung	Beschreibung	Begründung/Hinweise
Vorbereitung		
Sich informieren	Informieren Sie sich in der Patientendokumentation über die angeordneten Augentropfen/Augensalbe mittels der 6-R-Regel.	Information und Kontrolle erhöhen die Patientensicherheit und vermeiden Verwechslungen.
Material	Bereiten Sie die Materialien auf einem desinfizierten Tablett vor: ■ Hände- und Flächendesinfektionsmittel ■ Nierentasse als Abwurfbehälter ■ Einmalhandschuhe	Sie stellen sicher, dass alle notwendigen Materialien vorhanden sind und vermeiden unnötige Arbeitswege.

Handlung	Beschreibung	Begründung/Hinweise
	■ Sterile physiologische Kochsalzlösung 0,9 % ■ Sterile Mullkompressen ■ Unsterile Tupfer ■ Augentropfen, Augensalbe	! Kontrollieren Sie Verfallsdatum und Öffnungsdatum. Manche Augentropfen und Augensalben dürfen nur für kurze Zeit nach Anbruch verwendet werden.
DURCHFÜHRUNG		
Anwesenheitstaste	Schalten Sie beim Betreten des Zimmers die Anwesenheitstaste ein.	Die Anwesenheitstaste markiert am Gang die Anwesenheit der Pflegeperson im Zimmer.
Arbeitsplatz	Desinfizieren Sie die Arbeitsfläche und stellen Sie das Tablett ab.	Alle Materialien sind gut erreichbar, ein störungsfreier Ablauf ist möglich.
Händehygiene	Führen Sie eine hygienische Händedesinfektion durch.	Indikation 1 der hygienischen Händedesinfektion wird eingehalten.
Identifikation	Stellen Sie die Identität des Patienten mittels der 2-Merkmale-Methode fest	Die Patientensicherheit wird durch die Anwendung der 2-Merkmale-Methode erhöht.
Information	Erklären Sie Anlass und Vorgehen der Intervention.	Informationen fördern Akzeptanz und Vertrauen.
Positionierung	Bringen Sie das Bett auf Arbeitshöhe. Positionieren Sie den Patienten in eine sitzende oder halb liegende Position in Rückenlage, der Kopf ist leicht nach hinten geneigt.	Rückenschonendes Arbeiten ist gewährleistet.
Händehygiene	Führen Sie eine hygienische Händedesinfektion durch.	Indikation 2 der hygienischen Händedesinfektion wird eingehalten.
Material	Richten Sie die Materialien unter Einhaltung der Asepsis (Öffnen, Befeuchten).	
Augen reinigen	Ziehen Sie Einmalhandschuhe an. Bitten Sie den Patienten, die Augen zu schließen. Reinigen Sie die Lider des geschlossenen Auges mit einem in 0,9 %iger NaCl-Lösung getränkten, sterilen Tupfer. Werfen Sie die gebrauchten Tupfer sofort in die bereitgestellte Nierentasse ab.	Reinigen Sie das Ober- und Unterlid durch bogenförmige Tupferführung und ohne Druck vom äußeren zum inneren Augenwinkel entsprechend der Physiologie des Tränen-Nasen-Kanals. Eine Wiederholung des Reinigungsvorgangs erfordert jeweils die Verwendung eines neuen Tupfers. ! Bei stark verklebten Augen ist es sinnvoll, den feuchten Tupfer für kurze Zeit auf dem Auge zu belassen, um die Verklebung aufzuweichen.
Augentropfen verabreichen	Öffnen Sie die Flasche mit den Augentropfen und legen Sie den Deckel mit dem Schraubrad nach oben ab. Nehmen Sie die Flasche in Ihre Arbeitshand, den unsterilen Tupfer in die andere.	Falls Augentropfen und Augensalbe gleichzeitig appliziert werden müssen, werden zuerst die Augentropfen verabreicht.

Handlung	Beschreibung	Begründung/Hinweise
	Lassen Sie den Patienten nach oben blicken, ziehen Sie mit einer Kompresse das untere Augenlid über das Jochbein nach unten und vom Auge weg.	
	Lassen Sie im Abstand von ca. 2–3 cm einen Tropfen des Medikaments in den unteren Konjunktivalsack fallen.	Der Abstand ist nötig, damit Sie das Auge und die Wimpern nicht berühren.
	Bitten Sie den Patienten, das Auge zu schließen und für ca. 1–3 Minuten geschlossen zu halten.	Die genaue Dauer hängt vom Medikament ab. Informieren Sie sich diesbezüglich im Beipacktext.
	Wischen Sie mit einer Kompresse überschüssige Feuchtigkeit weg. Schließen Sie die Flasche mit den Augentropfen wieder.	
Augensalbe verabreichen	Öffnen Sie die Tube der Augensalbe und legen Sie den Deckel mit dem Schraubrad nach oben ab.	
	Nehmen Sie die Tube in Ihre Arbeitshand, den unsterilen Tupfer in die andere.	
	Lassen Sie den Patienten nach oben blicken, ziehen Sie mit einer Kompresse das untere Augenlid über das Jochbein nach unten und vom Auge weg.	Der untere Konjunktivalsack ist gut sichtbar.
	Halten Sie den Abstand zwischen Tubenöffnung und Auge möglichst klein.	Der Abstand ist nötig, damit Sie das Auge und die Wimpern nicht berühren.
	Drücken Sie einen ca. 1 cm langen Streifen der Salbe aus der Tube und legen Sie ihn von außen nach innen in den unteren Konjunktivalsack, ohne mit der Tube das Augenlid zu berühren.	
	Bitten Sie den Patienten, das Auge zu schließen und für ca. 1–3 Minuten geschlossen zu halten.	Die genaue Dauer hängt vom Medikament ab. Informieren Sie sich diesbezüglich im Beipacktext.
	Wischen Sie mit einer Kompresse überflüssige Salbe oder Feuchtigkeit weg. Schließen Sie die Tube der Augensalbe wieder.	
Händehygiene	Ziehen Sie die Einmalhandschuhe aus und führen Sie eine hygienische Händedesinfektion durch.	Indikation 3 der hygienischen Händedesinfektion wird eingehalten.
NACHBEREITUNG		
Positionierung	Unterstützen Sie den Patienten bei der Positionierung. Stellen Sie das Bett auf Ausgangshöhe zurück.	Das Wohlbefinden und die Sicherheit des Patienten sind gewährleistet.
Arbeitsplatz	Entsorgen Sie das Material, desinfizieren Sie die Arbeitsfläche und machen Sie einen abschließenden „Rundumblick“.	! Rufanlage in Reichweite!

SITUATION AUS DER PRAXIS

Handlung	Beschreibung	Begründung/Hinweise
Händehygiene	Führen Sie eine hygienische Händedesinfektion durch.	Indikation 4 der hygienischen Händedesinfektion wird eingehalten.
Anwesenheitstaste	Schalten Sie die Anwesenheitstaste aus.	Wenn Sie das Licht nicht ausschalten, besteht die Gefahr, dass ein Alarm ausgelöst wird.
Dokumentation	Führen Sie die Dokumentation den Vorgaben entsprechend durch.	Eine vollständige Dokumentation gewährleistet den Informationsfluss und dient der Qualitätssicherung.

Reflektieren Sie die praktische Umsetzung der durchgeführten Pflegehandlungen! Kriterien und Fragen zur Selbst- und Fremdreflexion sind als Kopiervorlage in der TRAUNER-DigiBox vorhanden.

AUFGABEN ZUR VERTIEFUNG

Veränderungen bei der Augenpflege

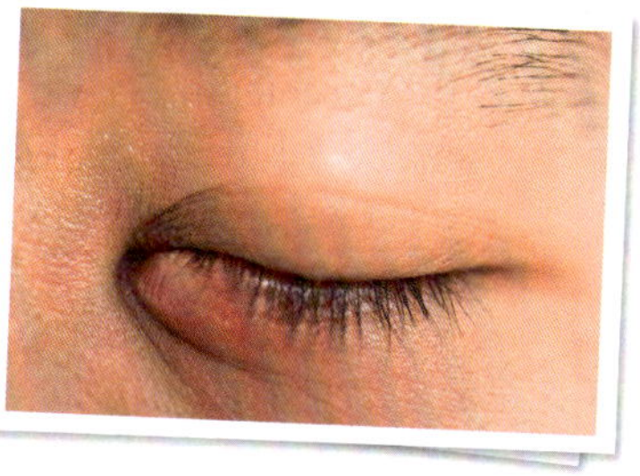

Nachdem Sie drei Tage frei hatten, freuen Sie sich heute schon, Herrn Kronawetter wiederzusehen. Herrn Kronawetter geht es den Umständen entsprechend gut, Atem- und Kreislaufsituation sind stabil. Eine vollständige Unterstützung bei der Körperpflege ist notwendig. Sie werden von der diensthabenden diplomierten Pflegeperson Claudia Land mit der Durchführung der speziellen Augenpflege und der Applikation der Augentropfen und Augensalbe beauftragt. Sie bemerken, dass die Augen extrem mit gelblichem Sekret verklebt sind und der Lidrand des linken Auges stark gerötet und geschwollen ist.

1. Überlegen Sie, um welche Erkrankung des Lides es sich hier handelt. Erläutern Sie das Krankheitsbild näher.

2. Beschreiben Sie Ihr pflegerisches Vorgehen zur Lösung von Verklebungen und Verkrustungen am Auge sowie die Durchführung der Lidkantenpflege.

3. Nennen Sie mögliche Ursachen für das Auftreten der oben angeführten Veränderungen an den Augen von Herrn Kronawetter.

TRANSFERAUFGABE – SCHWERPUNKT KINDER

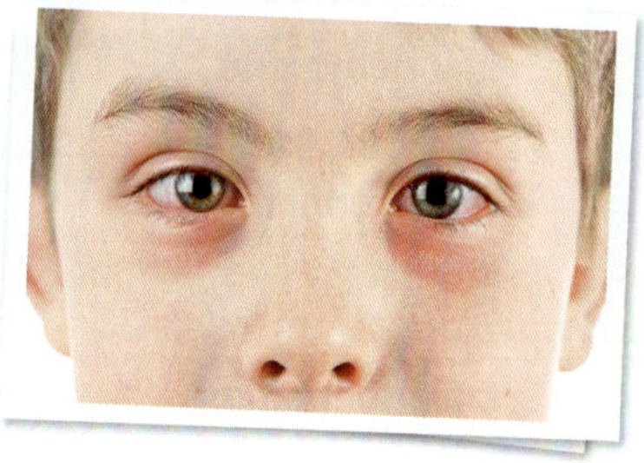

Murat Yilmaz, 6 Jahre alt, wird mit seiner Mutter stationär aufgenommen. Der kleine Murat besucht seit einem Monat den örtlichen Kindergarten. Zurzeit leiden viele Kinder unter einer Erkältungskrankheit, so auch Murat. Er ist seit ein paar Tagen mit Fieber und heftigem Schnupfen zu Hause. Heute Vormittag hat seine Mutter eine plötzliche Rötung der Augen bemerkt. Murat reibt sich ständig die Augen, da diese stark jucken und er das Gefühl hat, er habe Sand in den Augen.

1. Beschreiben Sie das Krankheitsbild der Keratokonjunktivitis epidemica.

2. Recherchieren Sie, ob diese Augenerkrankung nur im Kindesalter auftritt oder Menschen aller Altersgruppen betroffen sind. Gibt es einen Zusammenhang zwischen anderen Erkrankungen und dem Auftreten einer Keratokonjunktivitis epidemica?

3. Beschreiben Sie Herausforderungen und Besonderheiten bei der Verabreichung von Augentropfen und Augensalben bei Kindern im praktischen Pflegealltag.

TRANSFERAUFGABE – SCHWERPUNKT PSYCHOSOMATIK

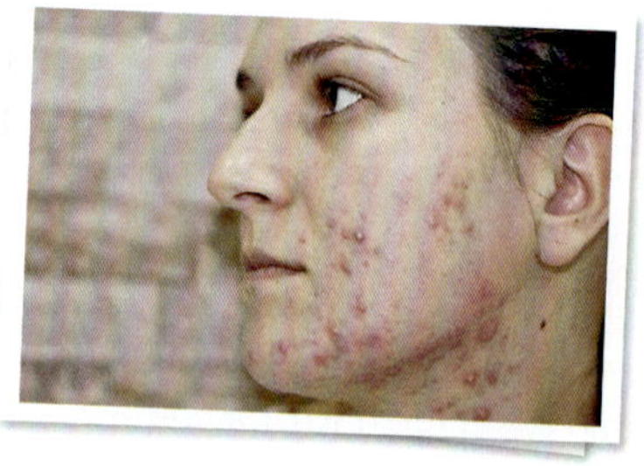

Frau Jasmin Neumeier, 34 Jahre alt, wurde gestern stationär aufgenommen. Sie hatte in den letzten Monaten beruflich und privat enorme Belastungssituationen zu bewältigen. Seit etwa einer Woche leidet sie unter allgemeiner Abgeschlagenheit und Müdigkeit. Vor zwei Tagen entwickelten sich heftige brennende Schmerzen und Empfindungsstörungen auf der linken Gesichtshälfte. Die Haut schwoll an, es bildeten sich stecknadelkopfgroße, mit Flüssigkeit gefüllte Bläschen und Frau Neumeier war extrem lichtempfindlich.

AUFGABEN ZUM WISSENSTRANSFER

1. Beschreiben Sie Krankheitsursachen und Krankheitsentwicklung des Herpes zoster ophthalmicus.

2. Erläutern Sie Beobachtungs- und Pflegeschwerpunkte in der Betreuung.

3. Bedarf es bei dieser Erkrankung Schutzmaßnahmen im Sinne der Expositionsprophylaxe? Wenn ja, notieren und begründen Sie Ihre Angaben.

SITUATION AUS DER PRAXIS

Die Nasenatmung ist erschwert

Frau Edeltraud Nussbacher, 82 Jahre alt, befindet sich erst seit kurzer Zeit im Altenheim. Ihr Allgemeinzustand ist stark reduziert. Derzeit leidet sie unter einem fieberhaften Infekt mit starkem Schnupfen. Zur Abschwellung der Nasenschleimhaut sind Nasentropfen und eine Nasensalbe ärztlich angeordnet. Die diensthabende diplomierte Pflegeperson Martin Altenberger hat die Applikation dieser speziellen pflegerischen medizinischen Maßnahme an Sie delegiert.

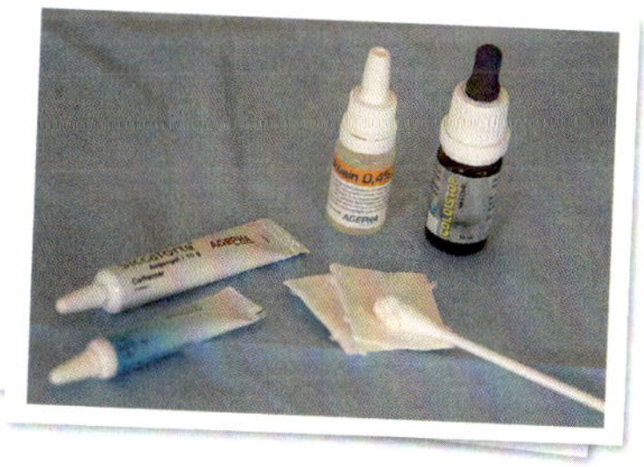

Handlungsablauf – Spezielle Nasenpflege und Verabreichung von Nasentropfen/Nasensalbe

Handlung	Beschreibung	Begründung/Hinweise
Vorbereitung		
Sich informieren	Informieren Sie sich in der Patientinnendokumentation über die angeordneten Nasentropfen/Nasensalbe/Nasenspray mittels der 6-R-Regel.	Information und Kontrolle erhöhen die Patientinnensicherheit und vermeiden Verwechslungen. **!** Im Rahmen einer Sauerstofftherapie dürfen nur Produkte verwendet werden, die gemäß Arzneimittelinformation des jeweiligen Herstellers keine Fette und Öle (auch nicht ätherische Öle) enthalten.

SITUATION AUS DER PRAXIS

Handlung	Beschreibung	Begründung/Hinweise
Material	Bereiten Sie die Materialien auf einem desinfizierten Tablett vor: ▪ Hände- und Flächendesinfektionsmittel ▪ Nierentasse als Abwurfschale ▪ Einmalhandschuhe ▪ Sterile physiologische Kochsalzlösung 0,9 % ▪ Kleine und große sterile Watteträger ▪ Nasentropfen/Nasensalbe/ Nasenspray ▪ Zellstoff oder unsterile Tupfer	
Durchführung		
Anwesenheitstaste	Schalten Sie beim Betreten des Zimmers die Anwesenheitstaste ein.	Die Anwesenheitstaste markiert am Gang die Anwesenheit der Pflegeperson im Zimmer.
Arbeitsplatz	Desinfizieren Sie die Arbeitsfläche und stellen Sie das Tablett ab.	Alle Materialien sind gut erreichbar, ein störungsfreier Ablauf ist möglich.
Händehygiene	Führen Sie eine hygienische Händedesinfektion durch.	Indikation 1 der hygienischen Händedesinfektion wird eingehalten.
Identifikation	Stellen Sie die Identität der Patientin mittels der 2-Merkmale-Methode fest.	Die Patientinnensicherheit wird durch die Anwendung der 2-Merkmale-Methode erhöht.
Information	Erklären Sie Anlass und Vorgehen der Intervention.	Informationen fördern Akzeptanz und Vertrauen.
Positionierung	Bringen Sie das Bett auf Arbeitshöhe. Positionieren Sie die Patientin in eine sitzende oder halb liegende Position in Rückenlage, der Kopf ist leicht nach hinten geneigt.	Rückenschonendes Arbeiten ist gewährleistet.
Nase reinigen	Lassen Sie die Patientin schnäuzen.	Überflüssiges Sekret wird entfernt.
Händehygiene	Führen Sie eine hygienische Händedesinfektion durch.	Indikation 2 der hygienischen Händedesinfektion wird eingehalten.
Material	Richten Sie die Materialien unter Einhaltung der Asepsis.	
Nasenpflege	Ziehen Sie Einmalhandschuhe an. Bitten Sie die Patientin, ihren Kopf leicht nach hinten zu neigen. Kontrollieren Sie beide Naseneingänge. Befeuchten Sie einen großen Watteträger mit 0,9 %iger NaCl-Lösung und befreien Sie vorsichtig mit drehenden Bewegungen die Nasenwand von möglichen Borken. Wiederholen Sie den Vorgang, bis der Watteträger keine Verschmutzungen mehr aufweist. Reinigen Sie das andere Nasenloch.	Sie haben einen besseren Zugang zur Nase und eine gute Inspektionsmöglichkeit. Die Borken bleiben auf dem Wattestäbchen haften und können entfernt werden. Ist ein Lösen der Borken mit 0,9 %iger NaCl-Lösung nicht möglich, können die Borken vorher mit Nasensalbe aufgeweicht werden. Eine Wiederholung erfordert jeweils die Verwendung eines neuen Watteträgers.

Handlung	Beschreibung	Begründung/Hinweise
Nasentropfen verabreichen	Öffnen Sie den Schraubverschluss und füllen Sie die Pipette, indem Sie die Gummiklappe oberhalb des Schraubdeckels zusammendrücken und loslassen. Schieben Sie mit dem Daumen der anderen Hand die Nasenspitze hoch. Bringen Sie die Spitze der Pipette auf ca. 1 cm Abstand zum Nasenloch. Lassen Sie die Tropfenzahl in das Nasenloch fallen, indem Sie auf die Kappe der Pipette drücken. Wiederholen Sie den Vorgang beim anderen Nasenloch. Verschließen Sie die Nasentropfen-Flasche. Instruieren Sie die Patientin, den Kopf nach vorne zu beugen und kurze Schnaubbewegungen zu machen. Wischen Sie mit einem unsterilen Tupfer überschüssige Feuchtigkeit weg.	! Achten Sie darauf, dass die Patientin den Kopf nach der Verabreichung der Tropfen nach vorne bringt. Durch die Schnaubbewegungen verteilen sich die Tropfen über die ganze Nasenschleimhaut und können resorbiert werden.
Nasensalbe verabreichen	Öffnen Sie die Tube der Nasensalbe und legen Sie den Deckel mit dem Schraubrad nach oben ab. Führen Sie bei **patientinnenbezogener Verwendung** den verlängerten Tubenansatz in das Nasenloch ein und drücken Sie einen kurzen Strang Na sensalbe heraus. Verteilen Sie diesen auf der Nasenschleimhaut, indem Sie die Nasenflügel andrücken und leicht massieren. Nach der Anwendung wischen Sie die Tubenspitze mit einem unsterilen Tupfer ab. Wiederholen Sie den Vorgang beim anderen Nasenloch. Wird die Nasensalbe **nicht patientinnenbezogen verwendet,** geben Sie einen Salbenstrang von ca. 1 cm auf einen kleinen Watteträger und führen Sie diesen in das Nasenloch ein. Applizieren Sie durch Drehen entlang der Nasenwand die Salbe. Wiederholen Sie den Vorgang beim anderen Nasenloch. Verschließen Sie die Tube.	

SITUATION AUS DER PRAXIS

Handlung	Beschreibung	Begründung/Hinweise
Nasenspray verabreichen	Halten Sie die Flasche mit dem Daumen an der Unterseite und dem Zeige- und Mittelfinger auf den Flügeln an der Konusseite fest. Führen Sie den Konus ganz in das Nasenloch ein und pumpen Sie die ärztlich verordnete Anzahl an Sprühstößen in die Nasenöffnung, indem Sie auf den Boden der Flasche drücken.	
Händehygiene	Ziehen Sie die Einmalhandschuhe aus und führen Sie eine hygienische Händedesinfektion durch.	Indikation 3 der hygienischen Händedesinfektion wird eingehalten.
NACHBEREITUNG		
Positionierung	Unterstützen Sie die Patientin bei der Positionierung. Stellen Sie das Bett auf Ausgangshöhe zurück.	Das Wohlbefinden und die Sicherheit der Patientin sind gewährleistet.
Arbeitsplatz	Entsorgen Sie das Material, desinfizieren Sie die Arbeitsfläche und machen Sie einen abschließenden „Rundumblick".	! Rufanlage in Reichweite!
Händehygiene	Führen Sie eine hygienische Händedesinfektion durch.	Indikation 4 der hygienischen Händedesinfektion wird eingehalten.
Anwesenheitstaste	Schalten Sie die Anwesenheitstaste aus.	Wenn Sie das Licht nicht ausschalten, besteht die Gefahr, dass ein Alarm ausgelöst wird.
Dokumentation	Führen Sie die Dokumentation den Vorgaben entsprechend durch.	Eine vollständige Dokumentation gewährleistet den Informationsfluss und dient der Qualitätssicherung.

Reflektieren Sie die praktische Umsetzung der durchgeführten Pflegehandlungen! Kriterien und Fragen zur Selbst- und Fremdreflexion sind als Kopiervorlage in der TRAUNER-DigiBox vorhanden.

AUFGABEN ZUR VERTIEFUNG

VERÄNDERUNGEN BEI DER NASENPFLEGE

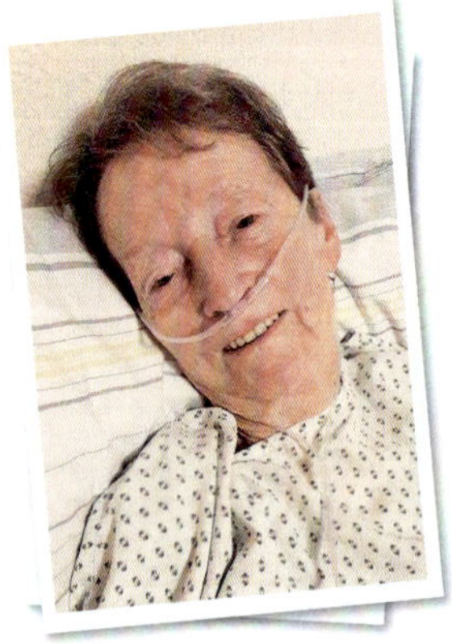

Frau Nussbacher leidet immer noch an den Symptomen ihres Infekts. Die Entzündungswerte sind weiter ansteigend, das Fieber sinkt nur sehr langsam. Demzufolge macht ihr die Atmung zunehmend Probleme, sodass sie auch nachtsüber mit einem erhöhten Oberkörper zu positionieren ist. So einen starken Infekt hatte sie in den letzten 40 Jahren nicht mehr. Um die Atmung etwas zu erleichtern, wird Frau Nussbacher eine Sauerstofftherapie über eine Nasenbrille angeboten.

1. Führen Sie mögliche Ursachen für die Verschlechterung des fieberhaften Infektes an.

AUFGABEN ZUR VERTIEFUNG

2. Erklären Sie pflegerische Aspekte, die bei der Gabe von Sauerstoff über eine Nasenbrille zu beachten sind.

3. Führen Sie Arzneimittel an, die zur Befeuchtung der Nasenschleimhaut im Zuge einer Sauerstofftherapie geeignet sind. Überprüfen Sie anhand des Beipackzettels, ob diese mit Sauerstoff kompatibel sind.

AUFGABEN ZUM WISSENSTRANSFER

Transferaufgabe – Schwerpunkt Onkologie

Bei Herrn Richard Österreicher, 68 Jahre alt, wurde vor zwei Wochen aufgrund eines stenosierenden Tumors im oberen Gastrointestinaltrakt zur kurzfristigen Ernährungstherapie über das linke Nasenloch eine nasogastrale Sonde gelegt. Sie wurden heute beauftragt, den Pflasterwechsel durchzuführen und bemerken hierbei einen Dekubitus Grad 2 beim linken Nasenflügel.

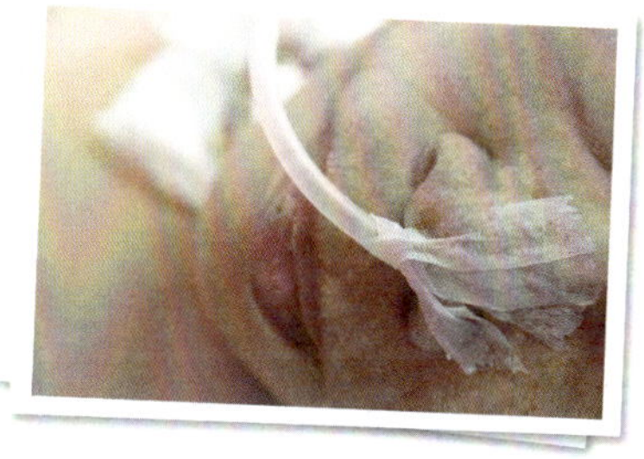

1. Nennen Sie Komplikationen, die bei nasogastralen Sonden noch auftreten können und schildern Sie Ihr weiteres Vorgehen bei Herrn Österreicher.

2. Führen Sie jene drei Prophylaxen an, die bei Patientinnen und Patienten mit nasogastralen Sonden relevant sind. Begründen Sie Ihre Auswahl und nennen Sie konkrete Maßnahmen.

3. Beschreiben Sie die Durchführung des Pflasterwechsels inkl. spezieller Nasenpflege und Kontrolle der Sondenlage.

AUFGABEN ZUM WISSENSTRANSFER

Transferaufgabe – Schwerpunkt mobile Pflege

Frau Cäcilia Schneiderbauer, 74 Jahre alt, ist vor acht Wochen nach dem sonntäglichen Kirchgang über die Stiege in ihrem Garten gestürzt und hat sich schwere Verletzungen im Gesicht zugezogen, die operativ behandelt werden mussten. Seit drei Tagen ist sie wieder zu Hause und wird von ihrer Schwiegertochter betreut. Frau Schneiderbauer benötigt aufgrund ihrer Herzinsuffizienz NYHA III Unterstützung bei der morgendlichen Körperpflege. Sie nimmt eine Vielzahl an Medikamenten, unter anderem Antihypertensiva und Cumarin. Sie bemerken bei der Patientin Blutverkrustungen an beiden Nasenlöchern.

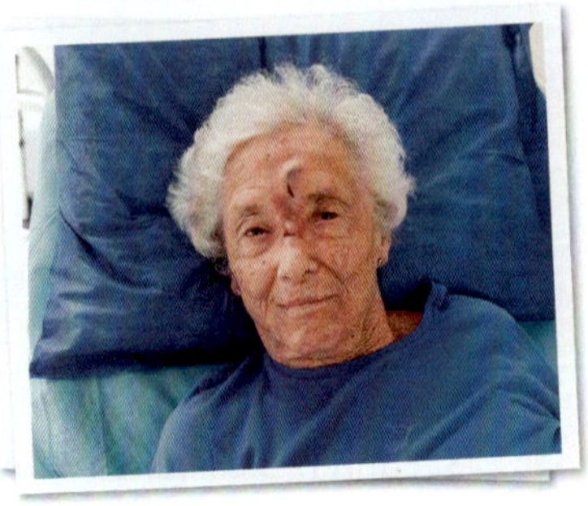

1. Nennen Sie mögliche Ursachen für das Auftreten einer Epistaxis bei Frau Schneiderbauer.

2. Benennen und beschreiben Sie die pflegerischen Maßnahmen, die Sie jetzt setzen.

3. Führen Sie jene Informationen und Beobachtungskriterien an, die Sie an den gehobenen Dienst für Gesundheits- und Krankenpflege oder möglicherweise an eine Ärztin/einen Arzt weiterleiten müssen.

Bewegen

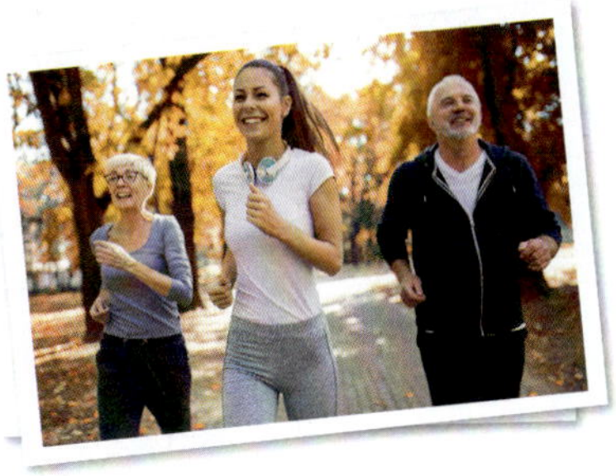

Aktivität und Bewegung gehören zu den basalen Voraussetzungen menschlichen Lebens. Selbst alltägliche Vorgänge – wie Essen und Trinken, Kommunizieren und Schreiben – sind ohne Muskelarbeit und Bewegung nicht möglich. Somit gehört Bewegung zu den lebensnotwendigen Grundbedürfnissen des Menschen. Die Pflegepersonen haben die Aufgabe, den Menschen in seiner Beweglichkeit umfassend zu fördern. Dazu gehört auch das gezielte Umsetzen von prophylaktischen Maßnahmen zur Verhinderung von Dekubitus, Kontrakturen und Immobilität.

KOMPETENZEN

Lernziele

- Die/Der Auszubildende erhält und fördert die Beweglichkeit von Patientinnen und Patienten, leitet diese an und führt Positionierungen, Mobilisation, Transfers und Bewegungsübungen durch.
- Die/Der Auszubildende setzt prophylaktische Maßnahmen in Zusammenhang mit Dekubitus, Sturz, Kontraktur und Immobilität um.

Bewegen

Wissen

Die/Der Auszubildende ...

- kennt die anatomischen und physiologischen Grundlagen der menschlichen Bewegung.
- kann die Auswirkungen von Bewegungsmangel und Immobilität auf den Menschen erläutern.
- kann die Grundlagen, Grundregeln und Ziele der Dekubitusprophylaxe aufzählen und beschreiben.
- kann die Grundlagen, Grundregeln und Ziele der Immobilitätsprophylaxe aufzählen und beschreiben.
- kann die Grundlagen, Grundregeln und Ziele der Sturzprophylaxe aufzählen und beschreiben.
- kann die Grundlagen, Grundregeln und Ziele der Kontrakturenprophylaxe aufzählen und beschreiben.

Fertigkeiten

Die/Der Auszubildende ...

- erkennt den Unterstützungsbedarf bei der betroffenen Person, schätzt diesen adäquat ein und bietet gezielt Unterstützung an.
- kann Maßnahmen zur gezielten Druckentlastung bei immobilen Menschen anwenden:
  - > Oberkörper-hoch-Position
  - > Rückenlage
  - > 30-Grad-Position
  - > 135-Grad-Position
- kann einen „tiefen Transfer“ vom Bett zum Stuhl und wieder zurück durchführen.
- kann passive Bewegungsübungen der oberen und unteren Extremitäten gezielt anwenden.
- bezieht die Maßnahmen der Sturzprophylaxe gezielt in den Transfer mit ein.
- achtet auf die eigene ergonomische Körperhaltung.
- leitet die Patientin/den Patienten an, sodass diese/r einen möglichst hohen Grad an Selbstständigkeit bewahrt oder wiedererlangt.

Haltungen

Die/Der Auszubildende ...

- sieht die Eigenbeweglichkeit des Menschen als Grundbedürfnis des Menschen und fördert diese kontinuierlich.
- bindet die Bewegungsförderung in alle Pflegehandlungen gezielt mit ein.
- orientiert sich an den Ressourcen der Patientin/des Patienten.
- respektiert die Anliegen und Bedürfnisse der Patientin/des Patienten.
- begegnet der Patientin/dem Patienten in den unterschiedlichen Settings mit Respekt, Wertschätzung und Empathie.

WissensCheck

Frage 1 Welche Auswirkungen können mit gezielten Positionierungen erreicht werden? Kreuzen Sie die richtigen Antworten an:

☐ Dekubitusprophylaxe
☐ Soor- und Parotitisprophylaxe
☐ Kontrakturenprophylaxe
☐ Verbesserter Sekretabfluss
☐ Dehydratationsprophylaxe
☐ Stimulation bei Hemiplegie
☐ Regelmäßiges Wecken der Patientin/des Patienten während der Nachtruhe
☐ Ruhigstellung von Körperteilen
☐ Entspannung
☐ Verwirrtheitsprophylaxe
☐ Schmerzlinderung nach einem operativen Eingriff
☐ Alle kranken Menschen sind dekubitusgefährdet und müssen daher positioniert werden.
☐ Pneumonieprophylaxe
☐ Vermeidung von Medikamentenintoxikation

Frage 2 Welche drei Hauptursachen sind für die Entstehung eines Dekubitus verantwortlich? Beschriften Sie die Abbildung.

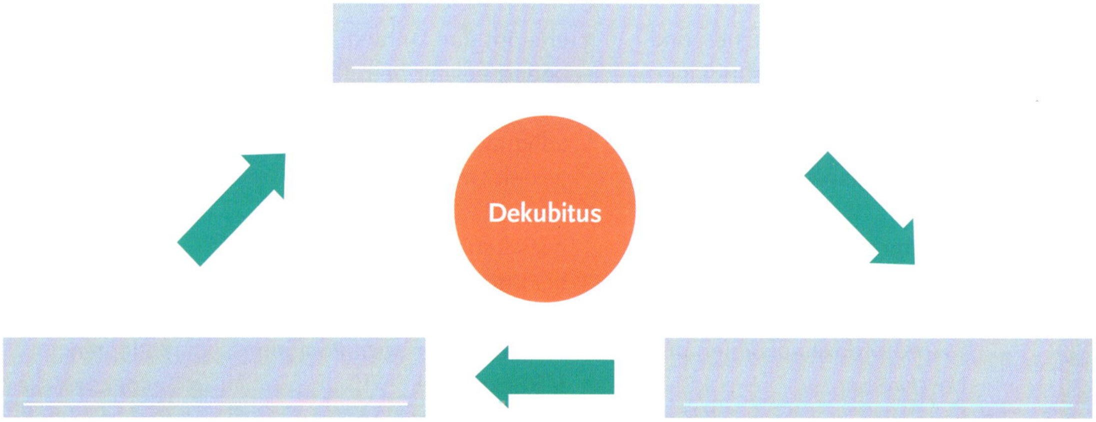

Frage 3 Markieren und benennen Sie die Körperstellen, die in Rückenlage besonders dekubitusgefährdet sind.

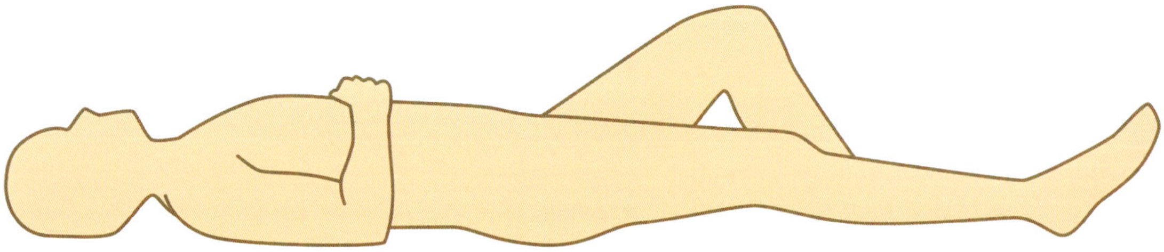

ABFRAGE VON VORWISSEN

Frage 4 Was ist unter dem Begriff „Fingertest“ zu verstehen? Beschreiben Sie die Vorgehensweise.

Frage 5 Nennen Sie zu jeder Gruppe von Sturz-Risikofaktoren drei Beispiele.

Sturz-Risikofaktoren	Beispiele
Personenbezogene Risikofaktoren	▪ ▪ ▪
Medikamenten-bezogene Risikofaktoren	▪ ▪ ▪
Umgebungsbezogene Risikofaktoren	▪ ▪ ▪

Frage 6 Mit welchen Pflegemaßnahmen kann den Sturz-Risikofaktoren entgegengewirkt werden? Nennen Sie zu den jeweiligen Gruppen drei Beispiele.

Sturz-Risikofaktoren	Beispiele Maßnahmen
Personenbezogene Risikofaktoren	▪ ▪ ▪
Medikamenten-bezogene Risikofaktoren	▪ ▪ ▪
Umgebungsbezogene Risikofaktoren	▪ ▪ ▪

ABFRAGE VON VORWISSEN

Frage 7 Ordnen Sie die Antwortmöglichkeiten in der Tabelle bezugnehmend auf die Folgen von Bewegungsmangel richtig zu.

	Organsystem/Funktion	Folgen von Immobilität	
1	Haut	Muskelschwund, Kräfteverfall	
2	Herz-Kreislauf-System	Sekretstau, Atelektasen, Pneumonie	
3	Atmung	Obstipation, Meteorismus	
4	Muskeln, Sehnen, Gelenke	Desorientierung, reduzierte Aufnahmefähigkeit	
5	Wahrnehmung	Thrombose	
6	Schlaf-Wach-Rhythmus	Dekubitus, Intertrigo	
7	Verdauung	Beeinträchtigung des Konzentrationsvermögens	

Frage 8 Unter Kontraktur wird eine ______________________________

von ______________________________ bis hin zur Versteifung, die durch tage- oder wochenlangen Bewegungsmangel verursacht wird, verstanden.

Frage 9 Finden Sie unten stehende Begriffe. Sie zeigen, welche Körperstellen besonders für die Entstehung einer Kontraktur gefährdet sind.

L	I	D	K	L	T	Z	H	Z	O	K	Y	S	X	B	S	C	T	B
T	O	Y	E	I	P	E	C	R	L	W	Q	U	E	I	N	K	S	Q
N	R	W	Y	K	Y	H	A	N	D	G	E	L	E	N	K	C	C	M
E	R	F	R	U	E	K	N	E	L	E	G	R	E	G	N	I	F	V
B	H	N	K	Z	Q	N	D	L	P	G	U	M	L	V	Q	W	L	Y
H	J	X	N	U	S	A	U	C	U	K	B	R	E	U	O	Q	W	W
Y	L	X	E	Z	I	F	K	W	E	R	N	W	L	Q	X	B	O	H
X	B	C	L	E	B	G	R	X	C	I	W	D	L	S	I	V	V	B
W	X	G	E	H	D	R	E	E	G	R	A	T	B	P	K	K	J	N
F	P	L	G	E	W	S	J	P	Q	Q	T	S	O	R	G	P	W	E
U	V	H	R	N	R	S	O	C	M	C	X	J	G	U	P	O	K	X
D	I	R	E	G	W	Z	H	Ü	F	T	E	S	E	N	H	F	X	S
X	K	S	T	E	J	X	J	U	M	Y	X	W	N	G	Y	D	W	R
K	R	D	L	L	D	J	G	F	W	Z	P	Y	G	G	B	R	T	I
L	K	K	U	E	X	D	V	E	X	D	A	X	E	E	M	L	D	B
I	I	V	H	N	C	V	V	U	L	P	S	O	L	L	B	L	S	D
X	Y	Y	C	K	A	U	S	K	X	X	J	G	E	E	R	M	I	N
P	V	W	S	E	F	F	V	L	H	F	K	U	N	N	R	L	W	B
N	D	U	W	W	H	M	G	N	J	K	N	Y	K	K	K	H	C	L

Diese Wörter sind versteckt:

- Schultergelenk
- Hüfte
- Handgelenk
- Sprunggelenk
- Knie
- Zehengelenke
- Ellbogengelenk
- Fingergelenke

Frage 10 Ordnen Sie die angeführten Aussagen mit Linien den Beschreibungen richtig zu.

1. **Spitzfußstellung**	a) Der betroffene Körperteil kann nicht mehr an den Körper herangeführt werden.
2. **Adduktionskontraktur**	b) Entsteht durch das Eigengewicht des Fußes und den Auflagedruck der Bettdecke.
3. **Abduktionskontraktur**	c) Das Gelenk ist vollständig oder teilweise in Beugestellung versteift.
4. **Streckkontraktur**	d) Entsteht durch dauerhafte Verkrampfung der Streckmuskulatur. Es kommt zu Bewegungsausfällen und Einschränkung der Beugefähigkeit.
5. **Beugekontraktur**	e) Der betroffene Körperteil kann nicht mehr vom Körper wegbewegt werden.

Frage 11 Benennen Sie die angeführten Bewegungen mit der korrekten lateinischen Bezeichnung.

Pronation ▪ Flexion ▪ Abduktion ▪ Außenrotation ▪ Supination ▪ Anteversion ▪ Adduktion ▪ Innenrotation ▪ Retroversion ▪ Extension

Bewegung	**Lateinische Bezeichnung**
Nach außen drehen	
Nach vorne führen	
Nach hinten führen	
Handfläche nach oben	
Nach innen drehen	
Wegführen	
Handfläche nach unten	
Streckung	
Heranführen	
Beugen	

SITUATION AUS DER PRAXIS

Immobilität und eingeschränkte Eigenbeweglichkeit

Herr Ludwig Luftner, 79 Jahre alt, ist seit drei Tagen aufgrund einer akuten Gastroenteritis in stationärer Behandlung. Die Krankheitssituation hat sich stabilisiert, allerdings fühlt sich Herr Luftner sehr schwach und müde. Er hat deutlich an Körpergewicht verloren und weist Zeichen einer Kachexie auf, ebenso ist der Hautturgor herabgesetzt. Herr Luftner ist derzeit immobil und seine Eigenbeweglichkeit stark reduziert. Aufgrund der Beobachtungen und der Verwendung eines Assessmentinstruments wird ein erhöhtes Dekubitusrisiko definiert. Erste Maßnahmen zur Druckentlastung werden in Form von Positionswechsel durchgeführt.

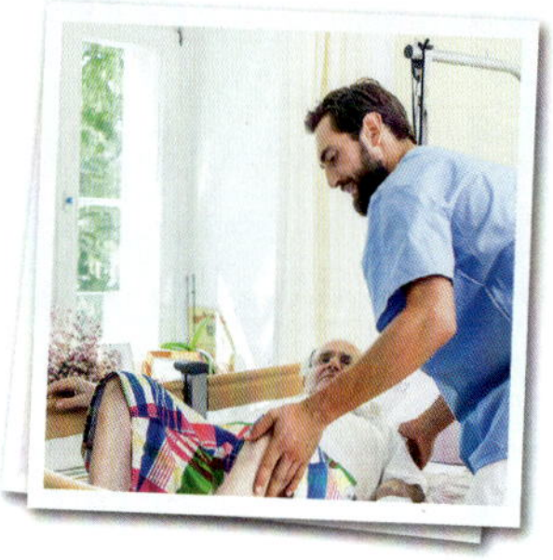

Handlungsablauf – Positionierung in Rückenlage

Handlung	Beschreibung	Begründung/Hinweise
Vorbereitung		
Sich informieren	Informieren Sie sich in der Patientendokumentation über die geplanten Positionierungen.	Information und Kontrolle erhöhen die Patientensicherheit und vermeiden Verwechslungen.
Material	Bereiten Sie die Materialien vor: ▪ Händedesinfektionsmittel ▪ 1 Kopfpolster ▪ 1–2 Frotteehandtücher – Weichposition der Fersen ▪ 1 Polster als „Stütze oder Bettverkürzer"	Sie stellen sicher, dass alle notwendigen Materialien vorhanden sind und vermeiden unnötige Arbeitswege. Die Menge und die Materialien richten sich individuell nach den Patientenbedürfnissen.
Durchführung		
Anwesenheitstaste	Schalten Sie beim Betreten des Zimmers die Anwesenheitstaste ein.	Die Anwesenheitstaste markiert am Gang die Anwesenheit der Pflegeperson im Zimmer.
Arbeitsplatz	Legen Sie das Arbeitsmaterial griffbereit ab.	Alle Materialien sind gut erreichbar, ein störungsfreier Ablauf ist möglich.
Händehygiene	Führen Sie eine hygienische Händedesinfektion durch.	Indikation 1 der hygienischen Händedesinfektion wird eingehalten.
Information	Erklären Sie Anlass und Vorgehen der Intervention.	Informationen fördern Akzeptanz und Vertrauen.
Befindlichkeit und Vitalzeichen	Fragen Sie nach der Befindlichkeit des Patienten. Prüfen Sie ggf. die Vitalzeichen.	! Bei Übelkeit, Schmerzen und Unwohlsein sollte der Ablauf angepasst werden.
Positionierung	Bringen Sie das Bett auf Arbeitshöhe. Entfernen Sie, wenn möglich, alle Positionierungshilfsmittel aus dem Bett, ein kleiner Kopfpolster kann unter dem Kopf des Patienten belassen werden. Positionieren Sie den Patienten auf den Rücken.	Rückenschonendes Arbeiten ist gewährleistet. ! Das Drehen im Bett lässt sich einfacher durchführen, wenn sich keine Positionierungshilfsmittel im Bett befinden.
„Kopfwärts-Gehen"	Unterstützen Sie den Patienten mittels kinästhetischer Grundsätze (z. B. „Zug und Druck") beim Kopfwärts-Gehen.	

SITUATION AUS DER PRAXIS

Handlung	Beschreibung	Begründung/Hinweise
Positionierung	**Oberer Rumpf:** Greifen Sie mit Ihren Unterarmen/ Händen vom Kopfende ausgehend großflächig unter den Brustkorb des Patienten. Mittels wechselnder verlagernder Bewegung auf die linke und rechte Seite wird die jeweils entlastete Seite zum Kopfende hin bewegt und der Oberkörper ausgerichtet. **Beine – Fersen:** Bringen Sie die Beine in eine leicht abduzierte Position und legen Sie unter beide Fersen ein Frotteehandtuch.	! Ähnlich einem aufrecht stehenden Menschen sollten die Körperabschnitte senkrecht und waagrecht zueinander ausgerichtet werden. ! Die Kniekehle benötigt in der Regel keine Unterstützung, außer bei einem Beugetonus bzw. einer Kontraktur. Die Fersen müssen nicht grundsätzlich frei positioniert werden. Es reicht eine Druckentlastung mit einem Handtuch oder einer kleinen Rolle.
	Legen Sie bei Bedarf einen Polster als „Stütze oder Bettverkürzer“ am Bettende ein.	Der Polster am Ende des Bettes dient der Spitzfußprophylaxe.
	Arme: Legen Sie die Arme des Patienten in leichter Flexionsstellung neben dem Körper ab.	Die Arme können auch mit Pölstern unterstützt werden.
	Kopf: Stützen Sie den Kopf mit einem kleinen Polster.	
Nachbereitung		
Sicherheit	Decken Sie den Patienten zu, stellen Sie das Bett auf Ausgangshöhe zurück und machen Sie einen abschließenden „Rundumblick“.	Das Wohlbefinden und die Sicherheit des Patienten sind gewährleistet. ! Rufanlage in Reichweite!
Händehygiene	Führen Sie eine hygienische Händedesinfektion durch.	Indikation 4 der hygienischen Händedesinfektion wird eingehalten.
Anwesenheitstaste	Schalten Sie die Anwesenheitstaste aus.	Wenn Sie das Licht nicht ausschalten, besteht die Gefahr, dass ein Alarm ausgelöst wird.
Dokumentation	Führen Sie die Dokumentation den Vorgaben entsprechend durch.	Eine vollständige Dokumentation gewährleistet den Informationsfluss und dient der Qualitätssicherung.

Reflektieren Sie die praktische Umsetzung der durchgeführten Pflegehandlungen! Kriterien und Fragen zur Selbst- und Fremdreflexion sind als Kopiervorlage in der TRAUNER-DigiBox vorhanden.

Handlungsablauf – Positionierung in Oberkörper-hoch-Position

Handlung	Beschreibung	Begründung/Hinweise
Vorbereitung		
Sich informieren	Informieren Sie sich in der Patientendokumentation über die geplanten Positionierungen.	Information und Kontrolle erhöhen die Patientensicherheit und vermeiden Verwechslungen.
Material	Bereiten Sie die Materialien vor: ■ Händedesinfektionsmittel ■ 1 Kopfpolster	Sie stellen sicher, dass alle notwendigen Materialien vorhanden sind und vermeiden unnötige Arbeitswege.

Handlung	Beschreibung	Begründung/Hinweise
	■ 2 große, weiche Polster für die Arme ■ 1 kleiner Polster oder eine Positionierungsrolle plus Kopfpolster ■ 3 Handtücher	Die Menge und die Materialien richten sich individuell nach den Patientenbedürfnissen.
DURCHFÜHRUNG		
Anwesenheitstaste	Schalten Sie beim Betreten des Zimmers die Anwesenheitstaste ein.	Die Anwesenheitstaste markiert am Gang die Anwesenheit der Pflegeperson im Zimmer.
Arbeitsplatz	Legen Sie das Arbeitsmaterial griffbereit ab.	Alle Materialien sind gut erreichbar, ein störungsfreier Ablauf ist möglich.
Händehygiene	Führen Sie eine hygienische Händedesinfektion durch.	Indikation 1 der hygienischen Händedesinfektion wird eingehalten.
Information	Erklären Sie Anlass und Vorgehen der Intervention.	Informationen fördern Akzeptanz und Vertrauen.
Befindlichkeit und Vitalzeichen	Fragen Sie nach der Befindlichkeit des Patienten. Prüfen Sie ggf. die Vitalzeichen.	! Bei Übelkeit, Schmerzen und Unwohlsein sollte der Ablauf angepasst werden.
Positionierung	Bringen Sie das Bett auf Arbeitshöhe. Entfernen Sie, wenn möglich, alle Positionierungshilfsmittel aus dem Bett, ein kleiner Kopfpolster kann unter dem Kopf des Patienten belassen werden. Positionieren Sie den Patienten auf den Rücken.	Rückenschonendes Arbeiten ist gewährleistet. ! Das Drehen im Bett lässt sich einfacher durchführen, wenn sich keine Positionierungshilfsmittel im Bett befinden.
„Kopfwärts-Gehen“	Unterstützen Sie den Patienten mittels kinästhetischer Grundsätze (z. B. „Zug und Druck“) beim Kopfwärts-Gehen.	
Positionierung	**Rutschbremse:** Legen Sie das gerollte/gefaltete Handtuch eng unter den Oberschenkel an das Gesäß in die Nähe der Sitzbeinhöcker. Stellen Sie das Kopfteil des Bettes hoch (45 Grad halb sitzende Position/90 Grad sitzende Position) Legen Sie bei Bedarf einen Polster als „Stütze oder Bettverkürzer“ am Bettende ein. **Thorax:** Unterstützen Sie den Patienten beim Nach-vorne-Beugen, platzieren Sie das gefaltete Frotteehandtuch von der Gesäßfalte entlang der Wirbelsäule kopfwärts. **Kopf:** Stützen Sie den Kopf mit einem kleinen Polster.	Das Einbringen einer Rutschbremse verhindert das „Hinunterrutschen“ unmittelbar nach dem Hochstellen des Kopfendes. Dies kann zur Erhöhung der Scherkräfte – Dekubitusgefahr und Einknicken des Oberkörpers – und erschwerter Atmung führen. Die Unterstützung der Wirbelsäule ermöglicht eine aufrechte Haltung. Die Bewegungsfreiheit des Thorax und der Arme ist gegeben. Die bequeme Mittelstellung verhindert Spannungen und erleichtert die Atmung. Wenn die Atmung des Patienten erschwert ist, können die Arme auf einem festeren Polster hoch positioniert werden.

Handlung	Beschreibung	Begründung/Hinweise
	Knie: Bei Bedarf bringen Sie eine Knierolle (Frotteehandtuch) unter den Knien an oder betätigen Sie die Bettfunktion „Kniebeuger".	! Die Beine sind leicht nach außen rotiert.
NACHBEREITUNG		
Sicherheit	Decken Sie den Patienten zu, stellen Sie das Bett auf Ausgangshöhe zurück und machen Sie einen abschließenden „Rundumblick".	Das Wohlbefinden und die Sicherheit des Patienten sind gewährleistet. ! Rufanlage in Reichweite!
Händehygiene	Führen Sie eine hygienische Händedesinfektion durch.	Indikation 4 der hygienischen Händedesinfektion wird eingehalten.
Anwesenheitstaste	Schalten Sie die Anwesenheitstaste aus.	Wenn Sie das Licht nicht ausschalten, besteht die Gefahr, dass ein Alarm ausgelöst wird.
Dokumentation	Führen Sie die Dokumentation den Vorgaben entsprechend durch.	Eine vollständige Dokumentation gewährleistet den Informationsfluss und dient der Qualitätssicherung.

Reflektieren Sie die praktische Umsetzung der durchgeführten Pflegehandlungen!
Kriterien und Fragen zur Selbst- und Fremdreflexion sind als Kopiervorlage in der TRAUNER-DigiBox vorhanden.

HANDLUNGSABLAUF – 30-GRAD-POSITION

Handlung	Beschreibung	Begründung/Hinweise
VORBEREITUNG		
Sich informieren	Informieren Sie sich in der Patientendokumentation über die geplanten Positionierungen.	Information und Kontrolle erhöhen die Patientensicherheit und vermeiden Verwechslungen.
Material	Bereiten Sie die Materialien vor: ▪ Händedesinfektionsmittel ▪ 1 Kopfpolster ▪ 2 große, weiche Polster (zu „Schiffchen" formen) oder 1 Positionierungsrolle ▪ 1 kleiner, weicher Polster ▪ 1 weiches Handtuch	Sie stellen sicher, dass alle notwendigen Materialien vorhanden sind und vermeiden unnötige Arbeitswege. Die Menge und die Materialien richten sich individuell nach den Patientenbedürfnissen.
DURCHFÜHRUNG		
Anwesenheitstaste	Schalten Sie beim Betreten des Zimmers die Anwesenheitstaste ein.	Die Anwesenheitstaste markiert am Gang die Anwesenheit der Pflegeperson im Zimmer.
Arbeitsplatz	Legen Sie das Arbeitsmaterial griffbereit ab.	Alle Materialien sind gut erreichbar, ein störungsfreier Ablauf ist möglich.
Händehygiene	Führen Sie eine hygienische Händedesinfektion durch.	Indikation 1 der hygienischen Händedesinfektion wird eingehalten.

Handlung	Beschreibung	Begründung/Hinweise
Information	Erklären Sie Anlass und Vorgehen der Intervention.	Informationen fördern Akzeptanz und Vertrauen.
Befindlichkeit und Vitalzeichen	Fragen Sie nach der Befindlichkeit des Patienten. Prüfen Sie ggf. die Vitalzeichen.	! Bei Übelkeit, Schmerzen und Unwohlsein sollte der Ablauf angepasst werden.
Positionierung	Bringen Sie das Bett auf Arbeitshöhe. Entfernen Sie, wenn möglich, alle Positionierungshilfsmittel aus dem Bett, ein kleiner Kopfpolster kann unter dem Kopf des Patienten belassen werden. Positionieren Sie den Patienten auf den Rücken.	Rückenschonendes Arbeiten ist gewährleistet. ! Das Drehen im Bett lässt sich einfacher durchführen, wenn sich keine Positionierungshilfsmittel im Bett befinden.
„Kopfwärts-Gehen“	Unterstützen Sie den Patienten mittels kinästhetischer Grundsätze (z.B. „Zug und Druck“) beim „Kopfwärts-Gehen“.	
Bewegung an den Bettrand	Bewegen Sie den Patienten von der Bettmitte an den Bettrand. Stellen Sie das Seitenteil nach oben und gehen Sie auf die andere Seite des Bettes.	Die Sicherheit des Patienten ist gewährleistet.
Drehbewegung	Leiten Sie den Patienten an, den Kopf in Richtung der Drehbewegung zu bringen. Stellen Sie nacheinander beide Beine des Patienten auf. Leiten Sie den Patienten an, den (später unten liegenden) Arm nach Möglichkeit 90 Grad abduziert auf die Matratze zu legen. Fassen Sie den Patienten an der Schulter und an den Beinen, drehen Sie ihn spiralig zu sich. Bitten Sie den Patienten, sich mit seinem Arm vor dem Oberkörper abzustützen. Legen Sie das Positionierungshilfsmittel in den Rücken- und Beckenbereich. Drehen Sie den Patienten leicht nach hinten in den Polster – bis eine 30-Grad-Position erreicht wird.	! Nutzen Sie die Ressourcen des Patienten und wenden Sie kinästhetische Grundkenntnisse an.
Beine positionieren	Das unten liegende Bein wird in der Hüfte gestreckt und im Knie leicht gebeugt. Positionieren Sie den Knöchel mithilfe des Handtuchs weich. Leiten Sie den Patienten an, das oben liegende Bein leicht anzuwinkeln, positionieren Sie das Bein inkl. Vorfuß auf der Positionierungsrolle bzw. dem Polster. Formen Sie ggf. für die Position des Knöchels eine kleine Mulde für den Knöchel vor.	Gefährdete Körperstellen wie Ferse, Ellbogen, Schulter, Knöchel und Trochanter müssen frei und in Funktionsstellung liegen oder weich positioniert sein.

Handlung	Beschreibung	Begründung/Hinweise
Schulter und Trochanter kontrollieren	Prüfen Sie die physiologische Mittelstellung der Gelenke. **Schulter:** Gehen Sie mit beiden Armen unter das unten liegende Schulterblatt und ziehen Sie die Schulter leicht nach vorne. Positionieren Sie den Kopf. **Trochanter:** Gehen Sie mit Ihrer Hand unter den Trochanter und ziehen Sie diesen leicht nach vorne. Mit der oberen Hand schieben Sie gleichzeitig den oberen Trochanter leicht nach hinten.	Wegen der Dekubitusgefahr soll der Trochanter möglichst wenig Druck ausgesetzt sein. Aus diesem Grund muss die Hüfte nach vorne rotiert werden.
	Prüfen Sie abschließend, dass keine Torsion im Rücken vorhanden ist und der Patient parallel zur Bettkante liegt.	Eine Torsion in der Wirbelsäule führt zu Schmerzen und Spannungen im Rücken.
NACHBEREITUNG		
Sicherheit	Decken Sie den Patienten zu, stellen Sie das Bett auf Ausgangshöhe zurück und machen Sie einen abschließenden „Rundumblick“.	Das Wohlbefinden und die Sicherheit des Patienten sind gewährleistet. **!** Rufanlage in Reichweite!
Händehygiene	Führen Sie eine hygienische Händedesinfektion durch.	Indikation 4 der hygienischen Händedesinfektion wird eingehalten.
Anwesenheitstaste	Schalten Sie die Anwesenheitstaste aus.	Wenn Sie das Licht nicht ausschalten, besteht die Gefahr, dass ein Alarm ausgelöst wird.
Dokumentation	Führen Sie die Dokumentation den Vorgaben entsprechend durch.	Eine vollständige Dokumentation gewährleistet den Informationsfluss und dient der Qualitätssicherung.

Reflektieren Sie die praktische Umsetzung der durchgeführten Pflegehandlungen!
Kriterien und Fragen zur Selbst- und Fremdreflexion sind als Kopiervorlage in der TRAUNER-DigiBox vorhanden.

HANDLUNGSABLAUF – 135-GRAD-POSITION

Handlung	Beschreibung	Begründung/Hinweise
VORBEREITUNG		
Sich informieren	Informieren Sie sich in der Patientendokumentation über die geplanten Positionierungen.	Information und Kontrolle erhöhen die Patientensicherheit und vermeiden Verwechslungen.
Material	Bereiten Sie die Materialien vor: ■ Händedesinfektionsmittel ■ 1 Kopfpolster (klein) ■ 2 große, weiche Polster oder eine Positionierungsrolle plus Kopfpolster	Sie stellen sicher, dass alle notwendigen Materialien vorhanden sind und vermeiden unnötige Arbeitswege. Die Menge und die Materialien richten sich individuell nach den Patientenbedürfnissen.

Handlung	Beschreibung	Begründung/Hinweise
DURCHFÜHRUNG		
Anwesenheitstaste	Schalten Sie beim Betreten des Zimmers die Anwesenheitstaste ein.	Die Anwesenheitstaste markiert am Gang die Anwesenheit der Pflegeperson im Zimmer.
Arbeitsplatz	Legen Sie das Arbeitsmaterial griffbereit ab.	Alle Materialien sind gut erreichbar, ein störungsfreier Ablauf ist möglich.
Händehygiene	Führen Sie eine hygienische Händedesinfektion durch.	Indikation 1 der hygienischen Händedesinfektion wird eingehalten.
Information	Erklären Sie Anlass und Vorgehen der Intervention.	Informationen fördern Akzeptanz und Vertrauen.
Befindlichkeit und Vitalzeichen	Fragen Sie nach der Befindlichkeit des Patienten. Prüfen Sie ggf. die Vitalzeichen.	! Bei Übelkeit, Schmerzen und Unwohlsein sollte der Ablauf angepasst werden.
Positionierung	Bringen Sie das Bett auf Arbeitshöhe. Entfernen Sie, wenn möglich, alle Positionierungshilfsmittel aus dem Bett, ein kleiner Kopfpolster kann unter dem Kopf des Patienten belassen werden. Positionieren Sie den Patienten auf den Rücken.	Rückenschonendes Arbeiten ist gewährleistet. ! Das Drehen im Bett lässt sich einfacher durchführen, wenn sich keine Positionierungshilfsmittel im Bett befinden.
„Kopfwärts-Gehen“	Unterstützen Sie den Patienten mittels kinästhetischer Grundsätze (z. B. „Zug und Druck“) beim Kopfwärts-Gehen.	
Bewegung an den Bettrand	Bewegen Sie den Patienten von der Bettmitte an den Bettrand.	Es wird verhindert, dass der Patient nach der Drehung ganz am Bettrand liegt. Bringen Sie im Bedarfsfall aus Sicherheitsgründen das Bettseitenteil an.
Drehbewegung vorbereiten	Bitten Sie den Patienten, den Arm über den er sich später drehen wird, mit der Handinnenfläche nach oben unter das Gesäß zu legen. Legen Sie zwei weiche Polster oder die Positionierungsrolle seitlich an den Patienten an. Bitten Sie den Patienten, den Kopf in Richtung Drehbewegung zu drehen und den zweiten Arm auf den Brustkorb zu legen.	Ein problemloses Rollen über den Arm ist möglich. Die Richtung der Bewegung wird dem Patienten sichtbar gemacht und ein aktives Mitarbeiten ermöglicht.
Drehbewegung durchführen	Wechseln Sie ggf. die Bettseite. Bitten Sie den Patienten, das Bein, das später oben liegt, aufzustellen. Fassen Sie den Patienten an der Schulter und am Bein/Becken und drehen Sie ihn spiralig auf sich zu, sodass der Körper auf den Pölstern zu liegen kommt.	

Handlung	Beschreibung	Begründung/Hinweise
Positionierung	**Kopf:** Sorgen Sie für eine entspannte Position des Kopfes. **Schulter und Arme:** Bitten Sie den Patienten, den unten liegenden Arm selbst nach hinten zu ziehen. Ist das nicht möglich, greifen Sie mit beiden Händen unter die Schulter und ziehen Sie diese vorsichtig nach hinten. Bringen Sie den oben liegenden Arm in eine angenehme Position vor dem Körper des Patienten. **Beine:** Das oben liegende Bein liegt angewinkelt auf dem Polster. Der Vorfuß ist unterstützt. Das unten liegende Bein wird in der Hüfte gestreckt und im Knie leicht angewinkelt.	! Stellen Sie eine spannungsfreie und bequeme Position des Patienten sicher. Beobachten Sie die Atmung des Patienten und sorgen Sie dafür, dass die Atemwege frei sind. Gefährdete Körperstellen wie Ferse, Ellbogen, Schulter, Knöchel und Trochanter müssen frei und in Funktionsstellung liegen oder weich positioniert sein (Kontraktur- und Dekubitusprophylaxe).
	Trochanter: Gehen Sie mit Ihrer Hand unter den Trochanter und ziehen Sie ihn nach hinten. Mit der oberen Hand schieben Sie gleichzeitig den oberen Trochanter nach vorne.	Aufgrund der Dekubitusgefahr soll der Trochanter möglichst wenig Druck ausgesetzt sein.
	Prüfen Sie abschließend, dass keine Torsion im Rücken vorhanden ist und der Patient parallel zur Bettkante liegt.	Eine Torsion in der Wirbelsäule führt zu Schmerzen und Spannungen im Rücken.
NACHBEREITUNG		
Sicherheit	Decken Sie den Patienten zu, stellen Sie das Bett auf Ausgangshöhe zurück und machen Sie einen abschließenden „Rundumblick“.	Das Wohlbefinden und die Sicherheit des Patienten sind gewährleistet. ! Rufanlage in Reichweite!
Händehygiene	Führen Sie eine hygienische Händedesinfektion durch.	Indikation 4 der hygienischen Händedesinfektion wird eingehalten.
Anwesenheitstaste	Schalten Sie die Anwesenheitstaste aus.	Wenn Sie das Licht nicht ausschalten, besteht die Gefahr, dass ein Alarm ausgelöst wird.
Dokumentation	Führen Sie die Dokumentation den Vorgaben entsprechend durch.	Eine vollständige Dokumentation gewährleistet den Informationsfluss und dient der Qualitätssicherung.

Reflektieren Sie die praktische Umsetzung der durchgeführten Pflegehandlungen!
Kriterien und Fragen zur Selbst- und Fremdreflexion sind als Kopiervorlage in der TRAUNER-DigiBox vorhanden.

AUFGABEN ZUR VERTIEFUNG

Die Eigenbeweglichkeit ist herabgesetzt

Herr Luftner hat sich von seiner Gastroenteritis so weit erholt, dass er zweimal am Tag in den Lehnstuhl transferiert wird und dort für jeweils ca. 60 Minuten sitzen kann. Er fühlt sich immer noch geschwächt, damit ist seine Eigenbeweglichkeit nach wie vor deutlich eingeschränkt. Im Sakralbereich hat sich eine nicht wegdrückbare Rötung entwickelt. Er klagt über leichte Schmerzen.

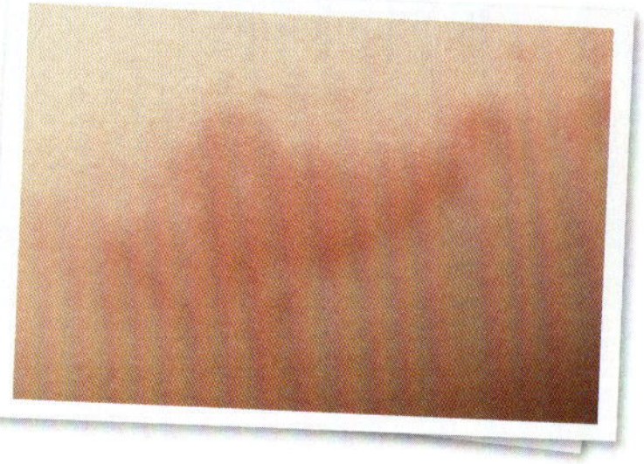

1. Nennen Sie wichtige Punkte, die bei Patientinnen und Patienten in sitzender Position (Lehnstuhl, Rollstuhl) in Bezug auf die Dekubitusprophylaxe zu beachten sind.

2. Nennen Sie Maßnahmen zur Dekubitusprophylaxe, die – zusätzlich zur Druckentlastung – besonders relevant sind.

3. Was bedeutet der Begriff Mikroklima im Zusammenhang mit der Entstehung eines Dekubitus?

SITUATION AUS DER PRAXIS

Transfer vom Bett in den Rollstuhl

Frau Rosa Klammer, 82 Jahre alt, lebt seit fünf Jahren im Seniorenheim. Grund für den Umzug ins Seniorenheim war ein apoplektischer Insult, von dem sich Frau Klammer nicht mehr ganz erholt hat. Sie konnte sich demnach zu Hause nicht mehr alleine versorgen. Seither ist sie in ihrer Beweglichkeit stark eingeschränkt. Grundsätzlich kann sie einige Schritte mit Hilfe und dem Rollator gehen, allerdings benötigt sie Hilfe beim Transfer auf den Sessel oder in den Rollstuhl, der ebenso für weitere Strecken im Wohnbereich zuhilfe genommen wird. Frau Klammer ist etwas korpulent, sie kann aber nach gezielter Anleitung ihre Ressourcen gut aktivieren.

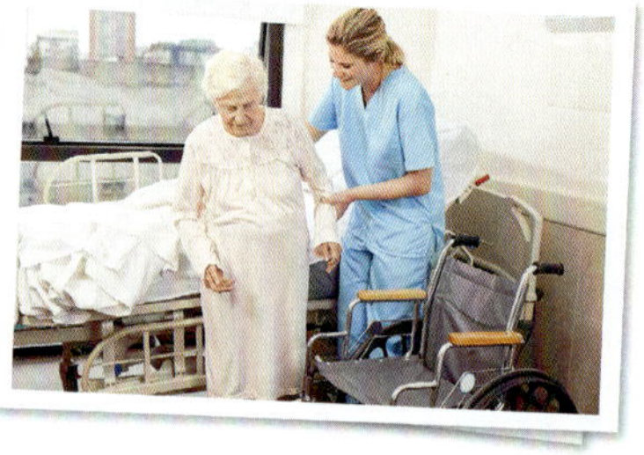

Handlungsablauf – Transfer vom Bett zum Rollstuhl/Sessel – Tiefer Transfer

Handlung	Beschreibung	Begründung/Hinweise
Vorbereitung		
Sich informieren	Informieren Sie sich in der Patientinnendokumentation über die geplanten Positionierungen.	Information und Kontrolle erhöhen die Patientinnensicherheit und vermeiden Verwechslungen.
Durchführung		
Anwesenheitstaste	Schalten Sie beim Betreten des Zimmers die Anwesenheitstaste ein.	Die Anwesenheitstaste markiert am Gang die Anwesenheit der Pflegeperson im Zimmer.
Arbeitsplatz	Stellen Sie die Schuhe gut erreichbar ab, positionieren Sie den Rollstuhl/Sessel parallel zum Bett (fixieren Sie beim Rollstuhl die Bremsen).	Alle Materialien sind gut erreichbar, ein störungsfreier Ablauf ist möglich.
Händehygiene	Führen Sie eine hygienische Händedesinfektion durch.	Indikation 1 der hygienischen Händedesinfektion wird eingehalten.
Information	Erklären Sie Anlass und Vorgehen der Intervention.	Informationen fördern Akzeptanz und Vertrauen.
Befindlichkeit und Vitalzeichen	Fragen Sie nach der Befindlichkeit der Patientin. Prüfen Sie ggf. die Vitalzeichen.	! Bei Übelkeit, Schmerzen und Unwohlsein sollte der Ablauf angepasst werden.
Positionierung	Bringen Sie das Bett auf Arbeitshöhe. Entfernen Sie alle Positionierungshilfsmittel aus dem Bett. Ein kleiner Kopfpolster kann unter dem Kopf der Patientin belassen werden. Positionieren Sie die Patientin auf den Rücken.	Rückenschonendes Arbeiten ist gewährleistet. ! Das Drehen im Bett lässt sich einfacher durchführen, wenn sich keine Positionierungshilfsmittel im Bett befinden.
Bewegung an den Bettrand	Bewegen Sie die Patientin von der Bettmitte an den Bettrand.	! Auf die Seite, auf der die Patientin nicht aufsteht.
Drehbewegung vorbereiten	Bitten Sie die Patientin, den Kopf in Richtung Drehbewegung zu drehen. Legen Sie die Arme der Patientin in die Bewegungsrichtung. Der Ihnen nähere Arm wird in Abduktionsstellung gebracht, der gegenüberliegende Arm wird über den Brustkorb in „Drehrichtung" gelegt. Unterstützen Sie die Patientin dabei, die Beine im Bett aufzustellen.	Die Richtung der Bewegung wird kommuniziert und aktives Mitarbeiten ermöglicht.
Drehbewegung durchführen	Fassen Sie die Patientin an der Schulter und am Bein/Becken und drehen Sie sie spiralig zur Seite. Leiten Sie sie an, sich mit einer Hand abzustützen.	
An den Bettrand setzen	Führen Sie Ihre Hand unter dem Kopf der Patientin durch, bis die Hand zwischen den Schulterblättern zu liegen kommt. Mit der anderen Hand fassen Sie die Beine.	! Beobachten Sie die Patientin während der Durchführung genau, um auf Kreislauf- oder Bewusstseinsveränderungen frühzeitig reagieren zu können.

Handlung	Beschreibung	Begründung/Hinweise
	Bitten Sie die Patientin, sich mit dem Arm, der über dem Brustkorb gelegt war, an der Matratze und mit dem anderen Arm/Ellbogen im Bett abzustützen. Führen Sie den Oberkörper und die Beine in einer Bewegung in die Sitzposition.	
Sitzposition stabilisieren	Wenn sich die Patientin in einer sitzenden Position befindet, stabilisieren Sie sie, indem Sie vor den Beinen stehen und mit einer Hand, im Bereich der Wirbelsäule, Halt geben. Passen Sie die Betthöhe so an, dass die Füße Bodenkontakt haben. Ziehen Sie der Patientin die rutschfesten Schuhe an. Unterstützen Sie die Patientin dabei, „schrittweise" nach vorne an den Bettrand zu gehen, indem sie abwechselnd links und rechts etwas nach vorne „rutscht".	
Position für den Transfer	Das dem Rollstuhl/Sessel nähere Bein steht in leichter Schrittstellung etwas vor dem anderen Bein. Stellen Sie sich in leichter Schrittstellung der Patientin gegenüber und positionieren Sie das vom Rollstuhl/Sessel weiter entfernte Bein zwischen den Knien der Patientin. Stabilisieren Sie so das Knie der Patientin, das näher zur Sitzgelegenheit ist, mit Ihren Knien. Fassen Sie die Patientin mit der vom Sessel weiter entfernteren Hand auf der Höhe des Schulterblattes und mit der anderen Hand am Gesäß. Die Patientin umfasst Sie mit ihren Armen am oberen und unteren Teil Ihres Rückens.	Die Position verhindert ein Durchrutschen des Knies der Patientin und gibt Stabilität. Mit den Händen an der Schulter und am Becken können Bewegungen angeleitet oder dosiert werden.
Transfer durchführen	Leiten Sie die Patientin an, einen aufrechten Oberkörper und eine nach vorne geneigte Haltung einzunehmen. Begleiten Sie die Patientin in der Bewegungsrichtung nach vorne, bis sich das Gesäß von der Matratze löst. Führen Sie nun gemeinsam und langsam die Transferbewegung in Richtung Rollstuhl/Sessel aus. Verlagern Sie in der Bewegung Ihr Gewicht von einem Fuß auf den anderen. Mit einer tiefen Drehbewegung zur Sitzfläche hin positionieren Sie das Gesäß der Patientin über dem Rollstuhl/Sessel und setzen sie ab.	! Die Seitwärtsbewegung wird erst dann begonnen, wenn die Patientin das Gewicht übernimmt. ! Die Pflegeperson muss in die Knie gehen, damit eine Gewichtsverlagerung ermöglicht wird. ! Für eine optimale Position muss die Patientin ggf. im Rollstuhl/am Sessel nach hinten rutschen. Geben Sie dazu Hilfestellungen.

SITUATION AUS DER PRAXIS

Handlung	Beschreibung	Begründung/Hinweise
	Kontrollieren Sie, ob die Füße Bodenkontakt haben und die Patientin den Rücken anlehnen kann.	
NACHBEREITUNG		
Positionierung	Unterstützen Sie die Patientin dabei, eine angenehme Position im Rollstuhl/am Sessel einzunehmen. Machen Sie einen abschließenden „Rundumblick".	Das Wohlbefinden und die Sicherheit der Patientin sind gewährleistet. ! Rufanlage in Reichweite!
Händehygiene	Führen Sie eine hygienische Händedesinfektion durch.	Indikation 4 der hygienischen Händedesinfektion wird eingehalten.
Anwesenheitstaste	Schalten Sie die Anwesenheitstaste aus.	Wenn Sie das Licht nicht ausschalten, besteht die Gefahr, dass ein Alarm ausgelöst wird.
Dokumentation	Führen Sie die Dokumentation den Vorgaben entsprechend durch.	Eine vollständige Dokumentation gewährleistet den Informationsfluss und dient der Qualitätssicherung.

Reflektieren Sie die praktische Umsetzung der durchgeführten Pflegehandlungen! Kriterien und Fragen zur Selbst- und Fremdreflexion sind als Kopiervorlage in der TRAUNER-DigiBox vorhanden.

AUFGABEN ZUR VERTIEFUNG

DIE GANGUNSICHERHEIT NIMMT ZU …

Frau Klammer weist seit ein paar Tagen zunehmende Gangunsicherheiten auf. Eine medizinisch diagnostische Abklärung ergab keine Auffälligkeiten und Hinweise auf eine Mobilitätsstörung. Frau Klammer meint, es sei besser, wenn sie im Bett liegen bleibt, damit nur ja nichts passiert. Sie hat Angst zu stürzen, das ist nämlich ihrer Nachbarin zugestoßen.

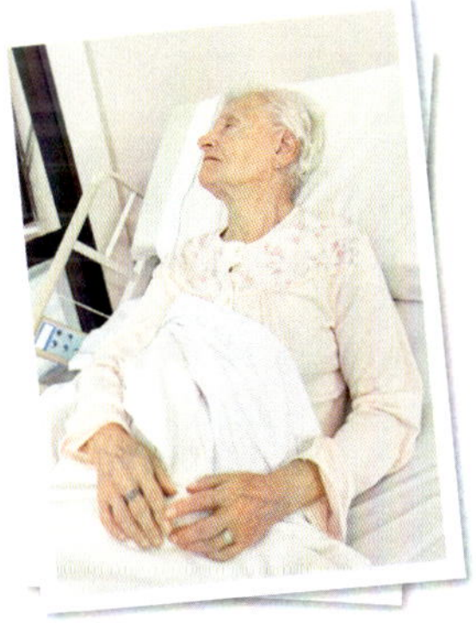

1. Beschreiben Sie die Maßnahmen und Möglichkeiten, die Frau Klammer zur Förderung der Mobilität angeboten werden können.

2. Erheben Sie, welche Folgen eine Immobilität auf die Aktivitäten des täglichen Lebens (ATL's) von Frau Klammer haben könnte.

3. Benennen Sie Maßnahmen der Sturzprophylaxe, die bei Frau Klammer angezeigt sind.

Kontrakturenprophylaxe – passive Bewegungsübungen

Frau Thea Hutmacher lebt seit zwei Jahren im Pflegeheim. Sie ist 85 Jahre alt und aufgrund einer sehr fortgeschrittenen Alzheimer-Demenz in allen Lebensbereichen eingeschränkt und vollständig immobil. Frau Hutmacher reagiert positiv auf sanfte Berührungen. Seit der Aufnahme ins Pflegeheim werden täglich passive Bewegungsübungen an den oberen und unteren Extremitäten durchgeführt.

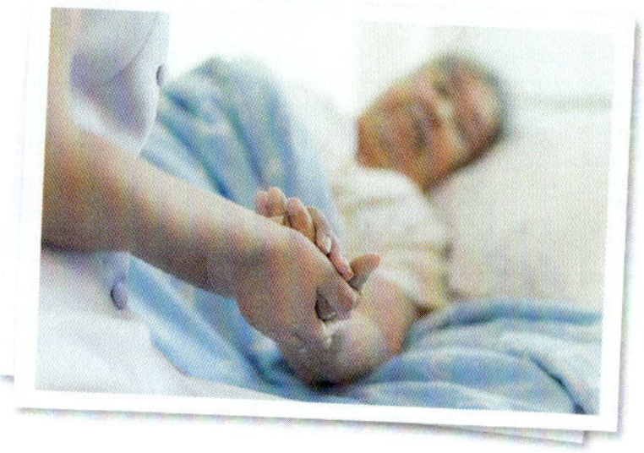

Handlungsablauf – Kontrakturenprophylaxe: Passive Bewegungsübungen obere Extremitäten

Handlung	Beschreibung	Begründung/Hinweise
Vorbereitung		
Sich informieren	Informieren Sie sich in der Patientinnendokumentation über die geplanten Interventionen und die Schmerzsituation.	Information und Kontrolle erhöhen die Patientinnensicherheit und vermeiden Verwechslungen. ! Bewegungen, die nur unter Schmerzen möglich sind, müssen vermieden werden. Sie verringern den Kooperationswillen der Patientin und schädigen ggf. deren Gelenke.
Material	Bereiten Sie die Materialien vor: ▪ Händedesinfektionsmittel ▪ 1 kleiner Polster ▪ 1 Frotteehandtuch	Sie stellen sicher, dass alle notwendigen Materialien vorhanden sind und vermeiden unnötige Arbeitswege.
Durchführung		
Anwesenheitstaste	Schalten Sie beim Betreten des Zimmers die Anwesenheitstaste ein.	Die Anwesenheitstaste markiert am Gang die Anwesenheit der Pflegeperson im Zimmer.
Arbeitsplatz	Legen Sie das Arbeitsmaterial griffbereit ab.	Alle Materialien sind gut erreichbar, ein störungsfreier Ablauf ist möglich.
Händehygiene	Führen Sie eine hygienische Händedesinfektion durch.	Indikation 1 der hygienischen Händedesinfektion wird eingehalten.
Information	Erklären Sie Anlass und Vorgehen der Intervention.	Informationen fördern Akzeptanz und Vertrauen.
Befindlichkeit und Vitalzeichen	Fragen Sie nach der Befindlichkeit der Patientin. Prüfen Sie ggf. die Vitalzeichen.	! Bei Übelkeit, Schmerzen und Unwohlsein sollte der Ablauf angepasst werden.
Durchführung der einzelnen Bewegungsübungen		
Positionierung	Bringen Sie das Bett auf Arbeitshöhe. Entfernen Sie verzichtbare Positionierungshilfsmittel. Positionieren Sie die Patientin in Rückenlage mit leicht erhöhtem Oberkörper. Der Polster stützt den Unterarm. Stellen Sie sich bei allen Bewegungsübungen immer auf die Seite des zu bewegenden Gelenks.	Rückenschonendes Arbeiten ist gewährleistet. ! Arbeiten Sie immer von körperfern zu körpernah.

SITUATION AUS DER PRAXIS

Handlung	Beschreibung	Begründung/Hinweise
Fingergelenke	Spreizen und schließen Sie die Finger abwechselnd. Schließen Sie die Hand zu einer Faust und öffnen Sie die Hand wieder.	! Führen Sie jede Bewegung 3–5-mal durch, machen Sie eine kurze Pause und wiederholen Sie die Bewegungen bis zu 3-mal.
Handgelenk	Fixieren Sie das zu bewegende Gelenk mit einer Hand knapp oberhalb. Ziehen Sie die Hand hoch und wieder in die Mittelstellung zurück. Beugen Sie die Hand nach unten und wieder in die Mittelstellung zurück. Bewegen Sie die Hand nach außen und wieder in die Mittelstellung zurück. Bewegen Sie die Hand nach innen und wieder in die Mittelstellung zurück. Setzen Sie die Bewegungen zusammen, indem Sie über die Mittelstellung hinweg die Bewegungen durchführen.	Die Mitbewegung der benachbarten Körperabschnitte und sich daraus ergebende Ausweichbewegungen werden vermieden. ! Führen Sie jede Bewegung 3–5-mal durch, machen Sie eine kurze Pause und wiederholen Sie die Bewegungen bis zu 3-mal.
Ellbogengelenk	Fixieren Sie das zu bewegende Gelenk mit einer Hand knapp oberhalb und mit der anderen Hand knapp unterhalb. Beugen Sie den Arm und strecken Sie den Arm wieder aus. Drehen Sie den Arm nach innen und wieder in die Ausgangsstellung zurück.	Die Mitbewegung der benachbarten Körperabschnitte und sich daraus ergebende Ausweichbewegungen werden vermieden. ! Die Übungen langsam und rhythmisch durchführen. Nie über den Widerstand bewegen. Der Arm bleibt bei der Übung auf der Unterlage liegen.
Schultergelenk	Umfassen Sie mit einer Hand das Handgelenk und mit der anderen Hand den Oberarm der Patientin. Der Arm der Patientin liegt neben dem Oberkörper auf der Unterlage auf, die Handfläche weist Richtung Oberschenkel. Heben Sie den Arm der Patientin an, sodass dieser im Winkel von 90 Grad nach oben zur Zimmerdecke zeigt und senken bzw. legen Sie ihn wieder ab. Heben Sie den Arm der Patientin an und führen Sie den Arm in Richtung Kopfende. Spreizen Sie den Arm vom Körper ab und führen Sie ihn wieder zum Körper hinzu.	Die Mitbewegung der benachbarten Körperabschnitte und sich daraus ergebende Ausweichbewegungen werden vermieden. ! Bei Hemiparese ist insbesondere bei Abduktion, Anteflexion und Außenrotation Vorsicht geboten, da die Gefahr einer Subluxation besteht. ! Führen Sie jede Bewegung 3–5-mal durch, machen Sie eine kurze Pause und wiederholen Sie die Bewegungen bis zu 3-mal.

SITUATION AUS DER PRAXIS

Handlung	Beschreibung	Begründung/Hinweise
	Winkeln Sie den Arm an, drehen Sie ihn nach innen und legen Sie den Arm über dem Brustkorb/Schulterbereich ab – bringen Sie den Arm wieder in die Ausgangsposition.	
NACHBEREITUNG		
Positionierung	Unterstützen Sie die Patientin bei der Positionierung. Decken Sie die Patientin zu, stellen Sie das Bett auf Ausgangshöhe zurück und machen Sie einen abschließenden „Rundumblick".	Das Wohlbefinden und die Sicherheit der Patientin sind gewährleistet. ! Rufanlage in Reichweite!
Händehygiene	Führen Sie eine hygienische Händedesinfektion durch.	Indikation 4 der hygienischen Händedesinfektion wird eingehalten.
Anwesenheitstaste	Schalten Sie die Anwesenheitstaste aus.	Wenn Sie das Licht nicht ausschalten, besteht die Gefahr, dass ein Alarm ausgelöst wird.
Dokumentation	Führen Sie die Dokumentation den Vorgaben entsprechend durch.	Eine vollständige Dokumentation gewährleistet den Informationsfluss und dient der Qualitätssicherung.

Reflektieren Sie die praktische Umsetzung der durchgeführten Pflegehandlungen! Kriterien und Fragen zur Selbst- und Fremdreflexion sind als Kopiervorlage in der TRAUNER-DigiBox vorhanden.

HANDLUNGSABLAUF – KONTRAKTURENPROPHYLAXE: PASSIVE BEWEGUNGSÜBUNGEN UNTERE EXTREMITÄTEN

Handlung	Beschreibung	Begründung/Hinweise
VORBEREITUNG		
Sich informieren	Informieren Sie sich in der Patientinnendokumentation über die geplanten Interventionen und die Schmerzsituation.	Information und Kontrolle erhöhen die Patientinnensicherheit und vermeiden Verwechslungen. ! Beachten Sie spezielle Hinweise zur Bewegungskapazität der einzelnen Gelenke. Bewegungen, die nur unter Schmerzen möglich sind, müssen vermieden werden. Sie verringern den Kooperationswillen der Patientin und schädigen ggf. deren Gelenke.
Material	Bereiten Sie die Materialien vor: ■ Händedesinfektionsmittel ■ 1 kleiner Polster ■ Frotteehandtuch	Sie stellen sicher, dass alle notwendigen Materialien vorhanden sind und vermeiden unnötige Arbeitswege.
DURCHFÜHRUNG		
Anwesenheitstaste	Schalten Sie beim Betreten des Zimmers die Anwesenheitstaste ein.	Die Anwesenheitstaste markiert am Gang die Anwesenheit der Pflegeperson im Zimmer.

Handlung	Beschreibung	Begründung/Hinweise
Arbeitsplatz	Legen Sie die Arbeitsmaterialien griffbereit ab.	Alle Materialien sind gut erreichbar, ein störungsfreier Ablauf ist möglich.
Händehygiene	Führen Sie eine hygienische Händedesinfektion durch.	Indikation 1 der hygienischen Händedesinfektion wird eingehalten.
Information	Erklären Sie Anlass und Vorgehen der Intervention.	Informationen fördern Akzeptanz und Vertrauen.
Befindlichkeit und Vitalzeichen	Fragen Sie nach der Befindlichkeit der Patientin. Prüfen Sie ggf. die Vitalzeichen.	! Bei Übelkeit, Schmerzen und Unwohlsein sollte der Ablauf angepasst werden.
Durchführung der einzelnen Bewegungsübungen		
Positionierung	Bringen Sie das Bett auf Arbeitshöhe. Entfernen Sie alle Positionierungshilfsmittel. Positionieren Sie die Patientin in Rückenlage mit leicht erhöhtem Oberkörper. Unterstützen Sie das nicht bewegte Bein, indem Sie den Polster unter das Knie legen. Stellen Sie sich bei allen Bewegungsübungen immer auf die Seite des zu bewegenden Gelenks.	Rückenschonendes Arbeiten ist gewährleistet. Sie gewährleisten einen ungehinderten Bewegungsradius für die Übungen Knie und Hüfte. ! Arbeiten Sie immer von körperfern zu körpernah.
Zehengelenke	Umfassen Sie mit einer Hand den Vorfuß der Patientin und bewegen Sie mit der zweiten Hand die Zehen Richtung Fußsohle (Krallen). Bringen Sie die Zehen danach wieder in die Mittelstellung zurück. Drücken Sie die Zehen zum Fußrücken hin und wieder zurück in die Mittelstellung. Setzen Sie die Bewegung zusammen, d. h. über die Mittelstellung hinweg. Spreizen Sie die Zehen der Patientin auseinander und bringen Sie sie danach wieder in die Mittelstellung zurück.	! Die Bewegungen langsam und rhythmisch durchführen. Nie über den Widerstand bewegen. ! Führen Sie jede Bewegung 3–5-mal durch, machen Sie eine kurze Pause und wiederholen Sie die Bewegungen bis zu 3-mal.
Sprunggelenke	Fixieren Sie das zu bewegende Gelenk mit einer Hand knapp oberhalb und mit der anderen Hand knapp unterhalb. Strecken Sie das Sprunggelenk und bringen Sie es wieder in die Mittelstellung zurück. Beugen Sie das Sprunggelenk und bringen Sie es wieder in die Mittelstellung zurück. Setzen Sie nun die Bewegungen zusammen, d.h. über die Mittelstellung hinweg. Bewegen Sie den Fuß durch rotierende/drehende Bewegungen.	Die Mitbewegung der benachbarten Körperabschnitte und sich daraus ergebende Ausweichbewegungen werden vermieden. ! Die Bewegungen langsam und rhythmisch durchführen. Nie über den Widerstand bewegen. ! Führen Sie jede Bewegung 3–5-mal durch, machen Sie eine kurze Pause und wiederholen Sie die Bewegungen bis zu 3-mal.

Handlung	Beschreibung	Begründung/Hinweise
Kniegelenk	Umfassen Sie mit einer Hand die Vorderseite des Oberschenkels und mit der anderen die Oberseite des Unterschenkels knapp oberhalb des Fußknöchels. Beugen bzw. ziehen Sie das Knie zum Körper heran und strecken Sie es wieder (der Fuß hält dabei ständig Kontakt zur Unterlage).	Eine Mitbewegung der benachbarten Körperabschnitte und sich daraus ergebende Ausweichbewegungen sollten vermieden werden. ! Die Bewegungen langsam und rhythmisch durchführen. Nie über den Widerstand bewegen. ! Führen Sie jede Bewegung 3–5-mal durch, machen Sie eine kurze Pause und wiederholen Sie die Bewegungen bis zu 3-mal.
Hüftgelenk	Fassen Sie den Unterschenkel oberhalb des Knöchels und fixieren Sie das Becken mit der zweiten Hand. Heben Sie das gestreckte Bein der Patientin nach oben und senken Sie es wieder ab. Spreizen Sie das gestreckte Bein nach außen ab. Ziehen Sie das gestreckte Bein nach innen an. Setzen Sie die Bewegung zusammen, d. h. über die Mittelstellung hinweg. Drehen Sie das gestreckte Bein nach außen. Drehen Sie das gestreckte Bein nach innen. Setzen Sie die Bewegung zusammen, d. h. über die Mittelstellung hinweg.	! Der Vorfuß ist bei allen Bewegungen in einer 90-Grad-Stellung und hat Kontakt zur Unterlage. ! Führen Sie jede Bewegung 3–5-mal durch, machen Sie eine kurze Pause und wiederholen Sie die Bewegungen bis zu 3-mal.
NACHBEREITUNG		
Positionierung	Unterstützen Sie die Patientin bei der Positionierung. Decken Sie die Patientin zu, stellen Sie das Bett auf Ausgangshöhe zurück und machen Sie einen abschließenden „Rundumblick“.	Das Wohlbefinden und die Sicherheit der Patientin sind gewährleistet. ! Rufanlage in Reichweite!
Händehygiene	Führen Sie eine hygienische Händedesinfektion durch.	Indikation 4 der hygienischen Händedesinfektion wird eingehalten.
Anwesenheitstaste	Schalten Sie die Anwesenheitstaste aus.	Wenn Sie das Licht nicht ausschalten, besteht die Gefahr, dass ein Alarm ausgelöst wird.
Dokumentation	Führen Sie die Dokumentation den Vorgaben entsprechend durch.	Eine vollständige Dokumentation gewährleistet den Informationsfluss und dient der Qualitätssicherung.

Reflektieren Sie die praktische Umsetzung der durchgeführten Pflegehandlungen!
Kriterien und Fragen zur Selbst- und Fremdreflexion sind als Kopiervorlage in der TRAUNER-DigiBox vorhanden.

AUFGABEN ZUR VERTIEFUNG

Veränderung des Muskeltonus

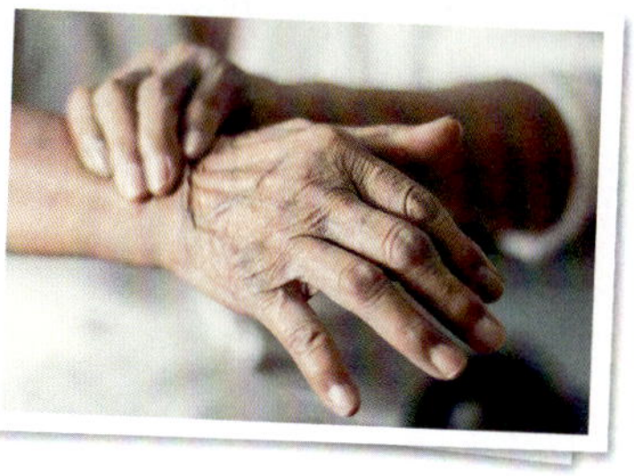

Sie haben bei Frau Hutmacher die Körperpflege und anschließend die passiven Bewegungsübungen durchgeführt. Sie beobachten dabei einen hohen Muskeltonus und leichte Spasmen in beiden Armen und Beinen.

1. Beschreiben Sie Maßnahmen zur Kontrakturenprophylaxe, die durch gezielte Bewegungsübungen ergänzt werden können.

2. Nennen Sie Formen von Kontrakturen, die bei immobilen Menschen am häufigsten auftreten.

3. Erläutern Sie Kontraindikationen für passive Bewegungsübungen.

AUFGABEN ZUM WISSENSTRANSFER

Transferaufgabe – Schwerpunkt Geriatrie

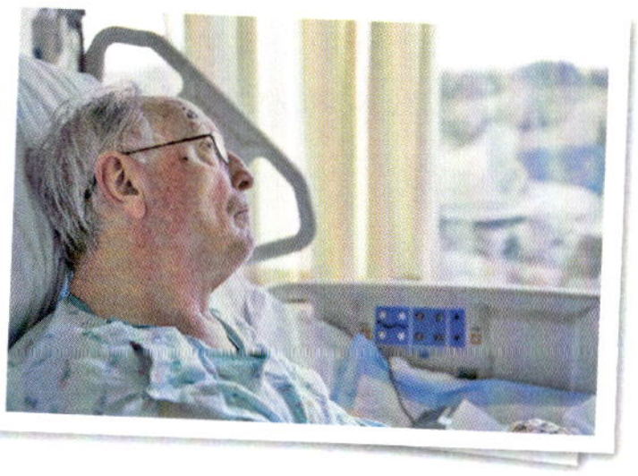

Herr Rudolf Höpfl lebt im Pflegeheim, er ist 79 Jahre alt und war bisher mobil. Zur Sicherheit und Unterstützung verwendet er einen Rollator zum Gehen. Seit drei Tagen ist er allerdings bettlägerig. Der Grund dafür ist ein grippaler Infekt. Er hat Fieber, schwitzt stark und trinkt nur wenig. Er wirkt müde und abgeschlagen. Sie beobachten, dass er sich selbst kaum im Bett bewegt.

1. Führen Sie mögliche Gründe an, warum Herr Höpfl ein erhöhtes Dekubitusrisiko aufweist.

2. Machen Sie Vorschläge für prophylaktische Maßnahmen, die Ihnen bei Herrn Höpfl sinnvoll erscheinen.

3. Vergleichen Sie die Maßnahmen, die zur Dekubitusprophylaxe in der Praxis gesetzt werden, mit den Empfehlungen/Vorgaben des Standards Ihrer Praxisinstitution oder des Expertenstandards „Dekubitusprophylaxe in der Pflege".

TRANSFERAUFGABE – SCHWERPUNKT HAUSKRANKENPFLEGE

Frau Veronika Sommerland, 89 Jahre alt, wird seit einem Jahr von ihrer Familie im häuslichen Umfeld gepflegt. Zweimal pro Woche kommt die mobile Pflege zur Hilfestellung bei der Körperpflege. Ihnen fällt auf, dass Frau Sommerland sich weniger aktiv beteiligt und alles eher über sich ergehen lässt. Beim Anziehen des Pullovers beobachten Sie, dass sie die Arme nicht mehr richtig nach oben strecken kann. Sie bevorzugt demnach eine Weste. An den Füßen bemerken Sie, dass die Sprunggelenke weniger beweglich sind als noch vor einigen Wochen. Sie fragen nach und erfahren, dass Frau Sommerland tagsüber sehr viel im Rollstuhl sitzt.

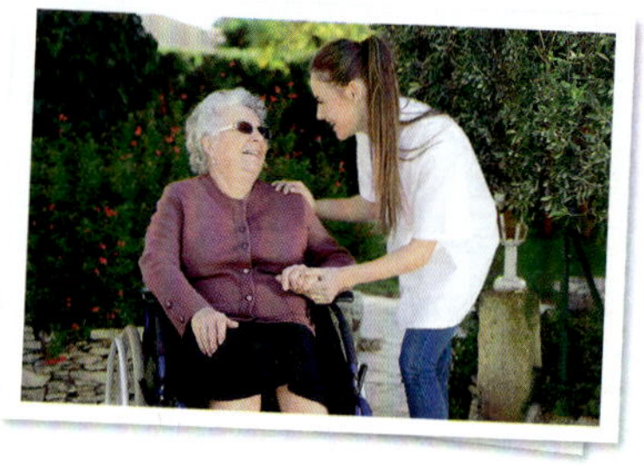

1. Führen Sie mögliche Gründe für die beginnenden Kontrakturen bei Frau Sommerland an.

2. Nennen Sie wichtige Punkte, die die Familie von Frau Sommerland wissen soll/muss, um einer Kontraktur vorzubeugen. Welche Informationen brauchen die Angehörigen, um einer Kontraktur ganz praktisch im Alltag entgegenzuwirken?

3. Welche Maßnahmen zur Kontrakturenprophylaxe konnten Sie im Praktikum beobachten? Wie wurden diese in der Pflegeplanung geplant und in welchen Intervallen wurden sie umgesetzt? Beschreiben Sie kurz die Situation der Patientin/des Patienten und Ihre Beobachtungen.

Essen und Trinken

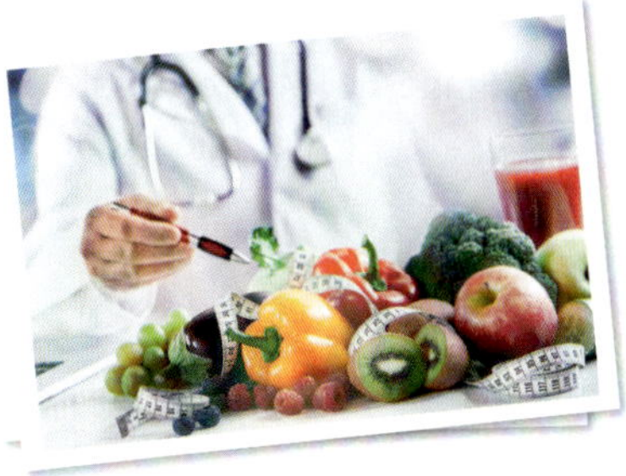

Essen und Trinken zählen zu den physiologischen Grundbedürfnissen des Menschen. Die Aufnahme wird von physischen, psychischen, kulturellen und sozialgesellschaftlichen Faktoren, aber auch von Gesundheit und Krankheit beeinflusst.
Pflegepersonen übernehmen dabei die Aufgabe der Vorbereitung, der Unterstützung oder der vollständigen Übernahme der Nahrungs- und/oder Flüssigkeitszufuhr. Im Rahmen dieser Pflegeintervention müssen auch die Aspirationsprophylaxe, die Dehydratationsprophylaxe und der gezielte Einsatz von Hilfsmitteln mitbedacht werden. Die Unterstützung bei der Nahrungsaufnahme wird im Kontext der Pflege auch als Teil der Beziehungsarbeit gesehen, indem Sicherheit und Geborgenheit vermittelt, das individuelle Wohlbefinden gefördert und damit die Lebensqualität gesteigert werden.

KOMPETENZEN

Lernziele

- Die/Der Auszubildende ist sich der mehrdimensionalen Bedeutung von Essen und Trinken bei gesunden und kranken Menschen bewusst und geht auf die Befindlichkeiten des Menschen sowie seine altersspezifischen Bedürfnisse ein.
- Die/Der Auszubildende kennt die Grundprinzipien der oralen Nahrungsverabreichung und unterstützt die Betroffene/den Betroffenen professionell und empathisch.
- Die/Der Auszubildende weiß um die Erhebung des Ernährungszustandes und dessen Veränderung Bescheid.

Essen und Trinken

Wissen	Fertigkeiten	Haltungen
Die/Der Auszubildende ...	**Die/Der Auszubildende ...**	**Die/Der Auszubildende ...**
▪ definiert den Begriff und die Beobachtungskriterien von Ernährungszustand und Ernährungsverhalten. ▪ benennt die Phasen des Schluckvorganges. ▪ zählt die Ursachen möglicher Schluckstörungen auf. ▪ weiß um die Einflussfaktoren auf das Ernährungsverhalten Bescheid. ▪ kennt die Arten und den Bedarf an unterschiedlichen Nährstoffen. ▪ kennt die bei der Nahrungsverabreichung zur Verfügung stehenden Hilfsmittel. ▪ weiß über die Dokumentation in Ess-/Trinkprotokollen und Flüssigkeitsbilanzen Bescheid. ▪ nennt die Maßnahmen der Aspirations-, Dehydratations- und Obstipationsprophylaxe.	▪ führt die erforderliche Positionierung im Kontext der Nahrungs- und Flüssigkeitsaufnahme korrekt durch. ▪ unterstützt die Patientin/den Patienten bei der Nahrungs- und Flüssigkeitsaufnahme. ▪ beobachtet die Phasen des Schluckvorganges an der Patientin/am Patienten. ▪ setzt erforderliche Hilfsmittel ressourcenorientiert ein. ▪ erkennt Veränderungen im Ernährungszustand und Ernährungsverhalten. ▪ setzt die Maßnahmen der Aspirations-, Dehydratations- und Obstipationsprophylaxe bedarfsorientiert ein.	▪ versteht die Verabreichung von Essen und Trinken als Teil der Beziehungsarbeit. ▪ vermittelt Sicherheit und Geborgenheit während der Unterstützung bei der Nahrungsaufnahme. ▪ achtet auf die persönlichen Anliegen und die individuellen Bedürfnisse der Patientinnen und Patienten. ▪ akzeptiert die Rituale im Kontext der kulturellen und soziologischen Gegebenheiten. ▪ begegnet der Patientin/dem Patienten in den unterschiedlichen Settings mit Respekt, Wertschätzung und Empathie.

ABFRAGE VON VORWISSEN

WissensCheck

Frage 1 Makronährstoffe werden unter Verbrauch von Sauerstoff verbrannt und versorgen den Körper mit Energie. Nennen Sie die wichtigsten Stoffe sowie deren Energiegehalt.

Frage 2 Welche Arten von Kohlenhydraten kennen Sie? Führen Sie mindestens zwei beispielhafte Nahrungsmittel an.

Frage 3 Versuchen Sie, das Kreuzworträtsel zu lösen. Nennen Sie das Lösungswort.

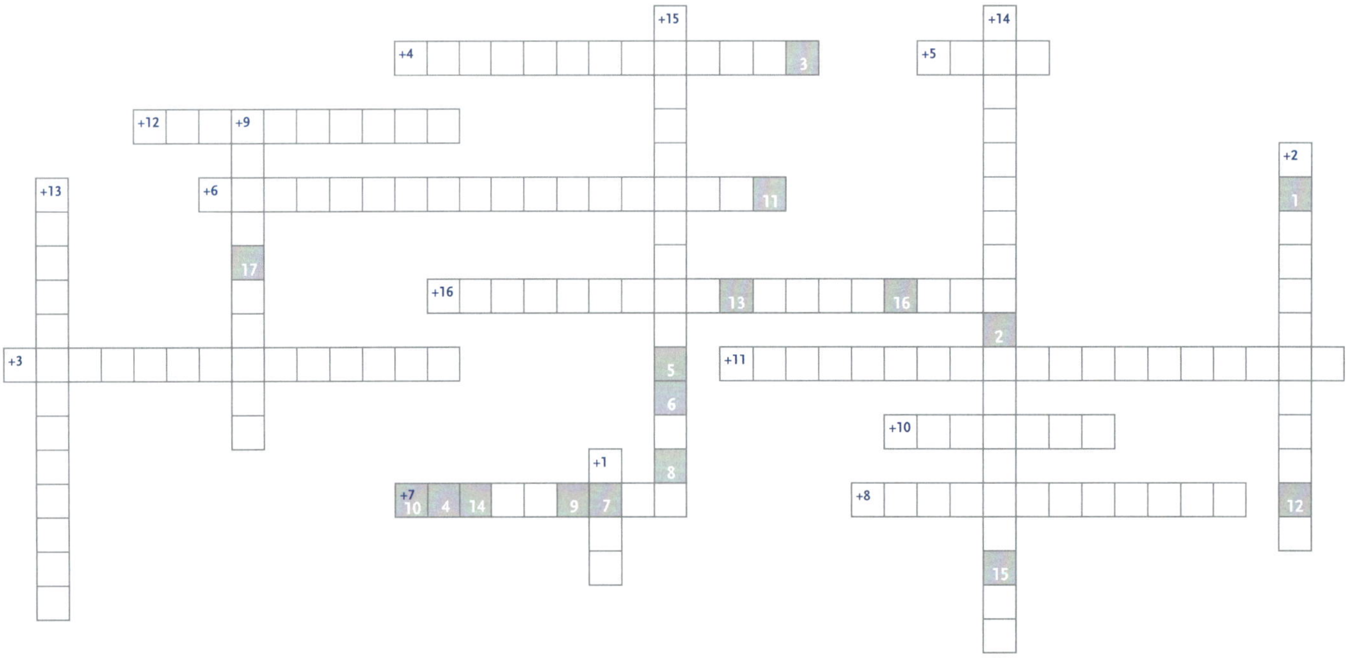

Lösungswort:

1	2	3	4	5	6	7	8	9	10	11	12	13	14	15	16	17

1. Die Verdauung vom Nahrungsbrei beginnt im ...
2. Fachbegriff für Stoffwechsel
3. Lebensmittel zur Ernährung von Menschen
4. Fachbegriff für Flüssigkeitsmangel
5. Der Schluckvorgang besteht aus ... Phasen
6. Gegenüberstellung der Ein- und Ausfuhr
7. Gefühl, wenn genug Nahrung zugeführt wurde
8. Energieliefernder Nahrungsbestandteil
9. Krankhaft gesteigerter Durst
10. Verlangen nach einer Speise
11. Überblick über das Ernährungsverhalten
12. Übergewicht
13. Verhältnis von Körpergewicht und Körpergröße
14. Grundumsatz und Leistungsumsatz
15. Anhaltendes Defizit an Energie und Nährstoffen
16. Abfragen von Ernährungsgewohnheiten

ABFRAGE VON VORWISSEN

Frage 4 Ergänzen Sie den Lückentext mit den folgenden Wörtern:

Aminosäuren ■ Proteine ■ Enzyme ■ Mangel ■ Operationen ■ beschränkt ■ Darm ■ erhöhter Bedarf ■ Magen

Eiweiße werden auch ______________ genannt. Sie müssen in einzelne ______________ gespalten werden, um resorbiert, d. h. über den ______________ aufgenommen zu werden. Die entsprechenden ______________ befinden sich im ______________, in der Darmschleimhaut und im Pankreassekret.

Protein muss regelmäßig zugeführt werden, da der Körper keine Proteinspeicher besitzt. Aus den aufgenommenen Aminosäuren entstehen in der Leber körpereigene Eiweiße. Besteht längere Zeit ein ______________ werden körpereigene Strukturen, wie z. B. die Skelettmuskulatur, abgebaut. Nach ______________, bei Tumorerkrankungen, bei Wundheilungsstörungen ist ein ______________ indiziert. Bei Patientinnen und Patienten mit Niereninsuffizienz muss die Zufuhr ______________ werden.

SITUATION AUS DER PRAXIS

Frau Adler braucht zusehends Hilfe ...

Frau Johanna Adler, 85 Jahre alt, wohnt im Altenheim „St. Maria am Bach". Sie hat vier Kinder in der Nachkriegszeit großgezogen und kümmerte sich jahrelang um ihren an Alzheimer-Demenz erkrankten Ehemann. Als Herr Adler vor zwei Jahren zu Hause verstorben ist, zog seine Frau ins Altenheim. Dort war sie lange Zeit sehr selbstständig und auch mobil. Aufgrund des zunehmenden Tremors in der rechten Hand braucht Frau Adler nun seit einigen Wochen zusehends Unterstützung bei der Nahrungsaufnahme. Sie möchte die Mahlzeiten nicht mehr im Speisesaal zu sich nehmen.

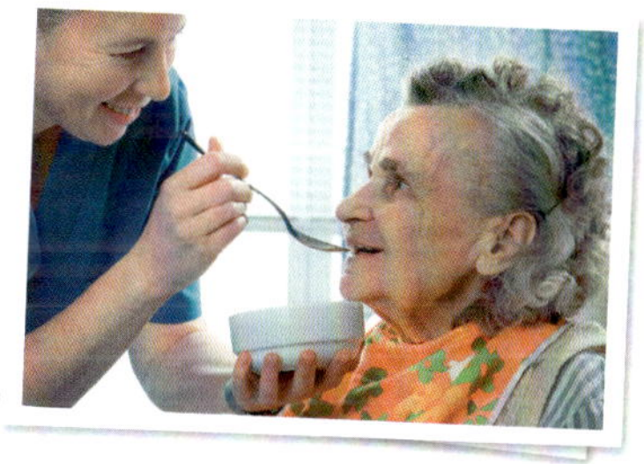

Handlungsablauf – Nahrungsverabreichung

Handlung	Beschreibung	Begründung/Hinweise
Vorbereitung		
Sich informieren	Informieren Sie sich in der Patientinnendokumentation über die Kost-, die Verabreichungsform und die Ressourcen bei der Nahrungsaufnahme.	Sie erhalten Informationen über mögliche Diätformen und den Unterstützungsbedarf.
Essensverteilung	Nehmen Sie das vorbereitete Tablett aus dem Speisewagen. Kontrollieren Sie, ob es das richtige Essen für die Patientin ist und ob der Zeitpunkt für die Nahrungsaufnahme stimmt.	! Für die Essensverteilung gibt es Tablettsysteme im stationären Akutbereich oder Tischgemeinschaften im extramuralen Langzeitpflegebereich. ! Eine mögliche Nahrungskarenz kann kurz- oder langfristig sein und muss immer mit einem Schild am Patientinnenbett transparent gemacht werden.

Handlung	Beschreibung	Begründung/Hinweise
DURCHFÜHRUNG		
Anwesenheitstaste	Schalten Sie beim Betreten des Zimmers die Anwesenheitstaste ein.	Die Anwesenheitstaste markiert am Gang die Anwesenheit der Pflegeperson im Zimmer.
Arbeitsplatz	Stellen Sie das Tablett nahe der Patientin ab. Legen Sie ggf. einen Kleiderschutz bereit.	Ein störungsfreier Ablauf ist möglich.
Händehygiene	Führen Sie eine hygienische Händedesinfektion durch.	Indikation 1 der hygienischen Händedesinfektion wird eingehalten. ! Eine frühzeitige Desinfektion der Hände verhindert die Geruchsbelästigung während der Nahrungsaufnahme.
Identifikation	Stellen Sie die Identität der Patientin mittels der 2-Merkmale-Methode fest.	Die Patientinnensicherheit wird durch die Anwendung der 2-Merkmale-Methode erhöht.
Information	Informieren Sie die Patientin über die stattfindende Nahrungsverabreichung.	Informationen über die Nahrungszusammenstellung und das Vorgehen fördern die Motivation und Adhärenz.
	Erklären Sie das Vorgehen und die Unterstützung während der Nahrungsaufnahme.	! Die Information über die Speise ist besonders bei kognitiv oder visuell beeinträchtigten Patientinnen und Patienten wichtig.
Positionierung	Bringen Sie das Bett auf Arbeitshöhe. Entfernen Sie allfällige Hilfsmittel zur Positionierung.	Rückenschonendes Arbeiten ist gewährleistet. Das Essen soll auf Augenhöhe verabreicht werden.
	Unterstützen Sie die Patientin dabei, sich angenehm sitzend zu positionieren.	! Die Nahrung kann bei Tisch, an der Bettkante (in der Position des Querbettsitzens), sitzend im Bett oder mit erhöhtem Oberkörper im Bett eingenommen werden.
	Der Kopfteil soll bei der sitzenden Position mindestens um 70 Grad erhöht sein.	Ein Knick im Kniebereich trägt zu einer bequemen Position bei. Das Hauptgewicht der Patientin sollte auf den Sitzbeinhöckern lasten.
Essensvorbereitung	Öffnen Sie die Abdeckung der Speise und bereiten Sie das Essen entsprechend den vorhandenen Ressourcen vor.	! Das Essen soll so zerkleinert sein, dass die Bissgröße angenehm ist. Die Zubereitung vor Ort aktiviert den Geschmack. ! Das niedrige Geschirr soll vorne, höhere Gefäße hinten platziert werden.
Kleiderschutz	Bringen Sie ggf. einen Kleiderschutz an und informieren Sie die Patientin über den Zweck dieser Maßnahme.	

Handlung	Beschreibung	Begründung/Hinweise
Essenseingabe	Bereiten Sie die Nahrung mundgerecht vor. Nehmen Sie die Stücke z. B. auf einen Löffel und führen Sie das Essen von vorne zum Mund. Achten Sie darauf, dass die Speisen nicht zu heiß verabreicht werden. Kontrollieren Sie, ob der Essensbrei vollständig hinuntergeschluckt wird. Bieten Sie ggf. etwas zum Trinken an.	Die Pflegeperson soll im Sinne einer aktivierenden Pflege die Ressourcen der Patientin einsetzen, indem sie Ellbogen und Handgelenk der Patientin umgreift und so Löffel/Gabel/Glas zum Mund führt. Sie soll dabei die Patientin bei deren Bewegung unterstützen. Die Patientin bestimmt das Tempo der Nahrungseingabe. ! Das Trinken erleichtert den Schluckvorgang. ! Der Mund muss frei von Essensresten sein, um einer Aspiration vorzubeugen bzw. diese zu verhindern. Bei einer diagnostizierten Schluckstörung müssen Flüssigkeiten eingedickt werden. Die Konsistenz muss angeordnet sein. Die Verabreichung erfolgt mit einem kleinen Löffel.
NACHBEREITUNG		
Mundpflege	Führen Sie nach der Nahrungsverabreichung die Mundpflege durch.	Die allgemeine Mundpflege und die erhöhte Position des Oberkörpers sind Teil der Aspirationsprophylaxe.
Kleiderschutz	Entfernen Sie den Kleiderschutz.	
Positionierung	Stellen Sie das Bett auf Ausgangshöhe zurück. Lassen Sie die Patientin noch für mindestens 20 Minuten in aufrechter Position sitzen. Machen Sie einen abschließenden „Rundumblick".	! Rufanlage in Reichweite!
Händehygiene	Führen Sie eine hygienische Händedesinfektion durch.	Indikation 4 der hygienischen Händedesinfektion wird eingehalten.
Anwesenheitstaste	Schalten Sie die Anwesenheitstaste aus.	Wenn Sie das Licht nicht ausschalten, besteht die Gefahr, dass ein Alarm ausgelöst wird.
Tablett entsorgen	Nehmen Sie das Essenstablett und stellen Sie es in den Speisewagen zurück.	
Dokumentation	Führen Sie die Dokumentation zur verabreichten Menge, zum Essverhalten und zu möglichen Aspirationszeichen den Vorgaben entsprechend durch.	Eine vollständige Dokumentation gewährleistet den Informationsfluss. Beobachtungen über ein eingeschränktes Essverhalten können ein Hinweis auf einen reduzierten Allgemeinzustand sein.

Reflektieren Sie die praktische Umsetzung der durchgeführten Pflegehandlungen!
Kriterien und Fragen zur Selbst- und Fremdreflexion sind als Kopiervorlage in der TRAUNER-DigiBox vorhanden.

AUFGABEN ZUR VERTIEFUNG

Veränderungen im Essverhalten

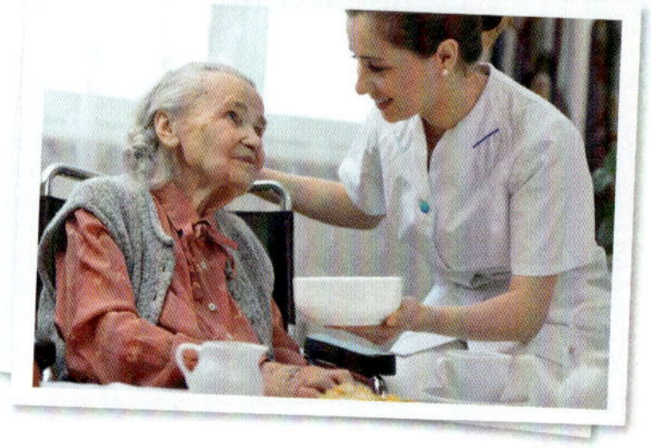

Als zuständige Pflegeperson beobachten Sie, dass Frau Adler beim Mittagessen immer öfter vor ihrem Teller sitzt, ohne dabei einen Bissen zu sich zu nehmen. Sie versuchen, Frau Adler zu motivieren und bieten Unterstützung bei der Nahrungsaufnahme an. Dabei fällt Ihnen auf, dass nach jedem Schluckvorgang immer wieder Nahrungsreste in den Wangentaschen verbleiben. Die Bewohnerin hustet sehr häufig und verlangt nach jedem Bissen einen Schluck Wasser. Zudem beobachten Sie, dass die Einnahme der Mahlzeiten von Tag zu Tag länger dauert und Frau Adler immer weniger Nahrung zu sich nehmen möchte.

1. Beschreiben Sie die vier Phasen eines physiologischen Schluckvorganges.

2. Führen Sie wesentliche Handlungen an, welche bei Schluckstörungen durchzuführen sind.

3. An welchen Symptomen erkennen Sie eine Schluckstörung?

4. Führen Sie Beobachtungskritierien an, um den Ernährungszustand von Frau Adler einzuschätzen.

AUFGABEN ZUM WISSENSTRANSFER

Transferaufgabe – Schwerpunkt Geriatrie

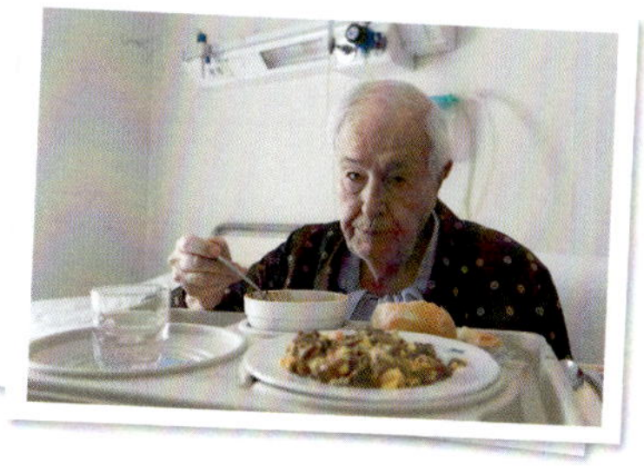

Sie sind auf der Akutgeriatrie tätig und betreuen Herrn Karl Hubner, der vor zwei Wochen – nach der Implantation eines neuen Hüftgelenks – zur Remobilisation stationär aufgenommen worden ist. Herr Hubner leidet seit seinem 68. Lebensjahr an Morbus Parkinson. Der Krankheitsverlauf war schleichend, nun aber, mehr als 15 Jahre später, sind alle drei Kardinalsymptome stark ausgeprägt. Er ist immer sehr traurig, weint viel und hat wenig Antrieb. Sie sind heute für ihn zuständig. Bei der Dienstübergabe wird berichtet, dass Herr Hubner Unterstützung bei der Nahrungsaufnahme benötigt und wenig motiviert ist, selbstständig zu essen.

1. Das Krankheitsbild Morbus Parkinson und das Alter von Herrn Hubner beeinflussen auch sein Ernährungsverhalten. Beschreiben Sie jene Faktoren, die hier eine Rolle spielen.

2. Führen Sie Möglichkeiten im Kontext der Betreuung an, um Herrn Hubner zum Essen zu motivieren.

3. Beobachten Sie Personen im Akut- oder Langzeitpflegebereich. Welche Herausforderungen in der Verabreichung von Nahrung stellen sich Ihnen dabei?

Transferaufgabe – Schwerpunkt Palliative Care

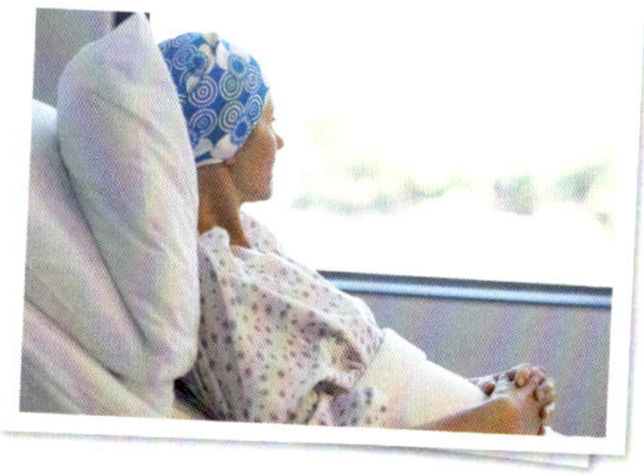

Frau Claudia Kojer liegt nun seit mehr als drei Wochen im Hospiz. Sie leidet an einem Glioblastom, das zu starken Kopfschmerzen, Sehbildstörungen und Übelkeit führt. Um die Symptome ein wenig zu lindern, erhält Frau Kojer einmal pro Woche eine niedrig dosierte Chemotherapie mit dem Ziel der Symptomlinderung. Leider hat sich dadurch ihr Appetit verringert. Ebenso ist die Mundschleimhaut stark entzündet und schmerzt. Ihre jüngste Tochter, gerade 15 Jahre alt, bringt täglich Essen von zu Hause mit, in der Hoffnung, dass ihre Mutter diese Mahlzeit zu sich nimmt. Aber beim heutigen Besuch verweigert diese sogar die Flüssigkeit …

AUFGABEN ZUM WISSENSTRANSFER

1. Welchen Stellenwert hat die Aufnahme von Nahrung und Flüssigkeit bei Schwerkranken und Sterbenden?

2. Wie gehen Sie mit dem Durstgefühl von Sterbenden um? Welche pflegerischen Maßnahmen stehen Ihnen und auch den An- und Zugehörigen in der Betreuung zur Verfügung?

3. Wie erleben Sie den Umgang mit An- und Zugehörigen im Zusammenhang mit der Nahrungs- und Flüssigkeitsaufnahme im Akutbereich?

TRANSFERAUFGABE – CHIRURGIE

Herr Stefan Kallhuber wurde vor drei Tagen an seinem schon länger bestehenden Ulcus duodeni operiert. Die Operation ist gut verlaufen. Er wurde heute von der Überwachungsstation übernommen. Es geht ihm den Umständen entsprechend gut. Die zuständige Diätologin Frau Zeisler führte gestern ein Beratungsgespräch mit Herrn Kallhuber und erwähnte so etwas wie „Aufbaukost“. Leider hat Herr Kallhuber nicht alles verstanden. Er möchte wissen, was diese Kost nun für seinen Alltag bedeutet.

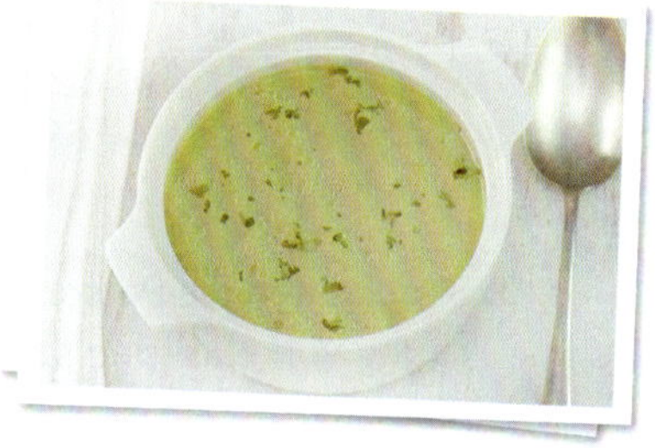

1. Nennen Sie Indikationen für die Verabreichung von Schon- oder Aufbaukost in der postoperativen Versorgung.

2. Beschreiben Sie die Eigenschaften von leichter Vollkost und führen Sie beispielhafte Nahrungsmittel an.

3. Welche Kostformen und Diäten haben Sie im beruflichen Pflegealltag kennengelernt? Beschreiben Sie den Einsatz der Kostformen anhand eines Patientinnen-/Patientenbeispiels.

Händehygiene

Die Hände als wichtigstes Instrument im pflegerischen Alltag stellen das größte Übertragungsrisiko von Krankheitserregern dar. Bei Interventionen an der Patientin/am Patienten und mit der Patientin/dem Patienten werden die Hände mit potenziell pathogenen Mikroben kontaminiert. Eine professionell durchgeführte Händehygiene ist daher eine relevante präventive Maßnahme zum Schutz der Patientin/des Patienten und zum Schutz des Personals. Eine konsequente Händehygiene, insbesondere die hygienische Händedesinfektion, gilt laut aktuellem Stand der Wissenschaft als die wirksamste Maßnahme der Infektionsprophylaxe.

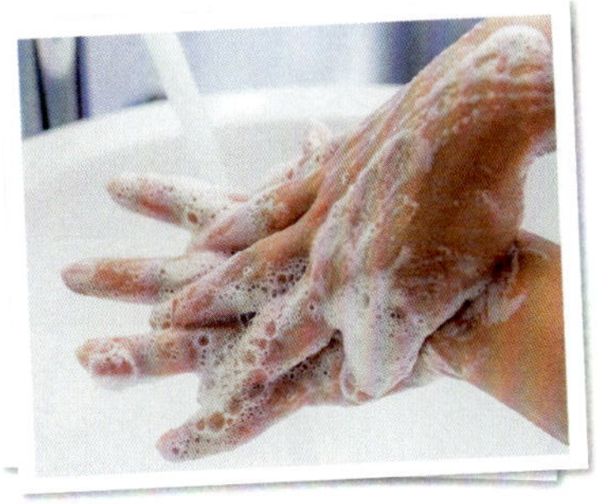

KOMPETENZEN

Lernziele

- Die/Der Auszubildende ist sich der Bedeutung der Händehygiene bewusst und führt übertragene Pflegemaßnahmen entsprechend den geltenden Hygienerichtlinien korrekt durch.
- Die/Der Auszubildende weiß über die Relevanz der Händehygiene in der professionellen Pflege Bescheid.

Händehygiene

Wissen	Fertigkeiten	Haltungen
Die/Der Auszubildende ...	**Die/Der Auszubildende ...**	**Die/Der Auszubildende ...**
■ kennt die unterschiedlichen Hautfloren und kann diese definieren und differenzieren. ■ weiß um die Indikationen der hygienischen Händewaschung und hygienischen Händedesinfektion laut WHO Bescheid. ■ kennt die Wirkungsbereiche verschiedener Händedesinfektionsmittel. ■ kennt die einzelnen Schritte von Händewaschen und Händedesinfektion. ■ benennt und erläutert die fünf Indikationen der hygienischen Händedesinfektion. ■ kann jede Pflegehandlung einer der fünf Indikationen zur hygienischen Händedesinfektion zuordnen. ■ weiß über häufig vernachlässigte Hautareale in der Durchführung Bescheid.	■ beherrscht die sieben Schritte der hygienischen Händewaschung und hygienischen Händedesinfektion. ■ beachtet in der Durchführung insbesondere jene Hautareale, die als Benetzungslücken bekannt sind. ■ instruiert die Patientin/den Patienten/die Angehörigen im Anlassfall.	■ erkennt die Indikation einer hygienischen Händedesinfektion und führt diese korrekt durch. ■ ist in der Handlung aufmerksam und konzentriert. ■ lässt sich in der Anwendung beobachten, um persönliche Anwendungsfehler kennenzulernen und zu beheben. ■ geht ökonomisch und verantwortungsbewusst mit dem Händedesinfektionsmittel um.

WissensCheck

Frage 1

Lösungswort:

1	2	3	4	5	6	7	8	9	10	11	12	13	14	15	16	17	18

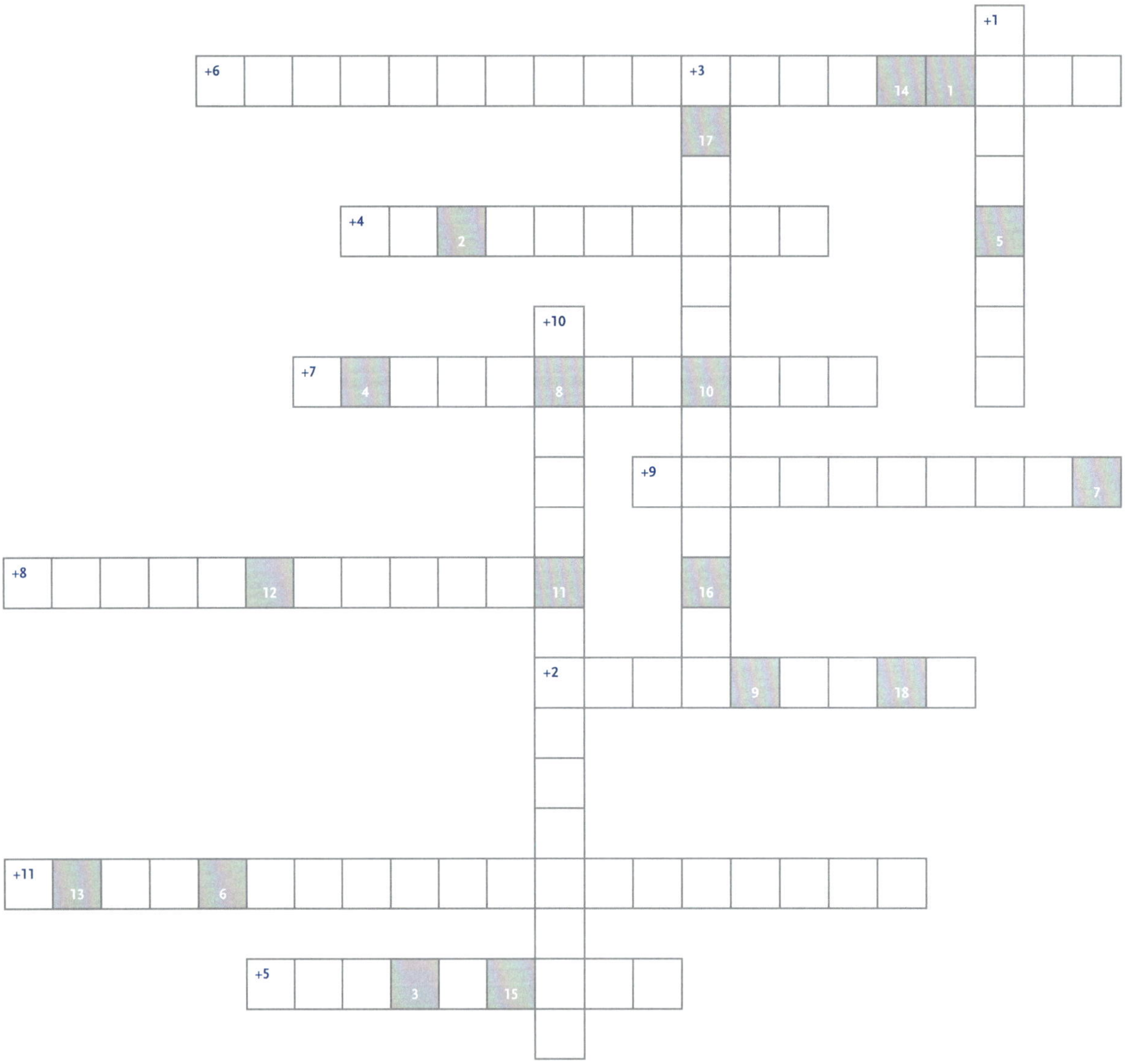

1. Physiologische Flora oder Standortflora
2. Anflugflora oder Kontaktflora
3. Vorhandensein von Mikroorganismen auf einer belebten oder unbelebten Oberfläche
4. Vorbeugend, verhütend
5. Eindringen von Mikroben in den lebenden menschlichen Organismus und deren Vermehrung
6. Vorhandensein von typischen Krankheitszeichen nach einer Infektion
7. Substanz zur Abtötung oder Wachstumshemmung von Mikroorganismen
8. Reduktion der Keimbelastung von Gegenständen, Flächen, Haut, Schleimhaut, Wunden
9. Bakterienabtötend
10. Nur behüllte Viren werden abgetötet
11. Wirksamkeit gegen behüllte Viren sowie gegen unbehüllte Noro-, Rota- und Adenoviren

ABFRAGE VON VORWISSEN

Frage 2 Wann muss laut Richtlinien der WHO eine hygienische Händedesinfektion erfolgen? Nennen Sie diese fünf Indikationen.

- ______________________
- ______________________
- ______________________
- ______________________
- ______________________

Frage 3 Wann muss laut Richtlinien der WHO eine hygienische Händewaschung erfolgen?

- ______________________
- ______________________
- ______________________
- ______________________

Frage 4 Wann ist laut WHO-Dreieck das Tragen von Einmalhandschuhen indiziert?

- ______________________

SITUATION AUS DER PRAXIS

Händehygiene vor Dienstbeginn

Sie haben vor einem Jahr die Ausbildung zur Pflege(fach)assistenz abgeschlossen und arbeiten nun auf einer unfallchirurgischen Abteilung. Heute ist Ihr dritter Dienst in dieser Woche. Nachdem Sie sich in der Mitarbeiter/innen-Garderobe Ihre Dienstkleidung angezogen haben, gehen Sie auf die Abteilung. Entsprechend den Hygienerichtlinien führen Sie dort vor Dienstbeginn eine entsprechende Hand- und Hautpflege durch.

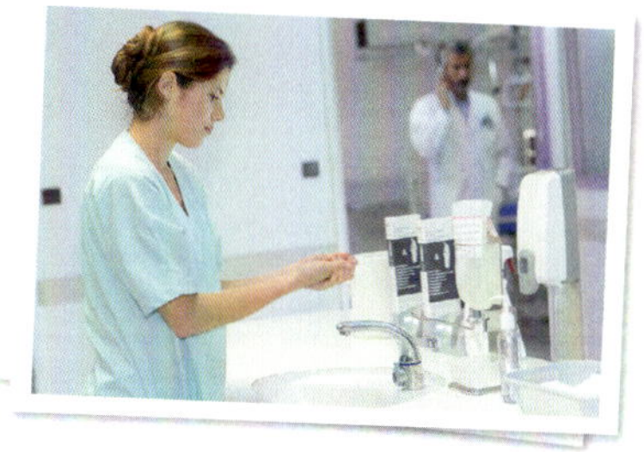

Handlungsablauf – Hygienische Händewaschung

Handlung	Beschreibung	Begründung/Hinweise
Vorbereitung		
Waschplatz und Material	Ein Handwaschplatz sollte folgendermaßen aussehen: ■ Einhandhebel sowie Zulauf für warmes und kaltes Wasser ■ Waschlotion, vorzugsweise im Eurospender (Wandmontage) ■ Spender mit Einmalhandtüchern (Wandmontage) ■ Hautschutz im Wandspender oder als Tube	! Das Anbruchdatum für Waschlotion und Hautschutz muss dokumentiert sein (Kat. IV) und die vom Hersteller angegebene Haltbarkeit nach Anbruch muss gegeben sein.
Hände und Fingernägel	Halten Sie die geltenden Richtlinien der Händehygiene ein: ■ Kurz geschnittene, mit den Fingerkuppen abschließende Fingernägel. ■ Keine lackierten, künstlichen oder gegelten Fingernägel ■ Keine Schmuckstücke an Händen und Unterarmen	Das Risiko der Keimansiedelung und Keimübertragung wird reduziert.

Handlung	Beschreibung	Begründung/Hinweise
DURCHFÜHRUNG		
	Befeuchten Sie Ihre Hände mit Wasser. Entnehmen Sie mindestens einen Hub Waschlotion.	
Schritt 1	Reiben Sie Handfläche auf Handfläche kreisend aneinander.	! Jeder Schritt sollte etwa fünf Sekunden dauern und gegengleich durchgeführt werden.
Schritt 2	Reiben Sie das linke Handgelenk durch Drehen des rechten Unterarms in der geschlossenen Hand.	
Schritt 3	Legen Sie die rechte Handfläche mit gespreizten Fingern über den linken Handrücken und verschränken Sie die Finger.	
Schritt 4	Reiben Sie Handfläche auf Handfläche mit verschränkten, gespreizten Fingern aneinander.	
Schritt 5	Legen Sie nun die Hand mit der Außenseite auf die gegenüberliegende Handinnenfläche.	
Schritt 6	Reiben Sie den rechten Daumen kreisend in der geschlossenen linken Handfläche – und umgekehrt.	
Schritt 7	Fassen Sie die Fingerkuppen der rechten Hand zusammen und reiben Sie nun die geschlossenen Fingerkuppen der rechten Hand kreisend in der linken Handfläche. Spülen Sie nun die Hände mit Wasser ab und trocknen Sie diese sorgfältig mit einem Einmalhandtuch ab. Benutzen Sie zum Schließen des Wasserhahns ein Einmalhandtuch.	
NACHBEREITUNG		
Arbeitsplatz und Material	Desinfizieren Sie bei Bedarf den Waschplatz mit einem Flächendesinfektionsmittel.	Eine Desinfektion ist bei starkem Herumspritzen und Kontamination mit potenziell infektiösem Material notwendig.
Hautschutz	Cremen Sie sich bei Bedarf die Hände mit Hautschutz ein.	

Reflektieren Sie die praktische Umsetzung der durchgeführten Pflegehandlungen!
Kriterien und Fragen zur Selbst- und Fremdreflexion sind als Kopiervorlage in der TRAUNER-DigiBox vorhanden.

AUFGABEN ZUR VERTIEFUNG

Hygienische Händewaschung

Nachdem Sie mehrere Patientinnen und Patienten bei der Körperpflege und der Einnahme des Frühstücks unterstützt haben, erhalten Sie den Auftrag, die diplomierte Pflegeperson Frau Anita Pumerer beim Verbandwechsel von Frau Irmlinde Rohringer zu unterstützen. Der Patientin wurde vor zwei Tagen eine Knieteilprothese links implantiert. Heute wurde die Redondrainage entfernt und ein Verbandwechsel durchgeführt. Bei der Entsorgung der Redondrainage wurden Ihre Unterarme sichtbar mit Blut kontaminiert.

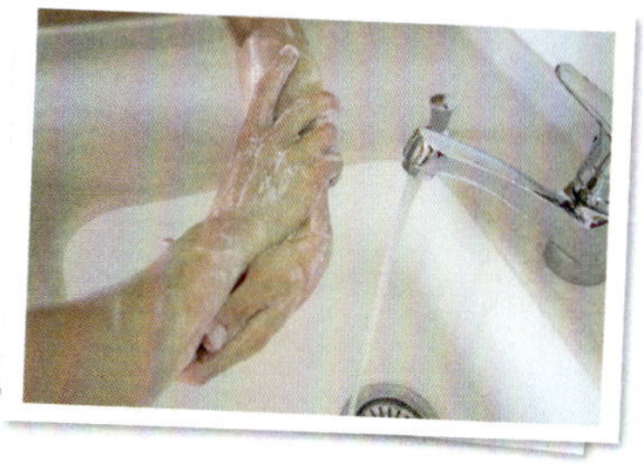

1. Beschreiben Sie, wie Sie in dieser Situation vorzugehen haben. Begründen Sie Ihr Vorgehen.

2. Nennen Sie weitere Situationen aus der Praxis, in denen das von Ihnen angeführte Vorgehen anzuwenden ist.

3. Um die Wirkung des Händewaschens zu optimieren, empfiehlt sich die Berücksichtigung einiger Grundregeln. Nennen und erläutern Sie diese.

SITUATION AUS DER PRAXIS

Ein ganz normaler Arbeitsalltag

Sie arbeiten auf der kardiologischen Abteilung eines Schwerpunkt-Krankenhauses. Frau Gertrude Lehner ist dort seit vier Tagen in stationärer Behandlung. Sie haben die Vitalparameter (Blutdruck, Puls und Temperatur) erhoben und dokumentiert. Anschließend gehen Sie zu Frau Hildegard Tischler, bei dieser Patientin ist ein 12-Pol-EKG zu schreiben.

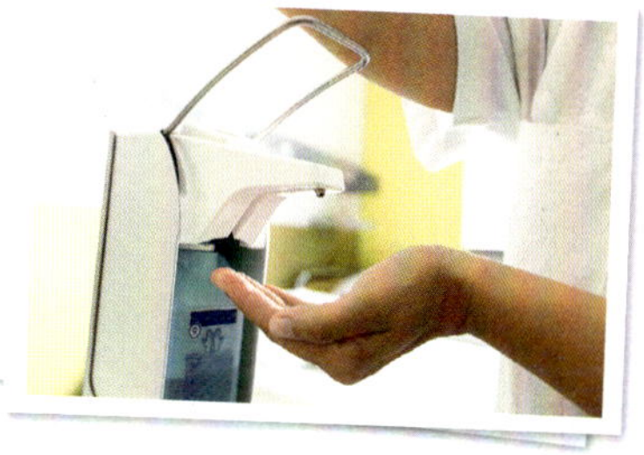

Handlungsablauf – Hygienische Händedesinfektion

Handlung	Beschreibung	Begründung/Hinweise
Vorbereitung		
Material	Alkoholisches Händedesinfektionsmittel, vorzugsweise im Eurospender/ in der Kitteltaschenflasche	! Das Anbruchdatum für das Händedesinfektionsmittel muss dokumentiert sein (Kat. IV) und die vom Hersteller angegebene Haltbarkeit nach Anbruch muss gegeben sein.

Handlung	Beschreibung	Begründung/Hinweise
Hände und Fingernägel	Halten Sie die geltenden Richtlinien der Händehygiene ein: ■ Kurz geschnittene, mit den Fingerkuppen abschließende Fingernägel ■ Keine lackierten, künstlichen oder gegelten Fingernägel ■ Keine Schmuckstücke an Händen und Unterarmen ■ Saubere, trockene und intakte Haut	Das Risiko der Keimansiedelung und Keimübertragung wird reduziert.
Durchführung		
Entnahme von Desinfektionsmittel	Entnehmen Sie mindestens 3–5 ml Händedesinfektionsmittel.	! Darauf achten, dass die Hände die gesamte Einreibezeit (mindestens 30 Sekunden) feucht bleiben. Im Bedarfsfall erneut Händedesinfektionsmittel entnehmen.
Schritt 1	Reiben Sie Handfläche auf Handfläche kreisend aneinander.	! Jeder Schritt sollte etwa fünf Sekunden dauern und gegengleich durchgeführt werden.
Schritt 2	Reiben Sie das linke Handgelenk durch Drehen des rechten Unterarms in der geschlossenen Hand.	
Schritt 3	Legen Sie die rechte Handfläche mit gespreizten Fingern über den linken Handrücken und verschränken Sie die Finger.	
Schritt 4	Reiben Sie Handfläche auf Handfläche mit verschränkten, gespreizten Fingern aneinander.	
Schritt 5	Legen Sie nun die Hand mit der Außenseite auf die gegenüberliegende Handinnenfläche.	
Schritt 6	Reiben Sie den rechten Daumen kreisend in der geschlossenen linken Handfläche.	
Schritt 7	Fassen Sie die Fingerkuppen der rechten Hand zusammen und reiben Sie nun die geschlossenen Fingerkuppen der rechten Hand kreisend in der linken Handfläche.	

Reflektieren Sie die praktische Umsetzung der durchgeführten Pflegehandlungen!
Kriterien und Fragen zur Selbst- und Fremdreflexion sind als Kopiervorlage in der TRAUNER-DigiBox vorhanden.

AUFGABEN ZUR VERTIEFUNG

Hygienische Händedesinfektion

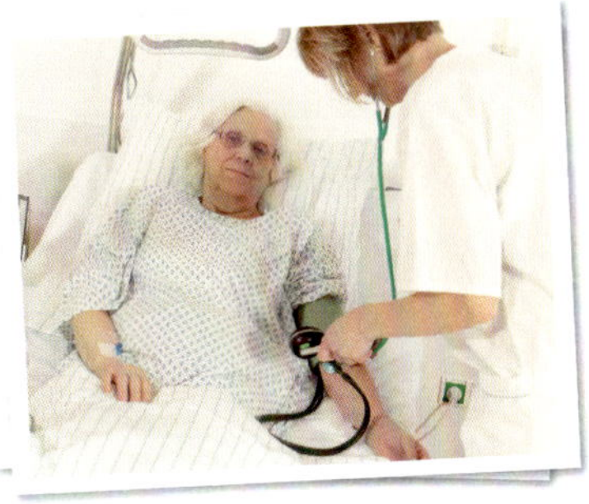

Sie sind mit der Tätigkeit des EKG-Schreibens bei Frau Tischler fertig. Als Sie aus dem Zimmer hinausgehen möchten, macht Sie Frau Tischler noch auf das Hämatom auf ihrem rechten Oberschenkel aufmerksam. Sie geben diese Information an die diensthabende diplomierte Pflegeperson weiter und erhalten den Auftrag, eine Heparinsalbe aufzutragen. Außerdem sind bei Frau Tischler noch eine venöse Blutentnahme und die Kontrolle des Blutdrucks vorgesehen.

1. Planen Sie die aufgetragenen Maßnahmen in hygienisch korrekter Reihenfolge.

2. Nennen Sie die Anzahl der notwendigen hygienischen Händedesinfektionen im Rahmen der angeordneten Maßnahmen bei Frau Tischler sowie die dazugehörige Indikation.

3. Sie haben alle Materialien für die Blutabnahme korrekt vorbereitet und eine Hautdesinfektion durchgeführt. Während Sie die Einwirkzeit abwarten, fallen Ihnen die Haare ins Gesicht. Sie streichen diese zurück. Wie gehen Sie weiter vor, begründen Sie Ihre Entscheidung.

AUFGABEN ZUM WISSENSTRANSFER

Transferaufgabe – Schwerpunkt Hauskrankenpflege

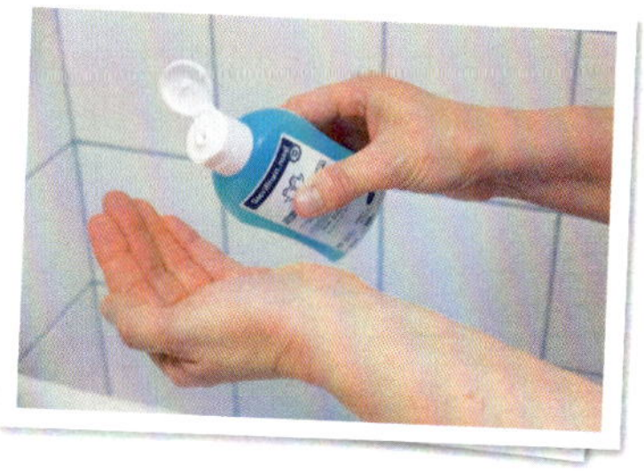

Nach der Morgenbesprechung verlassen Sie den Stützpunkt und fahren zu Ihrem ersten Patienten, Herrn Emir Öztürk, 76 Jahre alt. Ihr Klient benötigt Unterstützung bei der Grundpflege und Mobilisation sowie bei der Gabe der Medikamente. Ebenso sollte einmal am Tag der Blutdruck gemessen werden. Sie assistieren Herrn Öztürk bei der Nahrungsaufnahme und führen eine einfache Wundversorgung am rechten Unterschenkel durch. Sie benutzen zur hygienischen Händedesinfektion in der mobilen Pflege eine Kitteltaschenflasche.

1. Beschreiben Sie die Schritte der hygienischen Händedesinfektion im Umgang mit einer Kitteltaschenflasche.

AUFGABEN ZUM WISSENSTRANSFER

2. Worauf ist bei der Benutzung einer Kitteltaschenflasche zu achten, um diese hygienisch angemessen zu handhaben?

3. In welchen Bereichen (Settings) der Pflege kommen Kitteltaschenflaschen häufig zum Einsatz?

TRANSFERAUFGABE – SCHWERPUNKT CHIRURGIE

Frau Herta Fekete, 65 Jahre alt, ist vor zwei Tagen von der Intensivstation übernommen worden. Bei der Patientin wurde vor fünf Tagen eine Hemikolektomie links durchgeführt. Frau Fekete klagt seit gestern Abend über kolikartige Bauchschmerzen und zeigt febrile Temperaturen. Weiters hatte sie wässrige, teils blutige Diarrhoe. Ein Clostridien-Schnelltest verlief positiv.

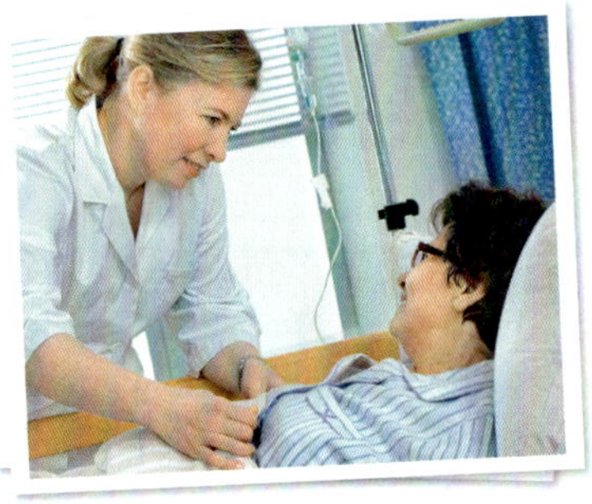

1. Begründen Sie, warum Sie nach der hygienischen Händedesinfektion bei Patientinnen und Patienten mit Clostridium difficile assoziierter Diarrhoe noch eine hygienische Händewaschung durchführen müssen.

2. Sie kennen unterschiedliche Wirkungsspektren bei Händedesinfektionsmitteln. Nennen Sie jene, die das von Ihnen verwendete Händedesinfektionsmittel in diesem Fall aufweisen muss.

3. Welchen infektiösen Durchfallerkrankungen sind Sie in Ihrer Praxis schon begegnet? Gab es Unterschiede in Bezug auf die Hygienerichtlinien?

Haut- und Körperpflege

Die Haut ist das größte Organ des menschlichen Körpers. Sie hat zahlreiche Aufgaben und enthält die Hautanhangsgebilde. Im Kontext professioneller Pflege ist nicht nur die Pflege, sondern vor allem die Hautbeobachtung maßgeblich. Ein elementares menschliches Bedürfnis ist es, über die Pflege des Körpers selbst bestimmen und diese so lange wie möglich ohne fremde Hilfe durchführen zu können. Die Übernahme, Unterstützung und/oder Anleitung bei der Körperpflege erfordern Nähe und Berührung, aber auch Distanz. Ressourcen werden dabei gefördert und Prophylaxen integriert.

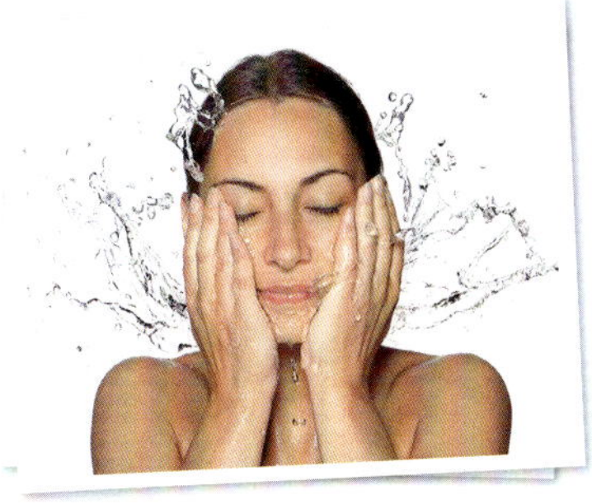

KOMPETENZEN

Lernziele

- Die/Der Auszubildende ist sich der Bedeutung der Körperpflege bewusst und kennt Einfluss- und Risikofaktoren.
- Die/Der Auszubildende integriert prophylaktische Pflegemaßnahmen im Sinne einer aktivierenden und ressourcenorientierten Körperpflege und geht auf das Befinden und die Bedürfnisse der betroffenen Person ein.
- Die/Der Auszubildende führt die Pflegehandlung strukturiert durch und hält die geltenden Hygienerichtlinien bei der Körperpflege durchgehend ein.

Haut- und Körperpflege

Wissen	Fertigkeiten	Haltungen
Die/Der Auszubildende ...	**Die/Der Auszubildende ...**	**Die/Der Auszubildende ...**
■ kennt die Beobachtungskriterien der Haut. ■ kann das physiologische Aussehen und die pathologischen Veränderungen der Haut beschreiben. ■ kennt Hautreinigungs- und Hautpflegemittel und ist in der Lage, entsprechend dem Hauttyp das geeignete Pflegemittel auszuwählen und diese Auswahl zu begründen. ■ kann das Vorgehen bei der Ganzkörperwaschung und Intimpflege erklären und begründen. ■ kann die Grundlagen, Ziele und Maßnahmen der Intertrigoprophylaxe erläutern und begründen.	■ informiert die Patientin/den Patienten verständlich sowie situationsgerecht und leitet gegebenenfalls an. ■ bereitet die notwendigen Materialien vollständig vor. ■ führt die Körperpflege und Intimpflege korrekt durch und begründet die angewandten Prinzipien. ■ achtet auf die eigene ergonomische Körperhaltung. ■ setzt Materialien wirtschaftlich ein und geht mit den Materialien fach- und sachgerecht um. ■ erkennt Veränderungen der Haut und Hautanhangsgebilde und leitet diese verlässlich weiter.	■ zeigt sich verantwortungsbewusst in der Vorbereitung, Durchführung und Nachbereitung bei der Patientin/dem Patienten und beim Material. ■ zeigt Verständnis für Angst und Unsicherheit. ■ erkennt Ressourcen und handelt nach dem Prinzip der Ressourcenförderung. ■ ist bei der Pflegehandlung aufmerksam und konzentriert. ■ achtet auf den Eigenschutz. ■ ist sich der Bedeutung der Berührung und der Notwendigkeit der Wahrung der Intimsphäre bewusst. ■ begegnet der Patientin/dem Patienten in den unterschiedlichen Settings mit Respekt, Wertschätzung und Empathie.

ABFRAGE VON VORWISSEN

WissensCheck

Frage 1 Bei der Hautbeobachtung lassen sich unterschiedliche Beobachtungskriterien unterscheiden. Ordnen Sie diese korrekt zu:

schuppig ■ Hautausschlag ■ Zyanose ■ verhornt ■ feucht ■ wund ■ Muttermal ■ Ikterus ■ Ödem ■ trocken ■ überhitzt ■ Rötung ■ blass ■ fett ■ mazeriert ■ Exsikose ■ unrein ■ kaltschweißig

Hautzustand	Beobachtungskriterien
Hautfarbe	
Hautbeschaffenheit	
Hauttemperatur	
Hautturgor	
Sonstiges	

Frage 2 Welche Veränderungen des Hautturgors gibt es und wovon sind diese abhängig?

Frage 3 Erläutern und begründen Sie die Durchführung der nachfolgenden pflegerischen Maßnahmen.

a) Die Mundpflege und das Einsetzen der Zahnprothese sollen vor der Körperpflege erfolgen.

b) Die Gesichtsreinigung soll ohne Seife und die Reinigung der Augen bei geschlossenen Augen von außen nach innen erfolgen.

c) Die Zehenzwischenräume und Hautfalten müssen gut abgetrocknet werden.

d) Die Wischrichtung bei der Intimpflege erfolgt von vorne nach hinten, d. h. von der Symphyse zum Anus.

e) Der Einsatz von Waschzusätzen ist nur in Ausnahmefällen nötig.

Frage 4 Stellen Sie sich die Haut eines 70-jährigen, normalgewichtigen Menschen vor. Welche physiologischen Veränderungen treffen auf die Haut im Alter zu?

- ☐ Die Haut wird durch die langsamere Zellteilung dünner.
- ☐ Der Hautturgor ist erhöht.
- ☐ Die Wasserbindungskapazität lässt nach. Die Haut ist sehr trocken, schuppig und rissig, was zu erhöhtem Juckreiz führt.
- ☐ Die typische Altershaut ist straff und glatt infolge der nachlassenden Elastizität des Bindegewebes.
- ☐ Durch die Verringerung der Talg- und Schweißdrüsen nimmt die Schweißproduktion zu. Der Säureschutzmantel der Haut verändert sich dadurch.
- ☐ Die geringe Wahrnehmungs- und Regenerationsfähigkeit führt zu einer erhöhten Gefahr für Verletzungen und Druckgeschwüre sowie zu einer Beeinträchtigung der Wundheilung.

Frage 5 Definieren Sie den Begriff Intertrigo.

Frage 6 Ein verantwortungsvoller und gezielter Einsatz von Hautreinigungs- und Hautpflegemitteln erhält den Hydrolipidfilm der Haut. Es ist daher wichtig zu wissen, wann welche Mittel indiziert sind und welche Wirkung diese haben. Ordnen Sie richtig zu. Schreiben Sie den bzw. die jeweiligen Buchstaben in das Kästchen „Produkt(e)“.

A Hautlotion (W/O) ▪ **B** Hautlotion (O/W) ▪ **C** Seife ▪ **D** Syndet (Flüssigseife) ▪ **E** Hautöl ▪ **F** Langzeit-Hautschutzcreme (Barrierecreme) ▪ **G** Puder

Einsatz und Wirkung	Produkt(e)
Bei trockener und schuppiger Haut	
Zur Hautreinigung	
Wirkt fettlösend, je nach Seifenart besteht die Gefahr, dass der Säureschutzmantel der Haut zerstört wird.	
Bei extrem trockener und schuppiger Haut	
Wirkt feuchtigkeitsabsorbierend, kann zu Verklumpungen führen.	
Höherer Ölanteil, Substanzen verbleiben länger im Körper.	
Waschaktive Substanzen sind meist pH-neutral und enthalten rückfettende Anteile.	
Bei intakten Hautverhältnissen	
Fettfilm legt sich netzartig auf die Haut, hat einen kühlenden Effekt, schützt vor äußeren Einflüssen.	
Langanhaltender Schutz gegen Nässe und Reizstoffe	
Zur Linderung bei analem Juckreiz und als Prophylaxe bei Inkontinenz und Diarrhoe	

ABFRAGE VON VORWISSEN

Einsatz und Wirkung	Produkt(e)
Gefahr der Austrocknung der Haut durch Aufquellen der Epidermis und der Verdunstung über die Hautoberfläche	
Schutz vor mechanischen Einflüssen	
Höherer Wasseranteil, geringerer Fettfilm auf der Haut	
Geeignet für die Anwendung mit Inkontinenzprodukten, schränkt die Saugleistung nicht ein.	

Frage 7 Bei der Durchführung der Körperpflege müssen die geltenden Hygienerichtlinien eingehalten werden. Kreuzen Sie die richtigen an:

- ☐ Intimsphäre wahren.
- ☐ Fünf Indikationen der hygienischen Händedesinfektion einhalten.
- ☐ Individuelle Wünsche berücksichtigen.
- ☐ Ressourcen nutzen und aktivieren.
- ☐ Einmalschutzschürze und ggf. Einmalhandschuhe tragen.
- ☐ Zur Intimpflege und bei infektiösen Hauterkrankungen (z. B. Dermatomykosen) immer Handschuhe tragen.
- ☐ Waschwasser, Waschlappen und Einmalhandschuhe vor der Intimpflege nicht wechseln.
- ☐ Alle verwendeten Arbeitsflächen und Materialien entsprechend den Hygienerichtlinien aufbereiten.
- ☐ Körperpflege mit anderen Pflegehandlungen verknüpfen.

SITUATION AUS DER PRAXIS

Herr Apfelthaler ist ganz kraftlos …

Herr Alfred Apfelthaler, 72 Jahre alt, wurde vor zwei Tagen mit Verdacht auf Pneumonie stationär aufgenommen. Er fühlt sich sehr schwach. Die bereits seit einer Woche andauernde Erkältungskrankheit hat stark an seiner körperlichen Kraft gezehrt. Das Gesicht und die Hände kann sich Herr Apfelthaler selbst waschen. Zurzeit benötigt er Unterstützung bei der Ganzkörperwaschung im Bett.

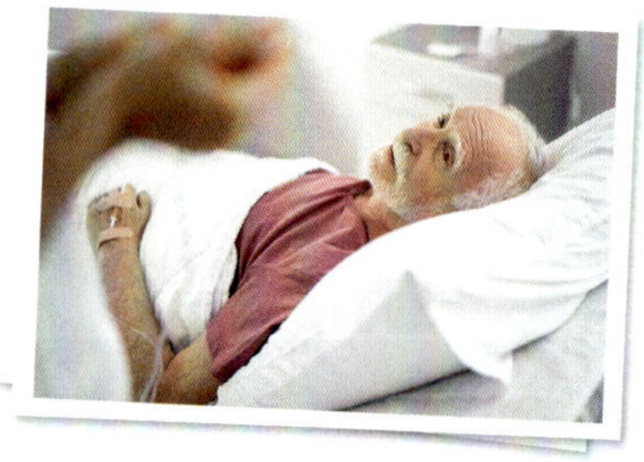

Handlungsablauf – Ganzkörperwaschung (GKW) im Bett

Handlung	Beschreibung	Begründung/Hinweise
Vorbereitung		
Sich informieren	Informieren Sie sich in der Patientendokumentation über den Unterstützungsbedarf bei der Körperpflege.	Information und Kontrolle erhöhen die Patientensicherheit und vermeiden Verwechslungen.
Material	Bereiten Sie die Materialien vor: ▪ Hände- und Flächendesinfektionsmittel ▪ 2 Handtücher, 2–3 (Einmal-)Waschlappen, 1–2 Waschschüsseln, Wäscheabwurfsack ▪ Einmalhandschuhe ▪ Ggf. Einmalschutzschürze ▪ Ggf. Hautreinigungsmittel, Hautschutz, Kamm	Sie stellen sicher, dass alle notwendigen Materialien vorhanden sind und vermeiden unnötige Arbeitswege – ein störungsfreier Ablauf ist möglich.

Handlung	Beschreibung	Begründung/Hinweise
	■ Kleidung, Bettwäsche, ggf. Inkontinenzversorgung ■ Sichtschutz	
DURCHFÜHRUNG		
Anwesenheitstaste	Schalten Sie beim Betreten des Zimmers die Anwesenheitstaste ein.	Die Anwesenheitstaste markiert am Gang die Anwesenheit der Pflegeperson im Zimmer.
Arbeitsplatz	Legen Sie das Material griffbereit ab.	Alle Materialien sind gut erreichbar, ein störungsfreier Ablauf ist gewährleistet.
Händehygiene	Führen Sie eine hygienische Händedesinfektion durch.	Indikation 1 der hygienischen Händedesinfektion wird eingehalten.
Information	Erklären Sie Anlass und Vorgehen der Intervention.	Informationen fördern Akzeptanz und Vertrauen.
Intimsphäre wahren	Stellen Sie einen Sichtschutz auf.	Der Patient ist vor direkten Blicken von Mitpatienten und eintretenden Personen geschützt.
Waschwasser vorbereiten	Bereiten Sie das Wasser je nach Wunsch des Patienten vor. Geben Sie keine Hautreinigungsmittel direkt in das Wasser!	Die persönlichen Bedürfnisse des Patienten werden respektiert. Seife, die bereits zu Beginn hinzugefügt wird, bleibt auf der Haut und trocknet diese aus.
Positionierung	Bringen Sie das Bett auf Arbeitshöhe. Entfernen Sie allfällige Hilfsmittel zur Positionierung und unterstützen Sie den Patienten dabei, den Oberkörper hoch zu positionieren.	Rückenschonendes Arbeiten ist gewährleistet. Eine bequeme Position während des Waschvorgangs ist sichergestellt.
Ablauf Körperpflege – Gesicht	Lassen Sie den Patienten die Hände in die Waschschüssel tauchen. Reinigen Sie die **Augen,** waschen Sie das **Gesicht:** von der **Stirn** über die **Wangen** und das **Kinn** bis zum **Hals; Nase** und **Mundpartie – Ohrmuschel** und **hinter den Ohren.** Trocknen Sie zeitnahe ab.	! Der Patient kann die Temperatur des Wassers fühlen.
Oberbekleidung ausziehen	Unterstützen Sie den Patienten beim Ausziehen der Oberbekleidung oder übernehmen Sie es vollständig. Decken Sie Brust und Bauch mit dem Handtuch ab.	
Ablauf Körperpflege – Arme/Hände	Legen Sie evtl. ein Handtuch unter die zu waschende Extremität. Waschen Sie **Arme/Hände** und anschließend die **Achselhöhle** mit eindeutigen kräftigen Strichen. Trocknen Sie zeitnahe ab.	Das untergelegte Handtuch ermöglicht ein Trockenhalten des Leintuchs. Sie setzen eindeutige Impulse und bieten Orientierung beim Waschvorgang.

SITUATION AUS DER PRAXIS

Handlung	Beschreibung	Begründung/Hinweise
Ablauf Körperpflege – Oberkörper	Waschen Sie den **Brust-** und den **Bauchbereich,** trocken Sie zeitnahe ab. Inspizieren Sie den Bauchnabel. Decken Sie den Oberkörper mit einem Handtuch oder dem frischen Nachthemd ab. Unterstützen Sie den Patienten beim Aufsetzen oder beim Drehen auf die Seite. Waschen Sie den **Rücken** und trocknen Sie ihn zeitnahe ab.	! Entfernen Sie ggf. Verkrustungen mit einem ölgetränkten Watteträger oder Tupfer. ! Beurteilen Sie das Hautbild, wählen Sie für die Hautpflege entsprechend dem Hautbild eine W/O- oder O/W-Emulsion.
Oberbekleidung anziehen	Unterstützten Sie den Patienten beim Anziehen der Oberbekleidung und kämmen Sie ggf. die Haare.	
Ablauf Körperpflege – Beine	Waschen Sie die Beine von proximal nach distal mit angemessenem Druck und in langen Zügen.	
Ablauf Körperpflege – Füße	Bieten Sie ggf. ein Fußbad an oder waschen Sie die Füße und Zehenzwischenräume. Trocknen Sie zeitnahe und sorgfältig ab.	! Tragen Sie bei bestehenden Mykosen zu Ihrem Selbstschutz und als Infektionsprophylaxe Einmalhandschuhe. ! Beurteilen Sie das Hautbild der Füße und cremen Sie diese bei Bedarf mit einer Fußcreme ein.
Wasserwechsel	Führen Sie einen Wasserwechsel durch.	
Händehygiene	Führen Sie eine hygienische Händedesinfektion durch und ziehen Sie Einmalhandschuhe an.	Indikation 3 der hygienischen Händedesinfektion wird eingehalten. Einmalhandschuhe dienen dem Selbstschutz.
Ablauf Intim- und Gesäßpflege	! Die Intimpflege und das Waschen des Gesäßes erfolgen nach separatem Handlungsablauf. (Siehe S. 69)	
NACHBEREITUNG		
Positionierung	Unterstützen Sie den Patienten bei der Positionierung. Decken Sie den Patienten zu, stellen Sie das Bett auf Ausgangshöhe zurück und machen Sie einen abschließenden „Rundumblick“.	Das Wohlbefinden und die Sicherheit des Patienten sind gewährleistet. ! Rufanlage in Reichweite!
Arbeitsplatz	Entsorgen Sie das Material und desinfizieren Sie die Arbeitsfläche.	
Händehygiene	Führen Sie eine hygienische Händedesinfektion durch.	Indikation 4 der hygienischen Händedesinfektion wird eingehalten.
Anwesenheitstaste	Schalten Sie die Anwesenheitstaste aus.	Wenn Sie das Licht nicht ausschalten, besteht die Gefahr, dass ein Alarm ausgelöst wird.

SITUATION AUS DER PRAXIS

Handlung	Beschreibung	Begründung/Hinweise
Dokumentation	Führen Sie die Dokumentation den Vorgaben entsprechend durch.	Eine vollständige Dokumentation gewährleistet den Informationsfluss und dient der Qualitätssicherung.

Reflektieren Sie die praktische Umsetzung der durchgeführten Pflegehandlungen!
Kriterien und Fragen zur Selbst- und Fremdreflexion sind als Kopiervorlage in der TRAUNER-DigiBox vorhanden.

AUFGABEN ZUR VERTIEFUNG

Veränderungen bei der Körperpflege

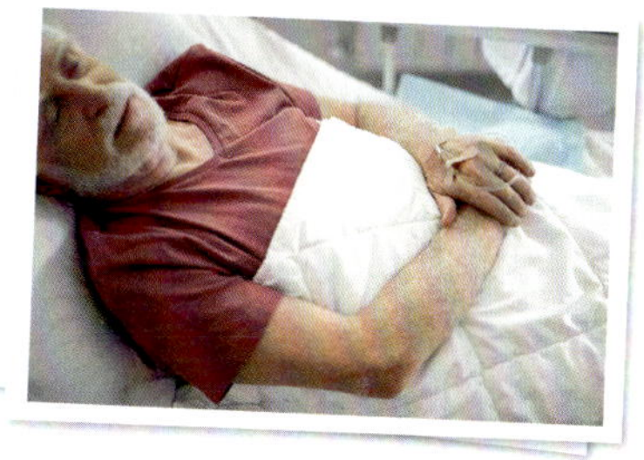

Herr Apfelthaler hatte in den vergangenen Tagen immer wieder Fieberschübe und war in der Phase des Fieberabfalls in Schweiß gebadet. Sie führen bei Herrn Apfelthaler die Ganzkörperwäsche durch, er hat auch in dieser Nacht wieder stark geschwitzt. In Absprache mit dem Patienten und der zuständigen diplomierten Pflegeperson führen Sie eine beruhigende Waschung durch.

1. Nennen Sie Zusätze (ätherische Öle), die eine erfrischende und belebende Wirkung haben.

2. Beschreiben Sie beachtenswerte Punkte beim Einsatz von Zusätzen für therapeutische Ganzkörperwaschungen.

3. Erläutern Sie die Durchführung einer belebenden (basal stimulierenden) Ganzkörperwaschung hinsichtlich der angeführten Kriterien.

   Ziel:

   Wassertemperatur:

   Wirkentfaltung:

   Vorgehen:

   Abtrocknen:

SITUATION AUS DER PRAXIS

Herr Apfelthaler schämt sich …

Herr Apfelthaler ist nun schon seit mehr als einer Woche erkrankt. Die Fieberschübe im Rahmen der Erkältungskrankheit setzen ihm stark zu. Er kann sich lediglich das Gesicht und die Hände selbstständig waschen. Sie müssen seither auch die Intimpflege vollständig übernehmen.

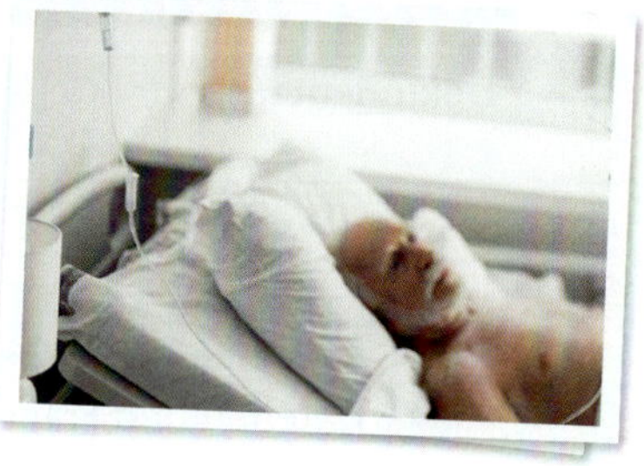

Handlungsablauf – Intimpflege

Handlung	Beschreibung	Begründung/Hinweise
Vorbereitung		
Sich informieren	Informieren Sie sich in der Patientendokumentation über den Unterstützungsbedarf bei der Körperpflege.	Sie erhalten Informationen über spezielle Pflegemittel sowie sonstige Besonderheiten.
Material	Bereiten Sie die Materialien vor: ▪ Hände- und Flächendesinfektionsmittel ▪ 1 Handtuch, 3 (Einmal-)Waschlappen, 1 Waschschüssel, Wäscheabwurf ▪ Einmalhandschuhe ▪ Ggf. Einmalschutzschürze ▪ Kleidung, Bettwäsche, ggf. Inkontinenzversorgung ▪ Sichtschutz	Sie stellen sicher, dass alle notwendigen Materialien vorhanden sind und vermeiden unnötige Arbeitswege.
Durchführung		
Anwesenheitstaste	Schalten Sie beim Betreten des Zimmers die Anwesenheitstaste ein.	Die Anwesenheitstaste markiert am Gang die Anwesenheit der Pflegeperson im Zimmer.
Arbeitsplatz	Legen Sie das Material griffbereit ab.	Alle Materialien sind gut erreichbar, ein störungsfreier Ablauf ist möglich.
Händehygiene	Führen Sie eine hygienische Händedesinfektion durch.	Indikation 1 der hygienischen Händedesinfektion wird eingehalten.
Information	Erklären Sie Anlass und Vorgehen der Intervention.	Informationen fördern Akzeptanz und Vertrauen.
Intimsphäre wahren	Stellen Sie einen Sichtschutz auf.	Der Patient ist vor direkten Blicken von Mitpatienten und eintretenden Personen geschützt.
Waschwasser vorbereiten	Bereiten Sie das Wasser je nach Wunsch des Patienten vor. Geben Sie keine Hautreinigungsmittel direkt in das Wasser!	Seife, die bereits zu Beginn hinzugefügt wird, bleibt auf der Haut und trocknet diese aus.
Positionierung	Bringen Sie das Bett auf Arbeitshöhe. Entfernen Sie allfällige Hilfsmittel und unterstützen Sie den Patienten dabei, sich angenehm zu positionieren.	Rückenschonendes Arbeiten und eine bequeme Position während der Intimpflege sind gewährleistet.
Bekleidung ausziehen	Unterstützen Sie den Patienten oder übernehmen Sie das Ausziehen der Bekleidung.	

Handlung	Beschreibung	Begründung/Hinweise
Händehygiene	Führen Sie eine hygienische Händedesinfektion durch. Ziehen Sie Einmalhandschuhe an.	Indikation 2 der hygienischen Händedesinfektion wird eingehalten. Einmalhandschuhe dienen dem Selbstschutz.
Waschen Unterbauch – Leiste – Innenseite Oberschenkel	Waschen Sie den Unterbauch, die Leiste und die Innenseiten der Oberschenkel. Entsorgen Sie den Waschlappen. Trocknen Sie zeitnahe ab.	! Waschen Sie stets von der Symphyse zum Anus, also von vorne nach hinten. Eine Keimverschleppung wird verhindert.
Durchführung der Intimpflege beim Mann		
	Halten Sie den Penis mit einer Hand, schieben Sie die Vorhaut zurück. Reinigen Sie Eichel/Eichelkranz von der Harnröhrenmündung weg. Schieben Sie die Vorhaut wieder über die Eichel zurück. Reinigen Sie Penisschaft und Hoden. Waschen Sie die Schambehaarung. Entsorgen Sie den Waschlappen. Trocknen Sie zeitnahe ab.	! Waschen Sie von vorne nach hinten und von innen nach außen. Bei Nichtzurückstreifen der Vorhaut kann es zu einer Stauungsschwellung der Eichel mit Nekrosebildung kommen.
Durchführung der Intimpflege bei der Frau		
	Spreizen Sie die kleinen Schamlippen, reinigen Sie Harnröhrenöffnung und Vaginaleingang. Spreizen Sie die großen Schamlippen und reinigen Sie die kleinen Schamlippen. Reinigen Sie die großen Schamlippen und waschen Sie die Schambehaarung. Entsorgen Sie den Waschlappen. Trocknen Sie zeitnahe ab.	! Waschen Sie von vorne nach hinten und von innen nach außen.
Durchführung der Pflege von Gesäss und Anus bei Frau und Mann		
Waschen von Gesäß und Anus	Drehen Sie die Patientin/den Patienten auf die Seite. Reinigen Sie das Gesäß großflächig. Spreizen Sie die Gesäßhälften und waschen Sie die Analregion vom Anus in Richtung Steißbein. Entsorgen Sie den Waschlappen. Trocknen Sie zeitnahe ab.	! Waschen Sie von vorne nach hinten und von außen nach innen. Keime aus dem Analbereich können nicht in den Urogenitalbereich und auf die Gesäßhaut verschleppt werden. ! Tragen Sie bei Inkontinenz und/oder starker Transpiration eine Barrierecreme auf.
Händehygiene	Ziehen Sie die Einmalhandschuhe aus und führen Sie eine hygienische Händedesinfektion durch.	Indikation 3 der hygienischen Händedesinfektion wird eingehalten.

SITUATION AUS DER PRAXIS

Handlung	Beschreibung	Begründung/Hinweise
NACHBEREITUNG		
Positionierung	Unterstützen Sie die Patientin/den Patienten bei der Positionierung. Decken Sie die Patientin/den Patienten zu, stellen Sie das Bett auf Ausgangshöhe zurück und machen Sie einen abschließenden „Rundumblick".	Das Wohlbefinden und die Sicherheit der Patientin/des Patienten sind gewährleistet. **!** Rufanlage in Reichweite!
Arbeitsplatz	Entfernen Sie den Sichtschutz. Entsorgen Sie das Material und desinfizieren Sie die Arbeitsfläche.	
Händehygiene	Führen Sie eine hygienische Händedesinfektion durch.	Indikation 4 der hygienischen Händedesinfektion wird eingehalten.
Anwesenheitstaste	Schalten Sie die Anwesenheitstaste aus.	Wenn Sie das Licht nicht ausschalten, besteht die Gefahr, dass ein Alarm ausgelöst wird.
Dokumentation	Führen Sie die Dokumentation den Vorgaben entsprechend durch.	Eine vollständige Dokumentation gewährleistet den Informationsfluss und dient der Qualitätssicherung.

Reflektieren Sie die praktische Umsetzung der durchgeführten Pflegehandlungen! Kriterien und Fragen zur Selbst- und Fremdreflexion sind als Kopiervorlage in der TRAUNER-DigiBox vorhanden.

AUFGABEN ZUR VERTIEFUNG

VERÄNDERUNGEN IM INTIMBEREICH

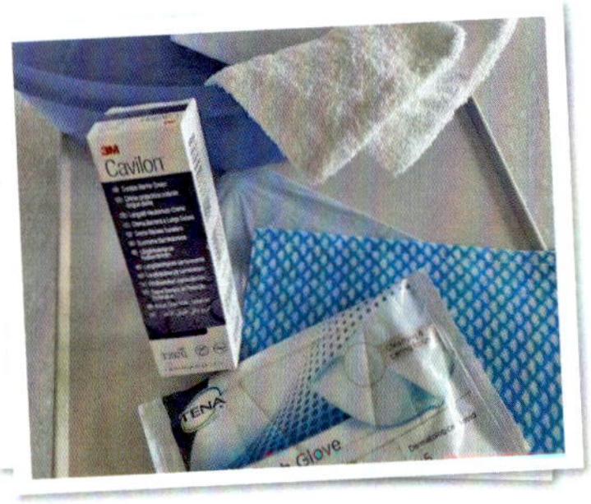

Herr Apfelthaler verspürt zunehmenden Juckreiz im Intimbereich. Als Sie heute bei Herrn Apfelthaler laut Pflegeplanung die Intimpflege im Rahmen der morgendlichen Körperpflege durchführen, fällt Ihnen auf, dass die Haut inguinal gerötet und schmierig weißlich belegt ist.

1. Um welche Hautveränderung handelt es sich hier? Nennen und definieren Sie diese Veränderung.

2. Könnte diese Hautveränderung auch an anderen Körperstellen auftreten? Benennen Sie mindestens sechs dieser gefährdeten Hautareale.

AUFGABEN ZUR VERTIEFUNG

3. Es gibt unterschiedliche Risikofaktoren für die Entstehung dieser Hautveränderung. Nennen Sie jene, die bei Herrn Apfelthaler zutreffen und notieren Sie noch weitere Ihnen bekannte Risikofaktoren.

AUFGABEN ZUM WISSENSTRANSFER

Transferaufgabe – Schwerpunkt Psychiatrie

Frau Annika Zampounidis, 24 Jahre alt, ist vor drei Tagen aufgrund einer akuten Suizidgefährdung auf eine psychiatrische Akutstation aufgenommen worden. Bei der Patientin ist eine bereits länger bestehende endogene Depression nach einem Trauerfall in der Familie bekannt. Die verbalisierten Gedanken über den Suizid kommen allerdings unerwartet. Frau Zampounidis lehnt jegliche Pflegemaßnahmen ab. Sie zeigt eine deutliche Abwehrhaltung und spricht nicht.

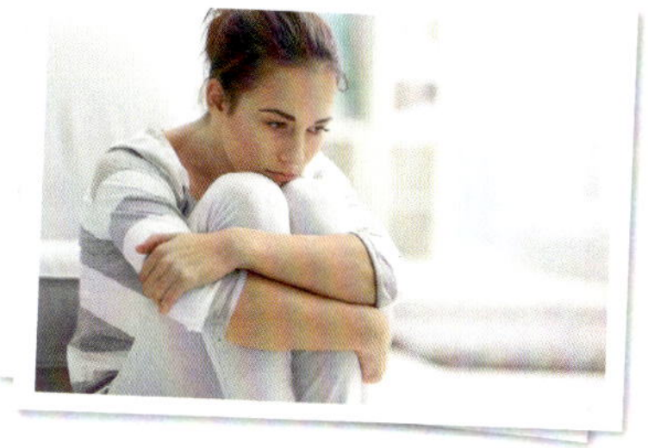

1. Erläutern Sie Pflegeangebote, die Sie Frau Zampounidis bezugnehmend auf die Durchführung der Ganzkörperwaschung machen können.

2. Führen Sie mögliche Auswirkungen an, wenn sich die Patientin weigert, eine entsprechende Körperpflege durchzuführen.

3. Beobachten Sie Patientinnen und Patienten in der Praxis. Welche Herausforderungen bei der Durchführung der Körperpflege können sich bei psychiatrischen Erkrankungen ergeben?

AUFGABEN ZUM WISSENSTRANSFER

Transferaufgabe – Schwerpunkt Neurologie

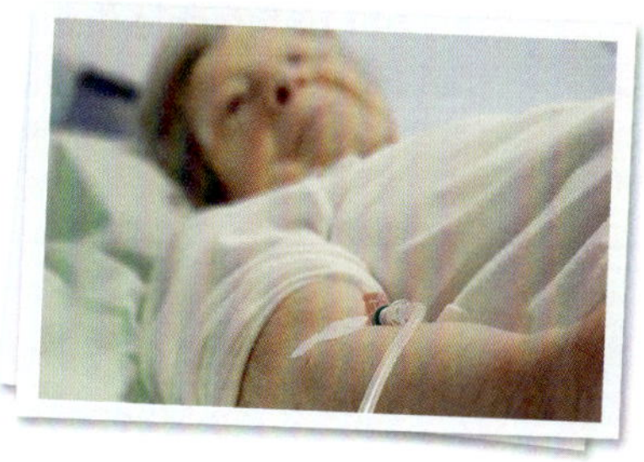

Frau Dunja Heldt, 81 Jahre alt, wurde vor zwei Tagen mit dem Notarzt eingewiesen. Einweisungsgrund war eine plötzliche Schwäche sowie eine Halbseitenlähmung rechts und eine mäßige Sprechstörung. Risikofaktoren und Vorerkrankungen sind keine bekannt. Bei Frau Heldt wird eine bobathorientierte Ganzkörperwaschung durchgeführt.

1. Führen Sie Ziele und Indikationen der bobathorientierten Ganzkörperwaschung an.

2. Erläutern Sie beachtenswerte Punkte bei der Durchführung der bobathorientierten Ganzkörperwaschung.

3. Beschreiben Sie die Durchführung einer unterstützenden Ganzkörperpflege am Waschbecken bei Patientinnen und Patienten mit Hemiplegie.

Inkontinenzversorgung

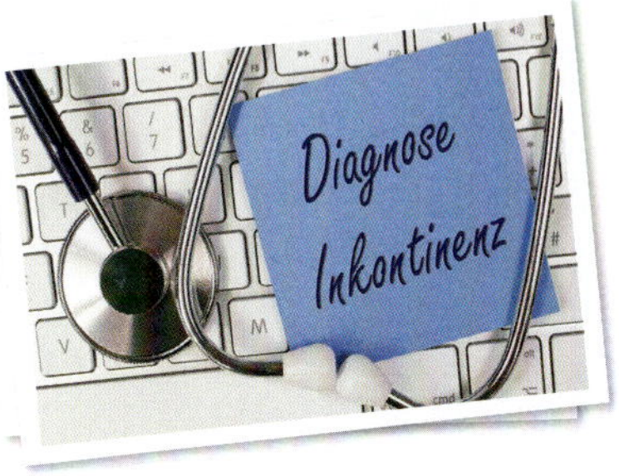

Eine regelmäßige und selbstständige Harn- und Stuhlentleerung ist für das Wohlbefinden eines Menschen sehr wichtig. Ein Kontrollverlust dieser Körperfunktionen löst Emotionen wie Angst, Scham und Schuld aus und kann folglich zu einer Minderung des Selbstwertgefühls führen. Das Schamgefühl eines Menschen darf von Pflegepersonen nicht außer Acht gelassen werden. Inkontinenz ist nicht nur bei älteren Menschen ein Problem, sondern betrifft alle Altersgruppen und beide Geschlechter. Kontinenzförderung und die Achtung der menschlichen Würde sind hier eine zentrale pflegerische Aufgabe.

KOMPETENZEN

Lernziele

- Die/Der Auszubildende ist sich der Bedeutung der Kontinenz bewusst und kennt Einfluss- und Risikofaktoren.
- Die/Der Auszubildende geht auf das Befinden der betroffenen Person altersspezifisch, individuell und settingspezifisch ein.
- Die/Der Auszubildende führt die Pflegehandlung strukturiert durch und hält die geltenden Hygienerichtlinien bei der Inkontinenzversorgung durchgehend ein.

Inkontinenzversorgung

Wissen	Fertigkeiten	Haltungen
Die/Der Auszubildende ...	**Die/Der Auszubildende ...**	**Die/Der Auszubildende ...**
■ kann Anatomie und Physiologie des Harn- und Verdauungssystems wiedergeben. ■ kennt die unterschiedlichen Arten von absorbierenden Inkontinenzsystemen und weiß über deren Anlegetechnik Bescheid. ■ erklärt die korrekte Handhabung der unterschiedlichen Inkontinenzsysteme. ■ kennt die hygienischen Richtlinien. ■ weiß über die korrekte Hautreinigung und Anwendung von Hautpflegeprodukten im Intimbereich Bescheid. ■ kennt indizierte und kontraindizierte Hautpflegeprodukte bei Inkontinenz.	■ informiert die Patientin/den Patienten verständlich und klar. ■ hält sich an die hygienischen Richtlinien. ■ beherrscht die unterschiedlichen Anlegetechniken. ■ wendet die indizierten Hautpflegeprodukte korrekt an.	■ vermittelt Sicherheit in der Pflegehandlung. ■ zeigt Verständnis für Scham und Ekel der Patientin/des Patienten sowie der Angehörigen. ■ ist in der Handlung aufmerksam und konzentriert. ■ geht ökonomisch und verantwortungsbewusst mit Materialien um. ■ achtet auf den Eigenschutz. ■ begegnet der Patientin/dem Patienten in den unterschiedlichen Settings mit Respekt, Wertschätzung und Empathie.

WissensCheck

Frage 1 Welche Organe gehören zu den ableitenden Harnwegen? Finden Sie diese fünf.

Q	R	T	Z	U	J	K	L	Ö	Ö	Ä	G	F	D
Y	Ä	X	H	A	R	N	R	Ö	H	R	E	Q	P
X	Ö	C	R	T	Ü	I	T	R	T	Z	U	Q	I
C	J	V	T	A	Ä	E	Z	A	A	S	D	F	G
V	K	B	G	T	Ö	R	U	S	P	O	U	Z	Ä
B	U	D	J	S	A	E	B	D	F	G	H	J	Ö
G	O	F	Ö	O	E	N	G	F	T	Z	U	I	H
N	P	H	A	R	N	B	L	A	S	E	T	Z	Ä
K	Ü	G	R	P	X	F	G	U	S	E	R	T	U
L	S	J	T	S	A	S	D	F	G	H	J	K	Ö
H	A	R	N	L	E	I	T	E	R	Ä	Ö	Ü	Ö

Frage 2 Die Harnröhre der Frau ist mit etwa 12 cm Länge gegenüber jener des Mannes mit etwa 20 cm bedeutend kürzer, deshalb ist die Frau anfälliger für Infektionen des Urogenitaltraktes.

☐ Richtig ☐ Falsch

Frage 3 Lösen Sie das Kreuzworträtsel, indem Sie die jeweilige Funktion dem richtigen Organ zuordnen.

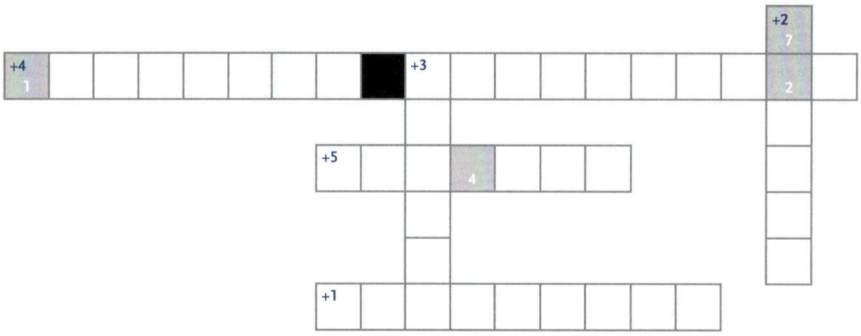

1	2	K	4	I	O	7

1. Urinreservoir
2. Urinproduktion
3. Ableiten des Urins vom Nierenbecken in die Harnblase
4. Willkürliche Blasenentleerung bzw. Urinretention
5. Ableiten des Urins von der Harnblase nach außen

Frage 4 Nennen Sie die unterschiedlichen Formen der Harn- und Stuhlinkontinenz.

ABFRAGE VON VORWISSEN

Frage 5 Was bedeutet die Abkürzung IAD?

Frage 6 Welche aufsaugenden bzw. absorbierenden Inkontinenzsysteme kennen Sie?

Frage 7 Welche ableitenden Inkontinenzsysteme kennen Sie?

SITUATION AUS DER PRAXIS

Frau Nováková verliert ungewollt Harn …

Nach einem mehrtägigen Krankhausaufenthalt aufgrund einer Zystitis kommt Frau Eva Nováková, 77 Jahre alt, wieder in die vertraute Umgebung des Altenheimes zurück. Bei Frau Nováková wurde im Rahmen des stationären Aufenthalts auch eine Belastungsinkontinenz diagnostiziert. Sie unterstützen die Bewohnerin beim Wechsel der absorbierenden Inkontinenzsysteme. Tagsüber erfolgt der Wechsel des Slips im Stehen und nachts wird die Vorlage im Liegen gewechselt.

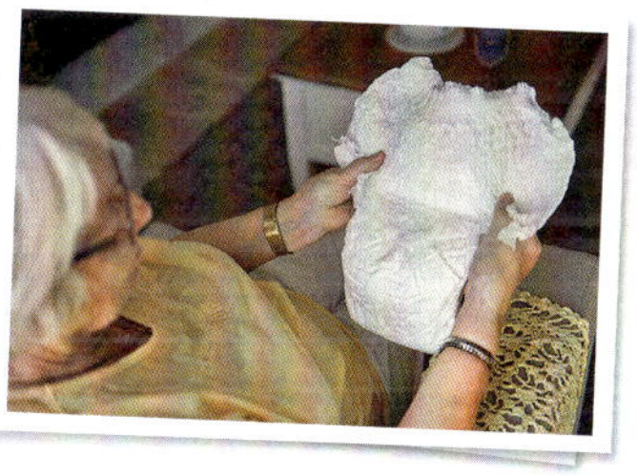

Handlungsablauf – Absorbierende Inkontinenzsysteme

Handlung	Beschreibung	Begründung/Hinweise
Vorbereitung		
Sich informieren	Informieren Sie sich in der Patientinnendokumentation über die Notwendigkeit der Inkontinenzversorgung.	Informationen über spezielle Hilfs- und Pflegemittel sowie Bettruhe werden eingeholt.
Material	Bereiten Sie die Materialien vor: ▪ Hände- und Flächendesinfektionsmittel ▪ **Geschlossenes System:** Inkontinenzslip oder Pants in entsprechender Größe und Saugstärke ▪ **Offenes System:** Fixierhose (Netzhose) und Vorlage in entsprechender Größe und Saugstärke ▪ Hautreinigungsprodukt und Barrierecreme ▪ Einmalhandschuhe	Sie stellen sicher, dass alle notwendigen Materialien vorhanden sind und vermeiden unnötige Arbeitswege.

Handlung	Beschreibung	Begründung/Hinweise
	▪ Ggf. Einmalschutzschürze ▪ Abwurfbeutel ▪ Ggf. Einmalunterlage, Sichtschutz	
DURCHFÜHRUNG		
Anwesenheitstaste	Schalten Sie beim Betreten des Zimmers die Anwesenheitstaste ein.	Die Anwesenheitstaste markiert am Gang die Anwesenheit der Pflegeperson im Zimmer.
Arbeitsplatz	Legen Sie das Material griffbereit ab.	Alle Materialien sind gut erreichbar, ein störungsfreier Ablauf ist möglich.
Händehygiene	Führen Sie eine hygienische Händedesinfektion durch.	Indikation 1 der Händehygiene wird eingehalten.
Information	Erklären Sie Anlass und Vorgehen der Intervention.	Informationen fördern Akzeptanz und Vertrauen.
Intimsphäre wahren	Stellen Sie einen Sichtschutz auf.	Die Patientin ist vor direkten Blicken von Mitpatientinnen und eintretenden Personen geschützt.
Positionierung	Bringen Sie das Bett auf Arbeitshöhe. Entfernen Sie allfällige Hilfsmittel zur Positionierung.	Rückenschonendes Arbeiten ist gewährleistet.
Händehygiene	Ziehen Sie Einmalhandschuhe und ggf. eine Einmalschutzschürze an.	Die Einmalhandschuhe dienen dem Selbstschutz.
ALTES SYSTEM ENTFERNEN		
Geschlossenes System im Liegen	Positionieren Sie die Patientin in Rückenlage. Kontrollieren Sie den Nässeindikator. Öffnen Sie die Klebestreifen am Inkontinenzslip. Schlagen Sie die Seitenflügel nach innen ein und schieben Sie diese seitlich unter das Gesäß. Drehen Sie die Patientin zur Seite. Entfernen Sie den Inkontinenzslip von vorne nach hinten und entsorgen Sie diesen.	Die Verfärbung des Nässeindikators stellt eine Indikation für den Wechsel dar.
Geschlossenes System im Stehen	Bitten Sie die Patientin aufzustehen. Öffnen Sie die Klebestreifen am Inkontinenzslip und schlagen Sie die Seitenflügel nach innen. Entfernen Sie den Inkontinenzslip von vorne nach hinten und entsorgen Sie diesen.	! Die Patientin kann sich an einem Haltegriff oder am Waschbecken festhalten.
Offenes System im Liegen	Positionieren Sie die Patientin in Seitenlage. Kontrollieren Sie den Nässeindikator. Ziehen Sie die Fixierhose auf der oberen Seite nach unten bis übers Knie. Entfernen Sie die Vorlage von vorne nach hinten und entsorgen Sie diese.	Die Verfärbung des Nässeindikators stellt eine Indikation für den Wechsel dar.

Handlung	Beschreibung	Begründung/Hinweise
Offenes System im Stehen	Bitten Sie die Patientin aufzustehen. Ziehen Sie die Fixierhose bis zur Mitte der Oberschenkel nach unten. Entfernen Sie die Vorlage von vorne nach hinten und entsorgen Sie diese.	! Die Patientin kann sich an einem Haltegriff oder am Waschbecken festhalten.
Intimpflege	Führen Sie eine Intimpflege und Hautinspektion durch und tragen Sie ggf. eine Barriereschutzcreme auf.	Intertrigo und inkontinenzassoziierte Dermatitis werden frühzeitig erkannt.
Händehygiene	Ziehen Sie die Einmalhandschuhe aus und führen Sie eine hygienische Händedesinfektion durch. Ziehen Sie erneut Einmalhandschuhe an.	Indikation 3 der hygienischen Händedesinfektion wird eingehalten. Die Einmalhandschuhe dienen dem Selbstschutz.
NEUES SYSTEM ANLEGEN		
Geschlossenes System im Liegen	Öffnen Sie den Inkontinenzslip und stellen Sie sicher, dass die Seitenflügel vollständig ausgeklappt sind.	
	Formen Sie den aufsaugenden Teil des Produktes vorsichtig in Längsrichtung zu einem „Schiffchen".	Das „Schiffchen" verhindert das Auslaufen von Harn.
	Legen Sie den längsgefalteten Inkontinenzslip von vorne nach hinten zwischen die Beine und streichen Sie die Hinterseite glatt. Schieben Sie nun die unteren Seitenflügel des Inkontinenzslips unter das Gesäß.	Der Nässeindikator verläuft in der Verlängerung der Wirbelsäule.
	Drehen Sie die Patientin auf den Rücken zurück und ziehen Sie die Vorderseite des Inkontinenzslips mit Zickzack-Bewegungen im Bauchbereich hoch.	
	Fixieren Sie zuerst die beiden unteren Klebestreifen quer nach oben und dann die beiden oberen Klebestreifen quer nach unten für eine bequeme Passform in der Taille.	Die Fixierung gewährleistet eine gute Passform in der Leiste und Taille.
	Passen Sie die Beinelastik im Schrittbereich an und stellen Sie sicher, dass sich die Hautfalten der Oberschenkel außerhalb der Vorlage befinden.	
Geschlossenes System im Stehen	Öffnen Sie den Inkontinenzslip und stellen Sie sicher, dass die Seitenflügel vollständig ausgeklappt sind.	
	Formen Sie den aufsaugenden Teil des Produktes vorsichtig in Längsrichtung zu einem „Schiffchen".	Das „Schiffchen" verhindert das Auslaufen von Harn.
	Ziehen Sie den in Längsrichtung gefalteten Inkontinenzslip von vorne nach hinten zwischen den Beinen durch, streichen Sie die Vorderseite glatt und halten Sie ihn mit einer Hand fest.	Der Nässeindikator verläuft in der Verlängerung der Wirbelsäule.

Handlung	Beschreibung	Begründung/Hinweise
	Fixieren Sie nacheinander zuerst die beiden unteren Klebestreifen und dann die oberen. Passen Sie abschließend die Beinelastik im Schrittbereich an und stellen Sie sicher, dass sich die Hautfalten der Oberschenkel außerhalb der Vorlage befinden.	! Die Klebestreifen können wiederholt befestigt und angepasst werden.
Offenes System im Liegen	Formen Sie die Einlage vorsichtig in Längsrichtung zu einem „Schiffchen“. Legen Sie die längsgefaltete Einlage von vorne nach hinten zwischen den Beinen ein und streichen Sie die Hinterseite glatt. Ziehen Sie die Fixierhose im Gesäßbereich hoch. Drehen Sie die Patientin auf den Rücken zurück und ziehen Sie die Fixierhose im Bauchbereich hoch. Passen Sie die Beinelastik im Schrittbereich an und stellen Sie sicher, dass sich die Hautfalten der Oberschenkel außerhalb der Vorlage befinden.	Das „Schiffchen“ verhindert das Auslaufen von Harn. Der Nässeindikator verläuft in der Verlängerung der Wirbelsäule.
Offenes System im Stehen	Formen Sie die Einlage vorsichtig in Längsrichtung zu einem „Schiffchen“. Legen Sie die längsgefaltete Einlage von vorne nach hinten zwischen den Beinen ein. Streichen Sie die Hinterseite glatt und ziehen Sie die Fixierhose hinten hoch. Streichen Sie die Vorderseite glatt und ziehen Sie die Fixierhose vorne hoch. Passen Sie die Beinelastik im Schrittbereich an und stellen Sie sicher, dass sich die Hautfalten der Oberschenkel außerhalb der Vorlage befinden.	Das „Schiffchen“ verhindert das Auslaufen von Harn. Der Nässeindikator verläuft in der Verlängerung der Wirbelsäule.
Händehygiene	Ziehen Sie die Einmalhandschuhe aus und führen Sie eine hygienische Händedesinfektion durch.	Indikation 3 der hygienischen Händedesinfektion wird eingehalten.
NACHBEREITUNG		
Positionierung	Unterstützen Sie die Patientin bei der Positionierung. Decken Sie die Patientin zu und stellen Sie das Bett auf Ausgangshöhe zurück.	Das Wohlbefinden und die Sicherheit der Patientin sind gewährleistet.
Arbeitsplatz	Entfernen Sie den Sichtschutz. Entsorgen Sie das Material, desinfizieren Sie die Arbeitsfläche und machen Sie einen abschließenden „Rundumblick“.	! Rufanlage in Reichweite!
Händehygiene	Führen Sie eine hygienische Händedesinfektion durch.	Indikation 4 der hygienischen Händedesinfektion wird eingehalten.

SITUATION AUS DER PRAXIS

Handlung	Beschreibung	Begründung/Hinweise
Anwesenheitstaste	Schalten Sie die Anwesenheitstaste aus.	Wenn Sie das Licht nicht ausschalten, besteht die Gefahr, dass ein Alarm ausgelöst wird.
Dokumentation	Führen Sie die Dokumentation den Vorgaben entsprechend durch.	Eine vollständige Dokumentation gewährleistet den Informationsfluss und dient der Qualitätssicherung.

Reflektieren Sie die praktische Umsetzung der durchgeführten Pflegehandlungen!
Kriterien und Fragen zur Selbst- und Fremdreflexion sind als Kopiervorlage in der TRAUNER-DigiBox vorhanden.

AUFGABEN ZUR VERTIEFUNG

Absorbierende Inkontinenzsysteme

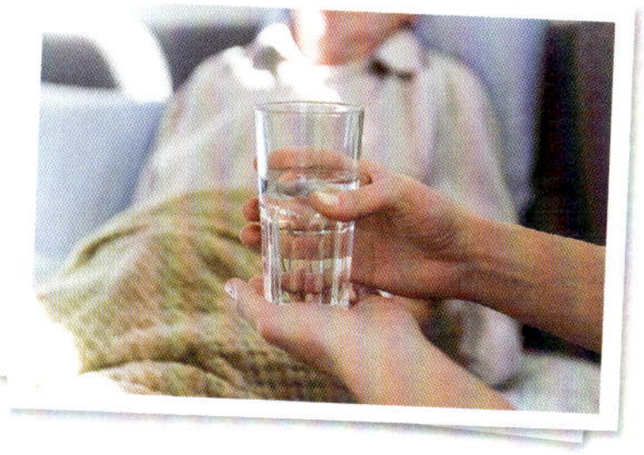

Sie waren an den letzten beiden Tagen für Frau Novaková zuständig. Im Rahmen der pflegerischen Tätigkeiten und Betreuungssequenzen bemerkten Sie, dass Frau Novaková wenig Flüssigkeit zu sich nimmt und auch die absorbierenden Inkontinenzsysteme geringer durchnässt sind. Sie besprechen Ihre Beobachtungen mit der diensthabenden diplomierten Pflegeperson. Diese wird bezüglich der diagnostizierten Belastungsinkontinenz nochmals ein Edukationsgespräch mit der Patientin führen. Weiters soll eine Flüssigkeitsbilanz bei Frau Novaková geführt werden.

1. Erläutern Sie jene prophylaktischen Maßnahmen, die notwendig sind, um einer Zystitis präventiv entgegenzuwirken.

2. Stellen Sie die Belastungsinkontinenz der Dranginkontinenz in ihrer Symptomatik gegenüber.

3. Erläutern Sie die Unterschiede einer effektiven und registrierbaren Flüssigkeitsbilanzierung. Für welche Form der Bilanzierung werden Sie sich bei Frau Novaková entscheiden? Nennen Sie Möglichkeiten, wie Sie die Harnmenge bei inkontinenten Patientinnen und Patienten messen können.

AUFGABEN ZUM WISSENSTRANSFER

TRANSFERAUFGABE – SCHWERPUNKT MOBILE PFLEGE

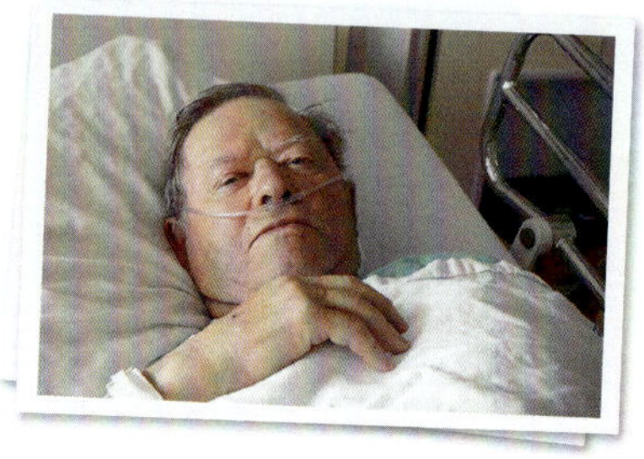

Herr Manfred Tutschek, 59 Jahre alt, leidet seit fast 20 Jahren an Multipler Sklerose. Herr Tutschek hatte vor neun Wochen einen massiven Schub und war für mehrere Wochen in einer Spezialklinik für Neurorehabilitation. Aufgrund des momentanen Mobilitätsstatus benötigt Herr Tutschek Unterstützung in der häuslichen Umgebung. Auch die bereits bestehende Harn- und Stuhlinkontinenz hat sich verstärkt. Bei der morgendlichen Körperpflege stellen Sie anal eine Hautrötung fest.

1. Beschreiben Sie das klinische Erscheinungsbild einer inkontinenzassoziierten Dermatitis.

2. Legen Sie dar, wie Sie eine inkontinenzassoziierte Dermatitis von einem Dekubitus abgrenzen können.

3. Nennen und erläutern Sie geeignete Maßnahmen, um eine Stabilisierung des Hautzustandes wiederherzustellen bzw. zu erhalten.

TRANSFERAUFGABE – SCHWERPUNKT GERIATRIE

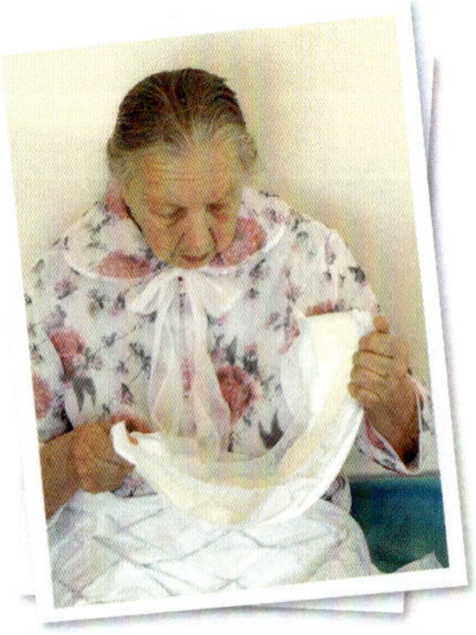

Frau Charlotte Gumpenberger, 74 Jahre alt, lebt seit drei Monaten im Seniorenheim „Haus am Bach". Sie leidet seit mehr als einem Jahr an der neurodegenerativen Erkrankung Alzheimer-Demenz. Neben Defiziten in der Orientierung und Kognition kann Frau Gumpenberger auch die mit der Ausscheidung in Verbindung stehenden Abläufe nicht mehr zielgerichtet und angemessen durchführen.

1. Beschreiben Sie die Form der Harn- und Stuhlinkontinenz, an der Frau Gumpenberger leidet.

AUFGABEN ZUM WISSENSTRANSFER

2. Im „Expertenstandard Kontinenzförderung" sind unterschiedliche Kontinenzprofile dargestellt. Schildern Sie, inwieweit diese in Ihrer bisherigen Praxis von Bedeutung waren.

3. Der „Expertenstandard Kontinenzförderung" empfiehlt drei Formen des Toilettentrainings. Erläutern Sie die Formen näher und entscheiden Sie, ob diese pflegerische Maßnahme auch bei Frau Gumpenberger indiziert wäre.

Mund- und Zahnpflege

Eine korrekte Mund- und Zahnpflege ist wichtig für eine gute Lebensqualität und für die gesamte Gesundheit. Die Mundhöhle ist ein zentrales Sinnesorgan, aber auch absolute Intimzone jedes Menschen. Seitens der Pflegepersonen braucht es für diese pflegerische Aufgabe nicht nur Fachwissen über die Erkrankungen des Mundraumes und die entsprechenden Prophylaxen, sondern vor allem viel Einfühlungsvermögen und Verständnis.

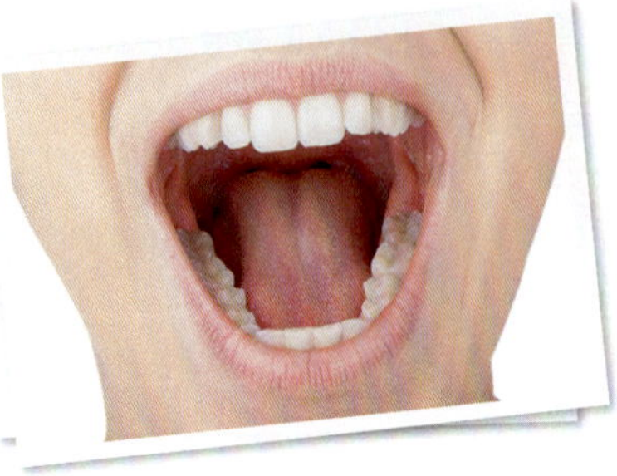

KOMPETENZEN

Lernziele

- Die/Der Auszubildende ist sich der Bedeutung der Mund- und Zahnpflege bewusst und kennt Einfluss- und Risikofaktoren.
- Die/Der Auszubildende interpretiert Beobachtungen und führt prophylaktische Maßnahmen im Rahmen der speziellen Mundpflege durch.
- Die/Der Auszubildende führt die Pflegehandlung strukturiert durch und hält die geltenden Hygienerichtlinien bei der Mund- und Zahnpflege durchgehend ein.

Mund- und Zahnpflege

Wissen

Die/Der Auszubildende ...

- weiß über den Mund als Intimzone Bescheid.
- kennt die Beobachtungskriterien der Mundhöhle.
- kann das physiologische Aussehen von Zunge, Mundschleimhaut, Zähnen und Lippen beschreiben.
- kennt die pathologischen Veränderungen der Mundhöhle und kann diese beschreiben.
- kann den Mund- und Zahnpflegebedarf einschätzen und umsetzen.
- kann das Vorgehen bei der Mund- und Zahnpflege erklären und begründen.
- kann die Grundlagen, Ziele und Maßnahmen der Soor-, Stomatitis- und Parotitisprophylaxe erläutern und begründen.

Fertigkeiten

Die/Der Auszubildende ...

- informiert die Patientin/den Patienten verständlich sowie situationsgerecht und leitet gegebenenfalls an.
- bereitet die notwendigen Materialien vollständig vor.
- führt die allgemeine und spezielle Mundpflege korrekt durch und begründet die angewandten Prinzipien.
- achtet auf die eigene ergonomische Körperhaltung.

Haltungen

Die/Der Auszubildende ...

- erkennt Ressourcen und handelt nach dem Prinzip der Ressourcenförderung.
- ist bei der Pflegehandlung aufmerksam und konzentriert.
- erkennt Veränderungen der Mundschleimhaut und leitet diese verlässlich weiter.
- achtet auf den Eigenschutz.
- setzt Materialien wirtschaftlich ein und geht mit diesen fach- und sachgerecht um.
- begegnet der Patientin/dem Patienten in den unterschiedlichen Settings mit Respekt, Wertschätzung und Empathie.

ABFRAGE VON VORWISSEN

WissensCheck

Frage 1 Definieren Sie die folgenden Begriffe.

Allgemeine Mund- und Zahnpflege:

Spezielle Mund- und Zahnpflege:

Frage 2 Welche Zahnputztechnik wird sowohl bei Kindern als auch bei Erwachsenen empfohlen?

Frage 3 Finden Sie neun Indikationen für die spezielle Mund- und Zahnpflege.

M	U	N	D	A	T	M	U	N	G	X	S	Y	R
U	U	A	B	V	C	N	K	L	O	P	A	T	Z
A	S	H	D	F	G	H	J	K	L	Ö	U	Ä	Q
Q	A	R	S	K	U	I	O	P	Ü	Ä	E	Q	Y
W	X	U	F	L	Y	X	C	V	B	Z	R	H	B
E	I	N	G	Ö	S	D	F	G	H	J	S	U	I
T	Y	G	S	I	T	I	T	A	M	O	T	S	U
Z	X	S	T	R	T	Z	U	K	J	H	O	T	Z
U	C	K	Z	E	F	G	H	V	C	Y	F	O	I
I	V	A	U	F	T	Z	H	J	I	O	F	Ö	Ä
O	B	R	I	E	R	N	M	D	A	S	T	Q	W
P	Z	E	O	R	T	Z	U	N	M	D	H	Z	U
Ü	U	N	P	A	G	N	U	M	T	A	E	B	B
Ä	F	Z	Ü	J	K	L	Ö	Ä	E	T	R	D	F
Ö	A	N	T	I	B	I	O	T	I	K	A	N	B
I	P	T	Ä	F	F	Z	O	P	Ö	Ä	P	B	N
L	H	R	Ö	P	A	R	O	T	I	T	I	S	R
R	T	Z	K	Q	Y	X	C	V	Q	Q	E	R	R
K	H	U	U	G	H	J	K	L	Q	Y	X	X	V
A	E	Ü	Z	C	A	N	D	I	D	O	S	E	R
D	N	Ö	Q	F	G	H	J	K	L	T	Z	U	Ü
S	Q	Ä	W	Y	X	C	V	B	N	M	A	A	G

Frage 4 Zur speziellen Mund- und Zahnpflege gehören einige der folgenden Prophylaxen. Kreuzen Sie die richtigen Antworten an:

- ☐ Dekubitusprophylaxe
- ☐ Mukositisprophylaxe
- ☐ Kariesprophylaxe
- ☐ Intertrigoprophylaxe
- ☐ Parotitisprophylaxe
- ☐ Stomatitisprophylaxe
- ☐ Soorprophylaxe
- ☐ Zystitisprophylaxe

ABFRAGE VON VORWISSEN

Frage 5 Welche Reflexe sind für die Durchführung einer Mundspülung Voraussetzung?

- ☐ Babinski-Reflex
- ☐ Pupillenreflex
- ☐ Hustenreflex
- ☐ Saugreflex
- ☐ Schluckreflex
- ☐ Cornealreflex

Frage 6 Ein verantwortungsvoller und gezielter Einsatz von Mundpflegemitteln ist erforderlich, um die physiologische Mundflora zu erhalten oder wiederherzustellen. Es ist daher wichtig zu wissen, wann welche Mittel indiziert sind und welche Wirkung diese haben. Schreiben Sie den bzw. die jeweiligen Buchstaben in das Kästchen „Wirkstoff/e".

A Kamille ■ **B** Pfefferminze ■ **C** Salbei ■ **D** Thymian ■ **E** Dexpanthenol ■ **F** Mundwasser ■ **G** Octenidin ■ **H** Chlorhexidin/Hexetidin

Wirkung	Wirkstoff/e
Entzündungshemmend	
Desinfizierend	
Förderung der Epithelisierung	
Antiseptisch	
Vorübergehende Keimzahlreduktion	
Feuchtigkeitsbindend	
Schmerzlindernd	
Verbesserung des Geschmacks	
Schleimhautschutz	

Frage 7 Eine Stomatitis zeigt sich klinisch durch folgende beobachtbare Veränderungen der Mundhöhle:

- ☐ Gerötete, geschwollene Mundschleimhaut
- ☐ Fieber
- ☐ Entzündung der Mundschleimhaut
- ☐ Feste Zahnauflagerungen
- ☐ Schmerzen beim Kauen und Schlucken
- ☐ Mundgeruch
- ☐ Trockenheitsgefühl

SITUATION AUS DER PRAXIS

Frau Lampl benötigt Unterstützung bei der Zahnpflege

Frau Elfriede Lampl, 64 Jahre alt, erlitt bei der Gartenarbeit einen apoplektischen Insult. Sie erholte sich nur langsam von diesem Ereignis und befindet sich nun in Kurzzeitpflege im Pflegeheim. Bei ihr besteht weiterhin eine ausgeprägte Hemiparese rechts mit Facialisparese und einer Dysphagie. Frau Lampl verschluckte sich mehrfach an Flüssigkeiten und Nahrungsmitteln unterschiedlicher Konsistenz und erhielt daher eine PEG-Sonde. Im Rahmen der abendlichen Pflegemaßnahmen unterstützen Sie Frau Lampl bei der Mund- und Zahnpflege. Frau Lampl hat nur im Unterkiefer eine Teilprothese, ansonsten hat sie noch ihre eigenen Zähne.

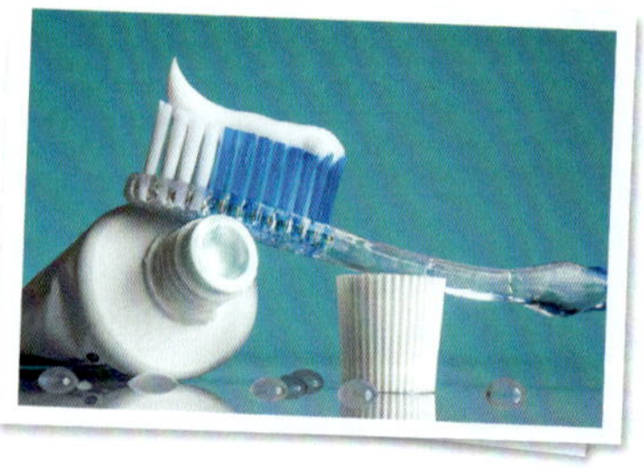

Handlungsablauf – allgemeine und spezielle Mund- und Zahnpflege

Handlung	Beschreibung	Begründung/Hinweise
Vorbereitung		
Sich informieren	Informieren Sie sich in der Patientinnendokumentation über den Unterstützungsbedarf bei der Körperpflege.	Information und Kontrolle erhöhen die Patientinnensicherheit und vermeiden Verwechslungen.
Material	Bereiten Sie die Materialien auf einer desinfizierten Arbeitsfläche vor: ▪ Hände- und Flächendesinfektionsmittel ▪ Zahnbürste und Zahnpasta, Lippenpflegemittel ▪ Becher mit Wasser ▪ Handtuch, (Einmal-)Waschlappen ▪ Mundspatel und Taschenlampe ▪ Mundpflegeswabs ▪ Zahnprothesenbecher, Nierentasse ▪ Einmalhandschuhe ▪ Sichtschutz	Sie stellen sicher, dass alle notwendigen Materialien vorhanden sind und vermeiden unnötige Arbeitswege – ein störungsfreier Ablauf ist möglich.
Durchführung		
Anwesenheitstaste	Schalten Sie beim Betreten des Zimmers die Anwesenheitstaste ein.	Die Anwesenheitstaste markiert am Gang die Anwesenheit der Pflegeperson im Zimmer.
Arbeitsplatz	Legen Sie das Material griffbereit ab.	Alle Materialien sind gut erreichbar, ein störungsfreier Ablauf ist gewährleistet.
Händehygiene	Führen Sie eine hygienische Händedesinfektion durch.	Indikation 1 der hygienischen Händedesinfektion wird eingehalten.
Information	Erklären Sie den Anlass und das Vorgehen der Intervention.	Informationen fördern Akzeptanz und Vertrauen.
Positionierung	Bringen Sie das Bett in Arbeitshöhe. Entfernen Sie allfällige Hilfsmittel zur Positionierung und unterstützen Sie die Patientin dabei, den Oberkörper hoch zu positionieren.	Rückenschonendes Arbeiten ist gewährleistet. Die erhöhte Position des Oberkörpers vermindert die Aspirationsgefahr.
Ablauf – Zähneputzen		
Händehygiene	Führen Sie eine hygienische Händedesinfektion durch. Ziehen Sie Einmalhandschuhe an.	Indikation 2 der hygienischen Händedesinfektion wird eingehalten. Einmalhandschuhe dienen dem Selbstschutz.
Mundraum inspizieren	Legen Sie ein Handtuch als Kleiderschutz auf die Brust der Patientin. Inspizieren Sie mit Spatel und Taschenlampe die Mundhöhle.	Durch die Verwendung eines Spatels kann die Mundhöhle besser eingesehen werden.

Handlung	Beschreibung	Begründung/Hinweise
Mundraum reinigen	Putzen Sie zuerst die Kauflächen, anschließend die Außenflächen und zum Schluss die Innenflächen der Zähne. Setzen Sie zum Putzen der Außen- und Innenflächen den Bürstenkopf der Zahnbürste leicht schräg am Übergang vom Zahnfleisch zum Zahn an. Putzen Sie mit mäßigem Druck in kreisenden Bewegungen von Rot nach Weiß (vom Zahnfleisch Richtung Zahn). Lassen Sie die Patientin den Mund mit Wasser oder Mundspüllösung ausspülen.	! Die optimale Putzdauer ist sehr individuell und abhängig vom Gebiss- bzw. Zustand der Zähne und des Mund-Rachen-Raumes. Die Dauer sollte 3 Minuten nicht unterschreiten. Um keinen Zahn auszulassen, wird stets die gleiche Reihenfolge eingehalten, z.B. von hinten nach vorne, von rechts nach links bzw. erst oben, dann unten.
Händehygiene	Ziehen Sie die Einmalhandschuhe aus und führen Sie eine hygienische Händedesinfektion durch.	Indikation 3 der hygienischen Händedesinfektion wird eingehalten.
ABLAUF – ZAHNPROTHESENPFLEGE		
Händehygiene	Ziehen Sie Einmalhandschuhe an.	Die Einmalhandschuhe dienen dem Selbstschutz.
Zahnprothese entfernen	Legen Sie ein Handtuch als Kleiderschutz auf die Brust der Patientin. Lassen Sie die Patientin den Mund mit Wasser oder Mundspüllösung ausspülen. Entnehmen Sie die Zahnprothese und legen Sie diese in den Zahnprothesenbecher oder in eine Nierentasse. Greifen Sie mit Daumen und Zeigefinger unter die Kante der Prothese am Ober- bzw. Unterkiefer und entfernen Sie diese mit sanftem Druck.	! Lassen Sie diese Handlung die Patientin selbst durchführen oder übernehmen Sie diese.
Mundraum inspizieren	Inspizieren Sie mit Spatel und Taschenlampe die Mundhöhle.	Durch die Verwendung eines Spatels kann die Mundhöhle besser eingesehen werden.
Zahnprothese reinigen und einsetzen	Reinigen Sie die Prothese über dem Waschbecken. Reinigen Sie die Prothese unter fließendem Wasser mit einer Bürste und/oder legen Sie die Prothese in ein Prothesenreinigungsbad. Reinigen Sie noch vorhandene eigene Zähne und die Zunge. Lassen Sie abschließend die Patientin den Mund mit Wasser oder Mundspüllösung ausspülen. Setzen Sie zuerst die Unter-, dann die Oberkieferprothese wieder ein.	! Wenn Sie ein Prothesenreinigungsmittel verwenden, müssen Sie die Prothese vor dem Einsetzen gründlich abspülen.

Handlung	Beschreibung	Begründung/Hinweise
Händehygiene	Ziehen Sie die Einmalhandschuhe aus und führen Sie eine hygienische Händedesinfektion durch.	Indikation 3 der hygienischen Händedesinfektion wird eingehalten.
Ablauf – Spezielle Mundpflege		
Händehygiene	Führen Sie eine hygienische Händedesinfektion durch. Ziehen Sie Einmalhandschuhe an.	Indikation 2 der hygienischen Händedesinfektion wird eingehalten. Einmalhandschuhe dienen dem Selbstschutz.
Mundraum inspizieren	Legen Sie ein Handtuch als Kleiderschutz auf die Brust der Patientin. Inspizieren Sie mit Spatel und Taschenlampe die Mundhöhle.	Durch die Verwendung eines Spatels kann die Mundhöhle besser eingesehen werden.
Mundpflege	Putzen Sie die Zähne der Patientin und/oder führen Sie die Zahnprothesenpflege durch. Öffnen Sie die Verpackung der Mundpflegeswabs und tauchen Sie jeweils ein Swab in frisches Wasser oder eine Mundspüllösung. Drücken Sie es anschließend am Rand des Behälters leicht aus. Wischen Sie zuerst jeweils die Wangentaschen von hinten nach vorne aus, dann die Zunge, den harten Gaumen und unter der Zunge.	Verwenden Sie ggf. Pflegemittel, um Beläge zu lösen oder Entzündungen zu behandeln. ! Verwenden Sie für jeden Wischvorgang einen neuen Mundpflegeswab und wischen Sie immer von hinten nach vorne.
Händehygiene	Ziehen Sie die Einmalhandschuhe aus und führen Sie eine hygienische Händedesinfektion durch.	Indikation 3 der hygienischen Händedesinfektion wird eingehalten.
Nachbereitung		
Positionierung	Unterstützen Sie die Patientin bei der Positionierung. Stellen Sie das Bett auf Ausgangshöhe zurück und machen Sie einen abschließenden „Rundumblick“.	Das Wohlbefinden und die Sicherheit der Patientin sind gewährleistet. ! Rufanlage in Reichweite!
Arbeitsplatz	Entsorgen Sie das verwendete Material und desinfizieren Sie die Arbeitsfläche.	
Händehygiene	Führen Sie eine hygienische Händedesinfektion durch.	Indikation 4 der hygienischen Händedesinfektion wird eingehalten.
Anwesenheitstaste	Schalten Sie die Anwesenheitstaste aus.	Wenn Sie das Licht nicht ausschalten, besteht die Gefahr, dass ein Alarm ausgelöst wird.
Dokumentation	Führen Sie die Dokumentation den Vorgaben entsprechend durch.	Eine vollständige Dokumentation gewährleistet den Informationsfluss und dient der Qualitätssicherung

Reflektieren Sie die praktische Umsetzung der durchgeführten Pflegehandlungen!
Kriterien und Fragen zur Selbst- und Fremdreflexion sind als Kopiervorlage in der TRAUNER-DigiBox vorhanden.

AUFGABEN ZUR VERTIEFUNG

Parotitis

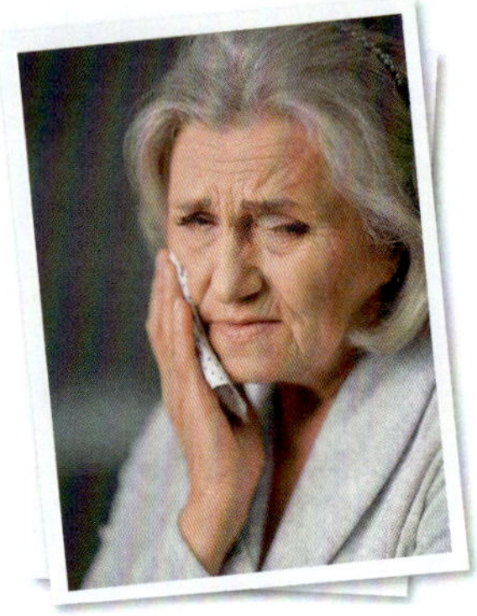

Frau Elfriede Lampl darf wegen Aspirationsgefahr, bedingt durch die ausgeprägte Dysphagie, oral keine Flüssigkeiten und Nahrung zu sich nehmen. Sie führen heute bei Frau Lampl laut Pflegeplanung die Mund- und Zahnpflege im Rahmen der morgendlichen Körperpflege durch. Dabei fällt Ihnen auf, dass Frau Lampl beim Waschen des Gesichtes im Bereich der Ohren sehr schmerzempfindlich reagiert. Bei der Mundpflege öffnet sie den Mund nur wenig und der Speichel wirkt sehr zäh und flockig.

1. Erläutern Sie jene Veränderung der Mundhöhle, die hier beschrieben wird.

2. Nennen Sie Maßnahmen, die zu einer Anregung der Speichelproduktion führen, um bei Patientinnen und Patienten mit Nahrungskarenz die physiologische Beschaffenheit der Mundschleimhaut zu erhalten.

3. Führen Sie Beobachtungskriterien an, die Ihnen zur Verfügung stehen, um die Mundgesundheit zu beurteilen.

AUFGABEN ZUM WISSENSTRANSFER

Transferaufgabe – Schwerpunkt Gastroenterologie

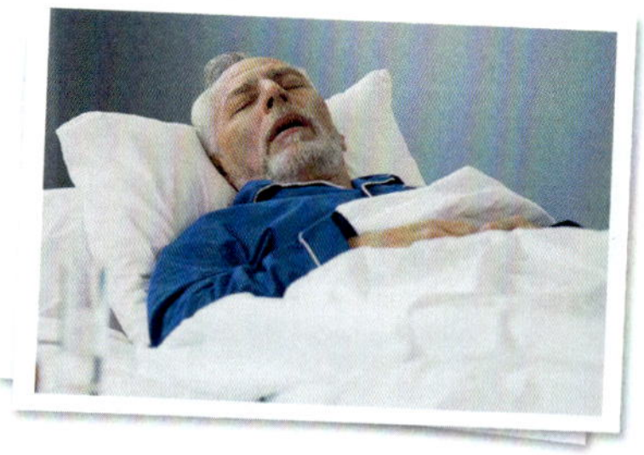

Herr Adam Meinhardt, 72 Jahre alt, wurde bereits mit 20 Jahren cholezystektomiert. Seit mehreren Jahren leidet er, obwohl er sich streng an seine Diät hält, an rezidivierenden Pankreatitiden. Seit zwei Tagen ist Herr Meinhardt aufgrund einer akuten Pankreatitis stationär aufgenommen. Der Patient hat eine Antibiotikatherapie und wird aufgrund der Nahrungs- und Flüssigkeitskarenz parenteral ernährt. Herr Meinhardt ist sehr abgeschlagen. Er schläft auch tagsüber immer wieder ein, dabei hat er meist den Mund geöffnet.

1. Nennen Sie Maßnahmen zur Mundpflege, die Sie zur Vermeidung von Mundschleimhauterkrankungen bei Herrn Meinhardt durchführen können.

AUFGABEN ZUM WISSENSTRANSFER

2. Beschreiben Sie Symptome, die bei diesem Patienten auftreten könnten, wenn keine spezielle Mundpflege durchgeführt wird.

3. Wie gestaltet sich die spezielle Mundpflege im stationären Pflegealltag?

Transferaufgabe – Schwerpunkt Onkologie

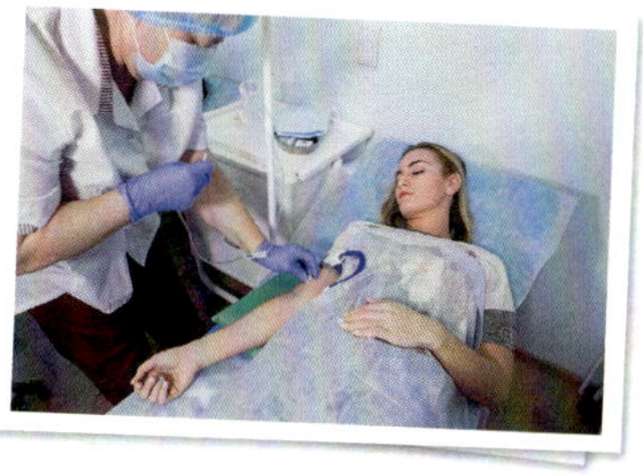

Frau Deborah Jelinek, 38 Jahre alt, hat palpatorisch selbst einen Knoten in der linken Mamma erfasst. Sonographisch und mammographisch wurde vor vier Wochen ein Mammakarzinom diagnostiziert. Frau Jelinek wurde gestern stationär zur Durchführung einer aktiven Chemotherapie aufgenommen. Heute hat sie ihren ersten Behandlungstag. Die Patientin ist sehr zuversichtlich, bittet aber dennoch um Begleitung bei einer notwendigen Mundpflege.

1. Führen Sie jene Maßnahmen an, die die Patientin bei der Mund- und Zahnpflege während der gesamten Behandlungszeit (auch an den therapiefreien Tagen) einzuhalten hat.

2. Nennen Sie Mundpflegemittel, die Sie Ihrer Patientin empfehlen. Begründen Sie Ihre Auswahl.

3. Erläutern Sie, weshalb im Rahmen einer Chemotherapie die konsequente Durchführung einer speziellen Mund- und Zahnpflege pflegerisch relevant ist.

Säuglings- und Kinderpflege

Das Berufsbild der Pflegeberufe orientiert sich an einem generalistischen Zugang und ist demnach von einer zielgruppen- und settingorientierten Ausbildung geprägt. Dies impliziert neben der Begleitung und Betreuung von Erwachsenen auch die Pflege von Säuglingen, Kindern und Jugendlichen. Kinder sind eigenständige Personen und dürfen nicht als „kleine Erwachsene" gesehen werden. Die Unterschiede im Umgang und in der Betreuung, aber auch den Krankheitsbildern und Behandlungsmöglichkeiten sind für die Pflegepersonen herausfordernd.

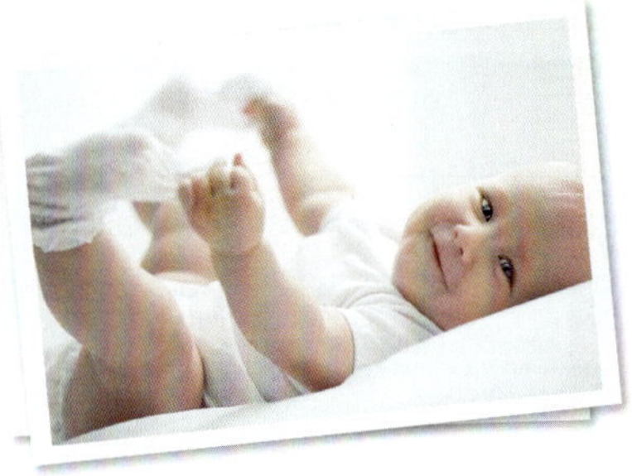

KOMPETENZEN

Lernziele

- Die/Der Auszubildende differenziert die Betreuung und Pflege von Säuglingen und/oder Kleinkindern gegenüber pflegerischen Handlungen beim Erwachsenen.
- Die/Der Auszubildende kennt die Grundprinzipien im Kontext der Körperpflege von Säuglingen und Kleinkindern.
- Die/Der Auszubildende bezieht sich in der Pflegehandlung auf das individuelle Befinden sowie auf die altersspezifischen Bedürfnisse.

Säuglings- und Kinderpflege

Wissen	Fertigkeiten	Haltungen
Die/Der Auszubildende ...	**Die/Der Auszubildende ...**	**Die/Der Auszubildende ...**
▪ erklärt die Voraussetzungen und Grundlagen, die zur Ausführung des Badens und des Wickelns eines Säuglings erforderlich sind. ▪ kennt die physiologischen Grundlagen zu den Vitalzeichen, zum Wärmehaushalt, zum Ernährungsverhalten, zum Ernährungszustand sowie zur Ausscheidung eines Säuglings. ▪ beschreibt das Vorgehen und die Nachbereitung bei der Körperpflege vom Säugling und vom Kleinkind.	▪ bereitet das Material für das Säuglingsbad vollständig vor. ▪ führt das Säuglingsbad korrekt und situationsangepasst durch. ▪ handelt beim Wickeln des Kindes korrekt und hält sich an die hygienischen Richtlinien. ▪ gibt Beobachtungen und Auffälligkeiten an den gehobenen Dienst für Gesundheits- und Krankenpflege weiter. ▪ reagiert bei Auffälligkeiten vor, während und nach dem Säuglingsbad.	▪ ist bei der Handlung aufmerksam und konzentriert. ▪ zeigt Verständnis für Unsicherheiten von Mutter und Vater. ▪ wendet Prinzipien der Beziehungsgestaltung zum Aufbau einer Mutter-Vater-Kind-Beziehung an. ▪ erkennt die Bedürfnisse des Kindes und des sozialen und familiären Umfelds. ▪ ist sich der Hilfsbedürftigkeit und der Abhängigkeit des Säuglings/Kleinkindes bewusst. ▪ integriert die Ressourcen des familiären Umfeldes in die Pflegehandlung.

ABFRAGE VON VORWISSEN

WissensCheck

Frage 1 Wie wird der Embryo im Mutterleib ernährt?

- ☐ Über eine vermehrte Durchblutung des Uterus
- ☐ Über die Plazenta
- ☐ Über einen erhöhten Blutfluss im Kreislauf der Mutter
- ☐ Über einen erhöhten Blutzuckerspiegel der Mutter

Frage 2 Wofür steht der Begriff Apgar-Test? Wann, wie und warum wird dieser durchgeführt? Ergänzen Sie den Lückentext mit den folgenden Wörtern:

zehn Minuten ▪ Apgar-Index ▪ Reanimationsmaßnahmen ▪ klinische ▪ Gebärmutter ▪ Punkteschema ▪ ein ▪ Zustand des Neugeborenen ▪ fünf

Der Apgar-Score, auch ______ genannt, ist ein ______, mit dem sich der ______ Zustand von Neugeborenen standardisiert beurteilen lässt. Die Beurteilung wird ______, ______ und ______ unmittelbar nach der Entbindung durchgeführt. Dabei wird der ______ und dessen Anpassung an das Leben außerhalb der ______ beschrieben. Weiter lässt sich der Effekt von ______ beschreiben.

Frage 3 Wie hoch sind im Durchschnitt Gewicht und Größe eines Neugeborenen bei der Geburt?

______

______

Frage 4 Die Pulsfrequenz des Neugeborenen nimmt mit dem Lebensalter zu.

☐ Richtig ☐ Falsch

Frage 5 Stillen wird von der WHO als optimale Ernährung des Säuglings empfohlen. Wie lange empfiehlt die WHO, ausschließlich zu stillen?

- ☐ Mind. 2 Monate
- ☐ Mind. 6 Monate
- ☐ Max. 6 Monate
- ☐ Mind. 12 Monate

Frage 6 Übersetzen und beschreiben Sie die folgende Begriffe.

Kolostrum: ______

Rooming-in: ______

Ad libitum: ______

Beikost: ______

Frage 7 Wie wird der Ernährungszustand vom Säugling bis zum Schulkindalter ermittelt? Welches Instrument steht dabei zur Verfügung?

- ☐ BMI
- ☐ Perzentilenkurven
- ☐ MNA
- ☐ MUST
- ☐ Skala nach Daniel

Frage 8 Der Hautstatus eines Säuglings unterscheidet sich in einigen Aspekten von der Haut eines Erwachsenen. Welche Kriterien beobachten Sie dabei? Vervollständigen Sie die Lückenwörter und nennen Sie Beispiele für Veränderungen.

Hautstatus	Veränderungen
HA_T_UR_OR	
HAU_T_M_ERAT_R	
H_UTCO_ORIT	
HAU_FE_CHTI_KE_T	

Frage 9 Die Körperpflege eines Säuglings wird zumeist im Rahmen des Säuglingsbades durchgeführt. Kreuzen Sie die korrekten Antworten zum Thema Säuglingsbad an:

- ☐ Das Bad eines Säuglings dient der Entspannung.
- ☐ Säuglinge sollten mindestens 20 Minuten gebadet werden.
- ☐ Im Rahmen des Säuglingsbades wird der Kreislauf belastet.
- ☐ Die Raumtemperatur beim Baden beträgt zwischen 16 und 18 °C.
- ☐ Das Säuglingsbad sollte immer nach der Mahlzeit durchgeführt werden.

Frage 10 Der Stuhlgang des Säuglings verändert sich in den ersten Lebenswochen in seiner Konsistenz, Farbe und Häufigkeit. Welche Antworten sind falsch?

Wofür steht der Begriff Mekonium?

- ☐ Durchfall im Säuglingsalter
- ☐ Erste Darmentleerung des Neugeborenen
- ☐ Flaschenmilchstuhl
- ☐ Kindspech
- ☐ Übergangsstuhl zwischen Stillen und Beikost

ABFRAGE VON VORWISSEN

Welche Farbe hat ein Muttermilchstuhl?

- ☐ Dunkelbraun
- ☐ Hellgelb
- ☐ Grünlich

Wie häufig ist der Stuhlabgang in den ersten drei bis vier Lebenswochen beim gestillten Säugling?

- ☐ 1 x täglich
- ☐ 3–6 kleine Portionen von Stuhlabgängen/Tag

Frage 11 Wie beobachten Sie die korrekte Trinkmenge eines Säuglings? Welche Kriterien deuten auf eine physiologische Trinkmenge hin? Verbinden Sie diese mit den angeführten Antworten.

1. **Ausscheidung**	a) Mind. 1–3 x Stuhlgang pro Tag
2. **Stuhl**	b) Unterhautfettgewebe unter den Fingern erkennbar
3. **Ausgeglichenheit**	c) Sechs bis acht nasse Windeln pro Tag
4. **Urin**	d) Säugling wirkt nach der Nahrungsaufnahme zufrieden
5. **Schlaf**	e) Ausgeglichene, nicht eingefallene Schädelnaht
6. **Haut**	f) Säugling schläft mindestens zwei Stunden durch
7. **Fontanelle**	g) Helle Urinfarbe

SITUATION AUS DER PRAXIS

Elena ist auf der Welt …

Frau Regina Deuter, die Hebamme der Stadtklinik, verlegt die kleine Elena mit ihrer Mutter Anna Peltari vom Kreiszimmer auf die Geburtenstation. Elena hat ein Geburtsgewicht von 3 205 g und eine Körperlänge von 51 cm. Der Apgar-Test nach der Geburt ergab einen Wert von 8/9/10. Das erste Anlegen an beiden Brüsten hat bereits im Kreiszimmer stattgefunden. Der Hautkolorit von Elena ist rosig, Mekonium wurde bereits abgesetzt, ebenso war auch die Windel vom Harn nass. Die erstgebärende Mutter ist wohlauf und klagt nur über geringe Nachwehen. Frau Peltari möchte gerne, dass sie beim ersten Bad der Kleinen von einer Pflegeperson unterstützt wird.

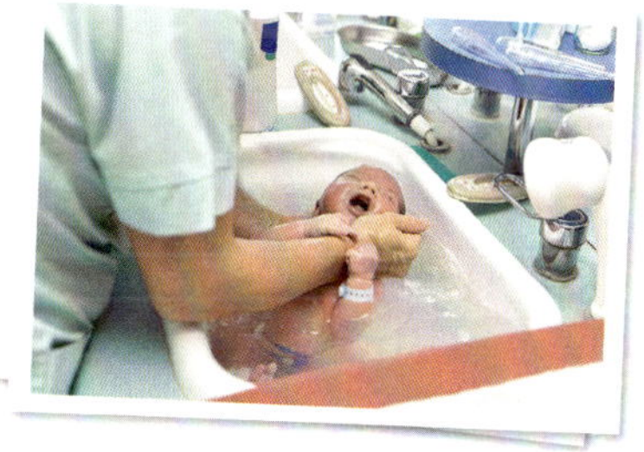

Handlungsablauf – Baden des Säuglings

Handlung	Beschreibung	Begründung/Hinweise
Vorbereitung		
Sich informieren	Informieren Sie sich in der Dokumentation über den Säugling und die angeordnete Intervention.	Information und Kontrolle erhöhen die Sicherheit und vermeiden Verwechslungen.
Material	Bereiten Sie die Materialien vor: ▪ Hände- und Flächendesinfektionsmittel ▪ Einmalhandschuhe ▪ Säuglingsbadewanne ▪ Ggf. Badezusatz/Pflegemittel ▪ Badethermometer ▪ 2–3 Baumwolltücher/Stoffwindeln ▪ Babybadetuch	Sie stellen sicher, dass alle notwendigen Materialien vorhanden sind und vermeiden unnötige Arbeitswege – ein störungsfreier Ablauf ist möglich.

Handlung	Beschreibung	Begründung/Hinweise
	■ Ggf. Babybürste/-kamm ■ Kleidung ■ Passende Windel, Feuchttücher ■ Babydecke ■ Wäscheabwurfsack, Abwurfbeutel	
DURCHFÜHRUNG		
Anwesenheitstaste	Schalten Sie beim Betreten des Zimmers die Anwesenheitstaste ein.	Das Anwesenheitslicht markiert am Gang die Anwesenheit der Pflegeperson im Zimmer.
Händehygiene	Führen Sie eine hygienische Händedesinfektion durch.	Indikation 1 der hygienischen Händedesinfektion wird eingehalten.
Arbeitsplatz	Sorgen Sie für eine angenehme Raumtemperatur, schließen Sie die/das Fenster und schalten Sie (wenn vorhanden) die Wärmelampe ein. Desinfizieren Sie die Wickelauflage und die Badewanne.	Säuglinge neigen aufgrund der großen Körperoberfläche zu einem raschen Wärmeverlust über die Haut. Alle Materialien sind gut erreichbar, ein störungsfreier Ablauf ist gewährleistet. Eine Desinfektion ist nicht immer erforderlich, eine Reinigung aber immer!
Wickelauflage	Legen Sie ein Baumwolltuch/eine Stoffwindel diagonal auf die Wickelauflage. Nehmen Sie das Badetuch, falten Sie es im Kopfbereich, ähnlich einer Ziehharmonika, und legen Sie dieses auf das Baumwolltuch/die Stoffwindel. Legen Sie zwei bis drei Stoffwindeln, wiederum diagonal, auf das Badetuch.	Der Säugling wird zum Baden in das Baumwolltuch/in die Stoffwindel gewickelt und mit diesem in das Wasser gegeben; dies dient der Körperbegrenzung und als Waschlappen.
Händehygiene	Führen Sie eine hygienische Händedesinfektion durch.	Indikation 3 der hygienischen Händedesinfektion wird eingehalten.
Wasser in die Wanne einlassen	Lassen Sie 38 °C warmes Wasser, ca. 15 cm hoch, in die Badewanne ein. Legen Sie zur Kontrolle ein Thermometer in das Wasser. Feuchten Sie einen (Einmal-)Waschlappen an und wringen Sie diesen aus.	! Das Wasser muss ca. 38 °C haben, da es noch abkühlt, während der Säugling ausgezogen wird. Die Badetemperatur soll 37 °C betragen.
Säugling vorbereiten	Nehmen Sie den Säugling aus dem Bett, legen Sie ihn auf die vorbereitete Wickelauflage und entkleiden Sie ihn bis auf das Unterhemdchen.	
Händehygiene	Führen Sie eine hygienische Händedesinfektion durch und ziehen Sie Einmalhandschuhe an.	Indikation 3 der hygienischen Händedesinfektion wird eingehalten. Die Handschuhe dienen dem Selbstschutz.

Handlung	Beschreibung	Begründung/Hinweise
Windel öffnen **Gesäß reinigen**	Öffnen Sie die Windel und beurteilen Sie eine evtl. Ausscheidung. Entfernen Sie den evtl. Stuhlgang mit einem Feuchttuch und lassen Sie das Tuch in der Windel. Entsorgen Sie die verschmutzte Windel inkl. Tuch im Abwurfbehälter.	Das Gesäß muss vor dem Bad gereinigt werden, um Schmierinfektionen durch das Badewasser zu vermeiden. Legen Sie, sobald Sie die Windel entfernt haben, eine Stoffwindel auf den Intimbereich des Säuglings, falls dieser urinieren sollte.
Händehygiene	Ziehen Sie die Einmalhandschuhe aus und führen Sie eine hygienische Händedesinfektion durch.	Indikation 2 der hygienischen Händedesinfektion wird eingehalten.
Säugling entkleiden	Ziehen Sie den Säugling vollständig aus. Wickeln Sie ihn in das oben aufliegende Baumwolltuch. Nehmen Sie ihn auf Ihren Unterarm und halten ihn an seinem Oberarm.	! Der Nacken des Säuglings liegt am Handgelenk der Pflegeperson auf.
Säugling in das Bad geben	Lassen Sie den in das Baumwolltuch eingewickelten Säugling langsam ins Wasser gleiten. Unterstützen Sie mit der anderen Hand das Gesäß.	! Der Säugling muss mit den Füßen voran in das Wasser gegeben werden! ! Rechtshänder/innen nehmen den Säugling auf den linken Arm, Linkshänder/innen umgekehrt.
Säugling waschen	Waschen Sie mit den Ecken des Baumwolltuches Hals, Arme, Hände, Brust, Bauch, Beine und Füße.	! Der Kopf liegt am Unterarm der Pflegekraft und wird zuletzt gewaschen.
Säugling (bei Bedarf) drehen	Drehen Sie den Säugling auf den Bauch, indem Sie mit Ihrer rechten Hand auf seine Brust und unter die Achseln greifen. Die linke Hand stützt während der Drehung den Rücken.	Hals, Kinn und Brustbereich liegen auf dem Unterarm der Pflegeperson, der Säugling wird am Schultergelenk und Oberarm gehalten. ! Beim Drehen besteht eine Aspirationsgefahr für den Säugling, daher nur im Bedarfsfall anwenden.
Rücken waschen	Waschen Sie mit dem Baumwolltuch den Rücken von oben nach unten bis zum Gesäß.	
Säugling (bei Bedarf) zurückdrehen	Drehen Sie den Säugling wieder in Rückenlage.	
Gesicht reinigen	Befeuchten Sie zuerst den Kopf und waschen Sie Augen und Gesicht mit dem Baumwolltuch vom Kopfbereich.	
Urogenitalbereich und Gesäß	Reinigen Sie den Urogenitalbereich, die Leistenbeugen und das Gesäß von vorne nach hinten mit dem Baumwolltuch.	
Säugling herausnehmen	Belassen Sie das Baumwolltuch im Wasser und nehmen Sie den Säugling langsam aus dem Wasser.	Wenn sich der Säugling wohlfühlt, kann er noch im Wasser verweilen. ! Die optimale Badedauer liegt zwischen 5 und 10 Minuten.
Säugling abtrocknen	Wickeln Sie den Säugling sofort in das vorbereitete Badetuch ein. Trocknen Sie zuerst Kopf, Gesicht und Hals sowie Hautfalten und Bauch gut ab.	

Handlung	Beschreibung	Begründung/Hinweise
Nabelpflege	Inspizieren Sie den Nabel und reinigen Sie diesen bei Bedarf mit einer sterilen NaCl 0,9 %-Lösung. Trocknen Sie den Nabel ab.	Bei Auffälligkeiten des Nabels (Rötung, Sekretion) ist unverzüglich der gehobene Dienst für Gesundheits- und Krankenpflege zu informieren.
Säugling zurückdrehen	Drehen Sie den Säugling auf die Seite, um den Rücken abzutrocknen. Anschließend drehen Sie ihn zurück und trocknen Beine und Gesäß ab. Entsorgen Sie das nasse Badetuch im Wäscheabwurfsack und legen Sie die Babydecke auf die Wickelauflage.	! Der Säugling muss über die Seite gedreht werden. ! Leisten, Kniekehlen und Achselhöhlen müssen gut abgetrocknet werden.
NACHBEREITUNG		
Gesäßpflege und Wickeln	Legen Sie mit der flachen Hand eine neue Windel unter das Gesäß. Tragen Sie ggf. einen Hautschutz auf.	Bei intakter Haut ist kein Hautschutz erforderlich.
Windel schließen	Schließen Sie die Windel und drehen Sie auf der Innenseite der Beine die Bündchen nach außen.	Beim Knaben zeigt der Penis in der Windel nach unten. Nach dem Verschließen der Windel muss noch ein Finger zwischen Windel und Bauch Platz finden (Kontrolle der Passform).
Säugling anziehen, Haarpflege	Ziehen Sie den Säugling an (Unterhemdchen, Strampler) und kämmen Sie seine Kopfhaut/Haare.	
Säugling versorgen	Legen Sie den Säugling wieder ins Bett bzw. bringen Sie ihn der Bezugsperson zurück.	
Arbeitsplatz	Schalten Sie die Wärmelampe aus, entfernen Sie das Baumwolltuch aus der Badewanne und entleeren Sie diese. Desinfizieren Sie die Wickelauflage, das Badethermometer und die Wanne. Ergänzen Sie das Material und machen Sie einen abschließenden „Rundumblick“.	Vollständig einsatzbereite Pflegeartikel erhöhen die Effizienz der Tätigkeit und die Qualität in der Durchführung.
Anwesenheitstaste	Schalten Sie die Anwesenheitstaste aus.	Wenn Sie das Licht nicht ausschalten, besteht die Gefahr, dass ein Alarm ausgelöst wird.
Händehygiene	Führen Sie eine hygienische Händedesinfektion durch.	Indikation 4 der hygienischen Händedesinfektion wird eingehalten.
Dokumentation	Führen Sie die Dokumentation den Vorgaben entsprechend durch.	Eine vollständige Dokumentation gewährleistet den Informationsfluss und dient der Qualitätssicherung.

Reflektieren Sie die praktische Umsetzung der durchgeführten Pflegehandlungen!
Kriterien und Fragen zur Selbst- und Fremdreflexion sind als Kopiervorlage in der TRAUNER-DigiBox vorhanden.

AUFGABEN ZUR VERTIEFUNG

Körperpflege eines Säuglings

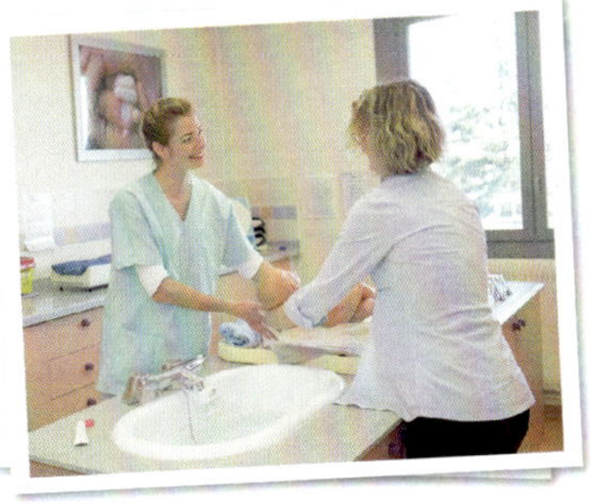

Es ist Samstag, 07:30 Uhr. Sie beginnen Ihren Dienst. Bei der kleinen Elena, mittlerweile vier Tage alt, wird zur Kontrolle eine kapilläre Blutentnahme angeordnet, die vom gehobenen Dienst für Gesundheits- und Krankenpflege durchgeführt wird. Anschließend ist Elena sehr weinerlich und lässt sich kaum beruhigen. Die Mutter möchte ihre Elena gerne baden, ist aber immer noch recht ängstlich und unsicher. Daraufhin erhalten Sie von der zuständigen DGKP den Auftrag, den Säugling zu baden. Als Sie diesen im Beisein der Mutter ausziehen, fällt Ihnen das rote Gesäß der kleinen Elena auf.

1. Nennen Sie Symptome und Ursachen einer Windeldermatitis beim Säugling.

Symptome:

Ursachen:

2. Legen Sie Möglichkeiten dar, um dem Säugling Sicherheit zu vermitteln und ihn beim Baden zu beruhigen.

3. Begründen Sie den erhöhten Wärmeverlust beim Neugeborenen und führen Sie Gegenmaßnahmen an.

SITUATION AUS DER PRAXIS

Handlungsablauf – Wickeln des Säuglings

Handlung	Beschreibung	Begründung/Hinweise
Vorbereitung		
Sich informieren	Informieren Sie sich in der Dokumentation über den Säugling und die angeordnete Intervention.	Information und Kontrolle erhöhen die Sicherheit und vermeiden Verwechslungen.
Material	Bereiten Sie die Materialien vor: ▪ Hände- und Flächendesinfektionsmittel ▪ Einmalhandschuhe ▪ Passende Windel ▪ Einmalwaschlappen/Feuchttücher ▪ Wäscheabwurfsack, Abwurfbeutel ▪ Baumwolltuch/Stoffwindel ▪ Ersatzkleidung	Sie stellen sicher, dass alle notwendigen Materialien vorhanden sind und vermeiden unnötige Arbeitswege – ein störungsfreier Ablauf ist möglich.

Handlung	Beschreibung	Begründung/Hinweise
DURCHFÜHRUNG		
Anwesenheitstaste	Schalten Sie beim Betreten des Zimmers die Anwesenheitstaste ein.	Das Anwesenheitslicht markiert am Gang die Anwesenheit der Pflegeperson im Zimmer.
Händehygiene	Führen Sie eine hygienische Händedesinfektion durch.	Indikation 1 der hygienischen Händedesinfektion wird eingehalten.
Arbeitsplatz	Sorgen Sie für eine angenehme Raumtemperatur, schließen Sie die/das Fenster. Desinfizieren Sie die Wickelauflage und legen Sie ein Baumwolltuch/eine Stoffwindel darauf.	Säuglinge neigen aufgrund der großen Körperoberfläche zu einem raschen Wärmeverlust über die Haut. ! Bei einer zu kühlen Raumtemperatur ist eine Wärmelampe einzuschalten.
Händehygiene	Führen Sie eine hygienische Händedesinfektion durch. Ziehen Sie Einmalhandschuhe an.	Indikation 3 der hygienischen Händedesinfektion wird eingehalten. Die Einmalhandschuhe dienen dem Selbstschutz.
Säugling vorbereiten	Nehmen Sie den Säugling aus dem Bett, legen Sie ihn auf die Wickelauflage und entkleiden Sie seinen Unterkörper.	Der Oberkörper soll bekleidet bleiben, um einen unnötigen Wärmeverlust zu vermeiden.
Windel öffnen	Öffnen Sie die Windel und beurteilen Sie die Ausscheidung. Entfernen Sie den Stuhlgang mit dem Feuchttuch oder einem nassen Einmalwaschlappen und lassen Sie dieses/diesen in der Windel. Schieben Sie den vorderen Teil der Windel unter das Gesäß.	! Die Hüftgelenke sollen geschont werden, indem ein Zug auf die Gelenke vermieden wird. Das Kind darf nicht an den Füßen gehalten und hochgehoben werden! Legen Sie, sobald Sie die Windel entfernt haben, eine Stoffwindel auf den Intimbereich des Säuglings, falls dieser urinieren sollte.
Urogenitalbereich reinigen	Reinigen Sie den Urogenitalbereich von vorne nach hinten mit einem Feuchttuch und entsorgen Sie dieses in der Windel.	Eine Verschleppung von Darmkeimen wird vermieden. Bei Mädchen werden die Labien einzeln gereinigt. Bei Knaben wird der Penis gereinigt.
Leistenbeuge und Gesäß reinigen	Reinigen Sie die Leistenbeuge, die Oberschenkel und das Gesäß. Trocknen Sie die Hautareale sorgfältig ab.	Drehen Sie den Säugling bei Bedarf zur Seite.
Verschmutzte Windel entfernen	Entsorgen Sie die verschmutzte Windel sofort in der Abwurfschale/Nierentasse.	Verschmutzungen der Umgebung sollen vermieden werden.
Händehygiene	Ziehen Sie die Einmalhandschuhe aus. Führen Sie eine hygienische Händedesinfektion durch.	Indikation 3 der hygienischen Händedesinfektion wird eingehalten.
Windel unterlegen	Legen Sie mit der flachen Hand die sauberere Windel unter das Gesäß.	! Der Säugling muss über die Seite gedreht werden.
Nabelpflege	Inspizieren Sie den Nabel und reinigen Sie diesen bei Bedarf mit einer sterilen NaCl 0,9 %-Lösung. Trocknen Sie den Nabel ab.	Bei Auffälligkeiten des Nabels (Rötung, Sekretion) ist unverzüglich der gehobene Dienst für Gesundheits- und Krankenpflege zu informieren.
Gesäßpflege	Tragen Sie ggf. einen Hautschutz auf.	Bei intakter Haut ist kein Hautschutz erforderlich.

SITUATION AUS DER PRAXIS

Handlung	Beschreibung	Begründung/Hinweise
Windel schließen	Schließen Sie die Windel und drehen Sie auf der Innenseite der Beine die Bündchen nach außen.	Beim Knaben zeigt der Penis in der Windel nach unten. Nach dem Verschließen der Windel muss noch ein Finger zwischen Windel und Bauch Platz finden (Kontrolle der Passform).
Säugling anziehen	Ziehen Sie den Säugling an.	
Säugling versorgen	Legen Sie den Säugling wieder ins Bett bzw. bringen Sie ihn der Bezugsperson zurück.	
NACHBEREITUNG		
Arbeitsplatz	Schalten Sie die Wärmelampe aus und entsorgen Sie das benutzte Baumwolltuch/die benutzte Stoffwindel im Wäscheabwurfsack. Desinfizieren Sie die Wickelauflage. Ergänzen Sie das Material und machen Sie einen abschließenden „Rundumblick“.	Vollständig einsatzbereite Pflegeartikel erhöhen die Effizienz der Tätigkeit und die Qualität in der Durchführung.
Händehygiene	Führen Sie eine hygienische Händedesinfektion durch.	Indikation 4 der Händehygiene wird eingehalten.
Anwesenheitstaste	Schalten Sie die Anwesenheitstaste aus.	Wenn Sie das Licht nicht ausschalten, besteht die Gefahr, dass ein Alarm ausgelöst wird.
Dokumentation	Führen Sie eine Dokumentation den Vorgaben entsprechend durch.	Eine vollständige Dokumentation gewährleistet den Informationsfluss und dient der Qualitätssicherung.

Reflektieren Sie die praktische Umsetzung der durchgeführten Pflegehandlungen!
Kriterien und Fragen zur Selbst- und Fremdreflexion sind als Kopiervorlage in der TRAUNER-DigiBox vorhanden.

AUFGABEN ZUR VERTIEFUNG

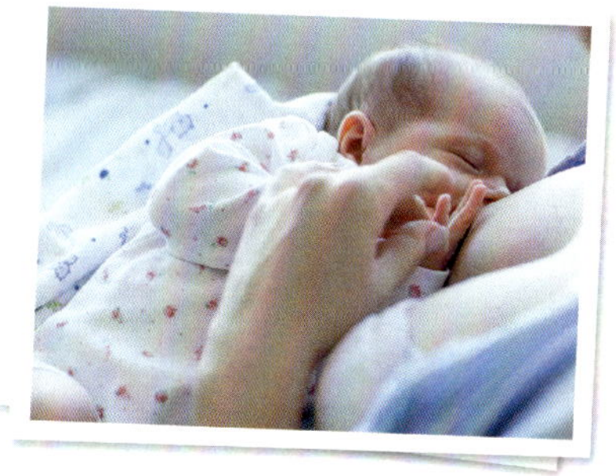

ERNÄHRUNG EINES SÄUGLINGS

Die fünf Tage alte Elena wird voll gestillt und hat bereits 140 g Gewicht zugenommen. Beim Abschlussgespräch vor der Entlassung zeigt sich die Mutter recht unsicher. Sie erkundigt sich bei der zuständigen Pflegerin, wie oft sie ihre Tochter stillen soll, nachdem die Kleine alle zwei Stunden Hunger hat. Frau Peltari hat Angst, dass sie ihrem Kind zu wenig Nahrung geben kann. Außerdem ist sie beunruhigt, weil Elena seit gestern keinen Stuhl mehr abgesetzt hat. In den ersten beiden Lebenstagen war dies mindestens dreimal am Tag der Fall.

1. Nennen Sie die Vorteile des Stillens sowohl für den Säugling als auch für die Mutter.

AUFGABEN ZUR VERTIEFUNG

2. Führen Sie jene Kriterien an, nach denen beurteilt wird, ob ein Säugling ausreichend ernährt ist.

3. Beschreiben Sie die Veränderungen des Stuhls im Laufe des ersten Lebensmonats. Denken Sie dabei an den Zusammenhang von Stuhl und Ernährung.

AUFGABEN ZUM WISSENSTRANSFER

TRANSFERAUFGABE – SCHWERPUNKT KLEINKIND

Der vierjährige Jonas war gestern mit seinen Kindergartenfreunden auf die Gartenhütte geklettert und beim Abstieg von der Leiter auf seinen linken Arm gefallen. Es gab viele Tränen, allerdings beruhigte sich Jonas rasch wieder. Als er am Abend die linke Hand immer noch nicht eingesetzt hat, wurde die Mutter von Jonas unsicher. Hat sich Jonas doch die Hand gebrochen? In der Nacht weinte ihr Sohn immer wieder auf. Am heutigen Morgen sucht Frau Angerer mit Jonas die Unfallambulanz im Krankenhaus auf, wo tatsächlich eine Fraktur des Oberarms festgestellt wird. Der Arm wird mit einem Oberarmgips versorgt.

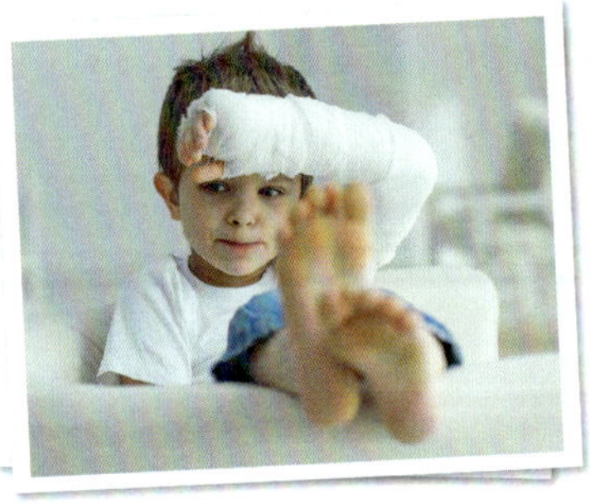

1. Definieren Sie Kriterien, die beim Kleinkind hinsichtlich vorhandener Schmerzen beobachtet werden können.

2. Beschreiben Sie die Veränderungen der Vitalparameter Puls und Blutdruck vom Säugling bis zum Schulkind.

3. Erklären Sie pflegerische Aspekte, die bei der Pflege von Kindern mit Gipsverbänden zu beachten sind.

4. Welche Situationen mit Kindern und Jugendlichen haben Sie bereits in der Ausbildung erlebt, mit welchen Herausforderungen waren Sie dabei konfrontiert?

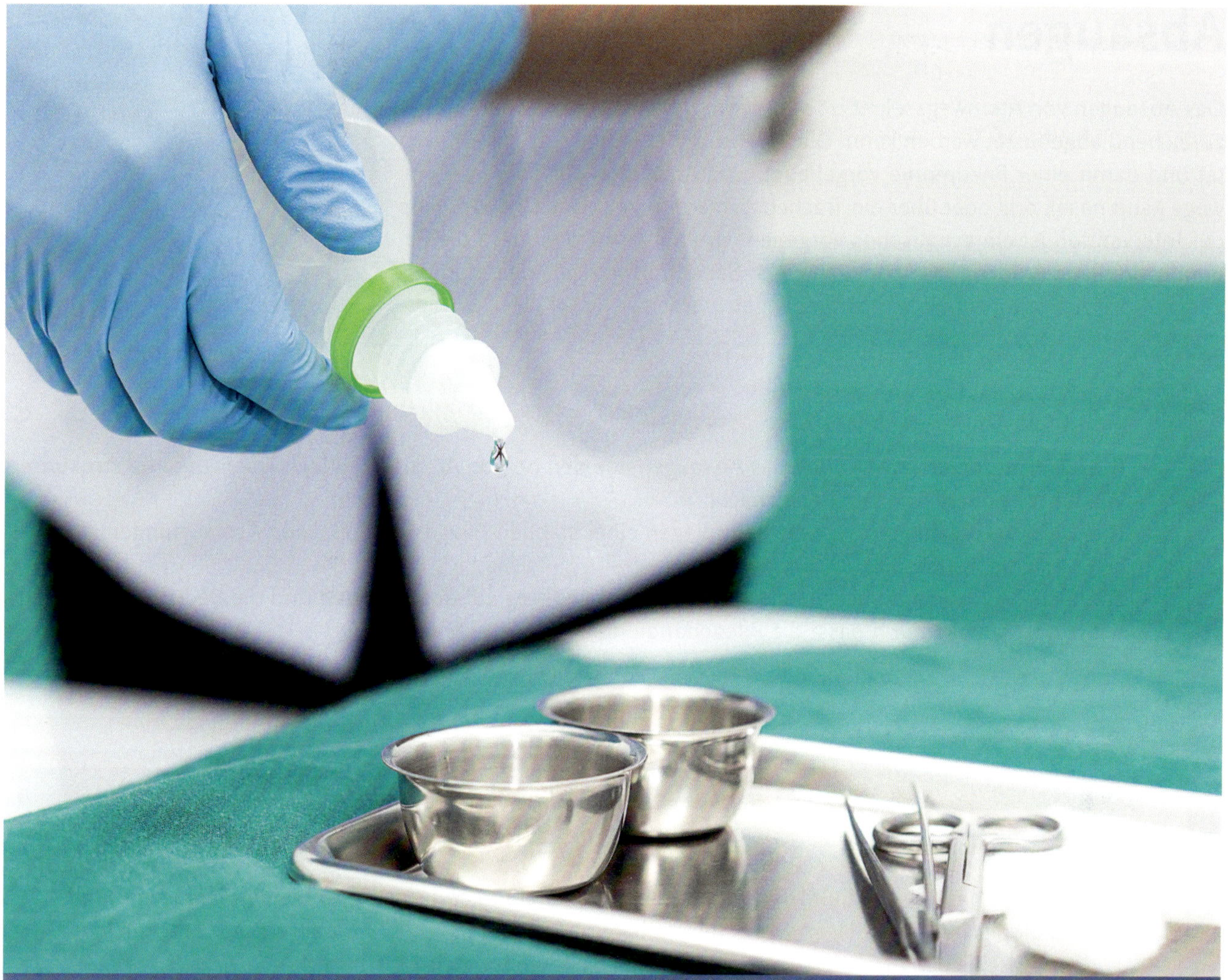

Therapeutische Interventionen

Absaugen

Das Absaugen von Atemwegssekret ist erforderlich, wenn es nicht oder nur unzureichend abgehustet werden kann. Die Belüftung der Lunge wird gewährleistet und damit einer Pneumonie vorgebeugt. Das Absaugen der oberen Atemwege kann nasal, oral oder über ein Tracheostoma erfolgen. Das Grundprinzip der Intervention ist ein aseptisches Vorgehen. Um zu vermeiden, dass die Patientin/der Patient durch das Absaugen einen Sauerstoffmangel erleidet, muss zügig und gleichzeitig einfühlsam vorgegangen werden.

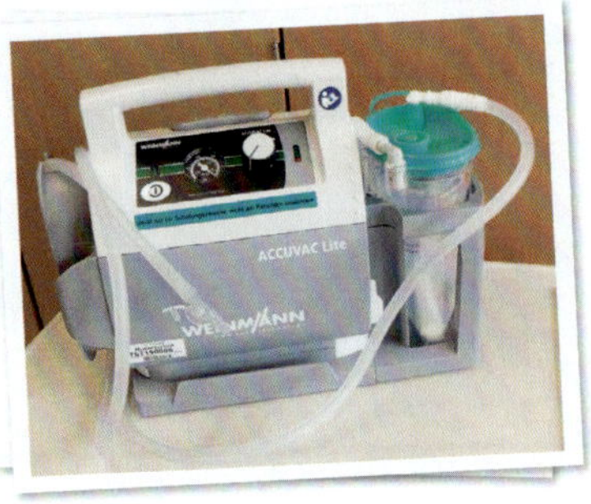

KOMPETENZEN

Lernziele

- Die/Der Auszubildende bereitet das Absaugen aus den oberen Atemwegen inkl. Tracheostoma strukturiert vor, führt es durch und bereitet es nach.
- Die/Der Auszubildende kennt die Grundlagen einer stabilen Pflegesituation, kann Abweichungen einschätzen und entsprechende Handlungen setzen.
- Die/Der Auszubildende bezieht sich in der Pflegehandlung auf das Befinden und die Bedürfnisse der Patientin/des Patienten und passt die Pflegehandlung an.

Absaugen

Wissen

Die/Der Auszubildende ...

- kennt die anatomischen und physiologischen Grundlagen der menschlichen Atmung.
- kennt die Grundzüge und Beobachtungskriterien des Absaugens der oberen Atemwege über die Nase, den Mund und das Tracheostoma.
- kann Gefahren und Komplikationen des Absaugens beschreiben.
- kennt die Grundlagen des Medizinproduktegesetzes.
- kennt die Grundlagen und die Vorgehensweise zur Infektionsvermeidung.

Fertigkeiten

Die/Der Auszubildende ...

- hält die Hygienerichtlinien bei der Vorbereitung, Durchführung und Nachbereitung ein.
- benutzt das Absauggerät entsprechend der Bedienungsanleitung und passt den Sog entsprechend der Pflegesituation korrekt an.
- beherrscht die Absaugtechnik aus den oberen Atemwegen.
- informiert die Patientin/den Patienten klar und situationsgerecht über die Pflegehandlung und leitet diese an.
- beobachtet und analysiert das Atemwegssekret und gibt die Beobachtungen korrekt weiter.

Haltungen

Die/Der Auszubildende ...

- ist bei der Pflegehandlung aufmerksam und konzentriert.
- zeigt sich verantwortungsbewusst in der Vorbereitung, Durchführung und Nachbereitung.
- achtet auf den Eigenschutz.
- beobachtet die Patientin/den Patienten verantwortungsbewusst auf Veränderungen in Bezug auf die Pflegemaßnahme.
- begegnet der Patientin/dem Patienten in den unterschiedlichen Settings mit Respekt, Wertschätzung und Empathie.

ABFRAGE VON VORWISSEN

WissensCheck

Frage 1 Was sind die wichtigsten Aufgaben der Atmung?

Frage 2 Beschriften Sie die oberen und unteren Atmungsorgane.

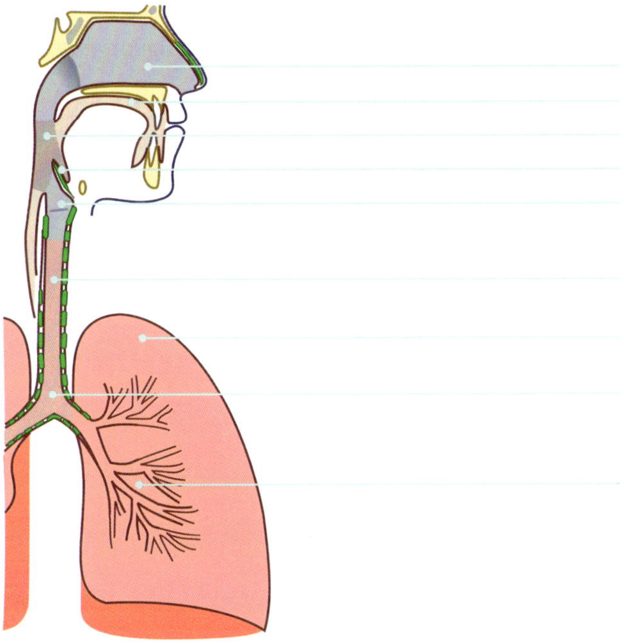

Frage 3 Was verstehen Sie unter den folgenden Begriffen?

Dyspnoe:

Tachypnoe:

Bradypnoe:

Apnoe:

Hämoptoe:

Frage 4 Definieren Sie die angeführten Pflegehandlungen.

Absaugen von Atemwegssekret:

Orales/Nasales Absaugen:

Endotracheales Absaugen:

Frage 5 Welche Prinzipien gelten für das Absaugen der oberen Atemwege in Bezug auf …

Hygiene? ____

Vorgang? ____

Zeitdauer? ____

Häufigkeit? ____

Frage 6 Als Lösung zur Spülung des Absaugschlauches nach jedem Absaugvorgang kann Leitungswasser verwendet werden.

☐ Richtig ☐ Falsch

Frage 7 Um festsitzendes Sekret zu lösen, gibt es sekretlösende Maßnahmen. Welche kennen Sie?

Frage 8 Beschreiben Sie die korrekte Positionierung beim Vorgang des Absaugens.

Frage 9 Welche Komplikationen können durch den Absaugvorgang auftreten?

Frage 10 Ordnen Sie die in den Kästchen angeführten Maßnahmen entsprechend dem „LISA"-Modell zu.

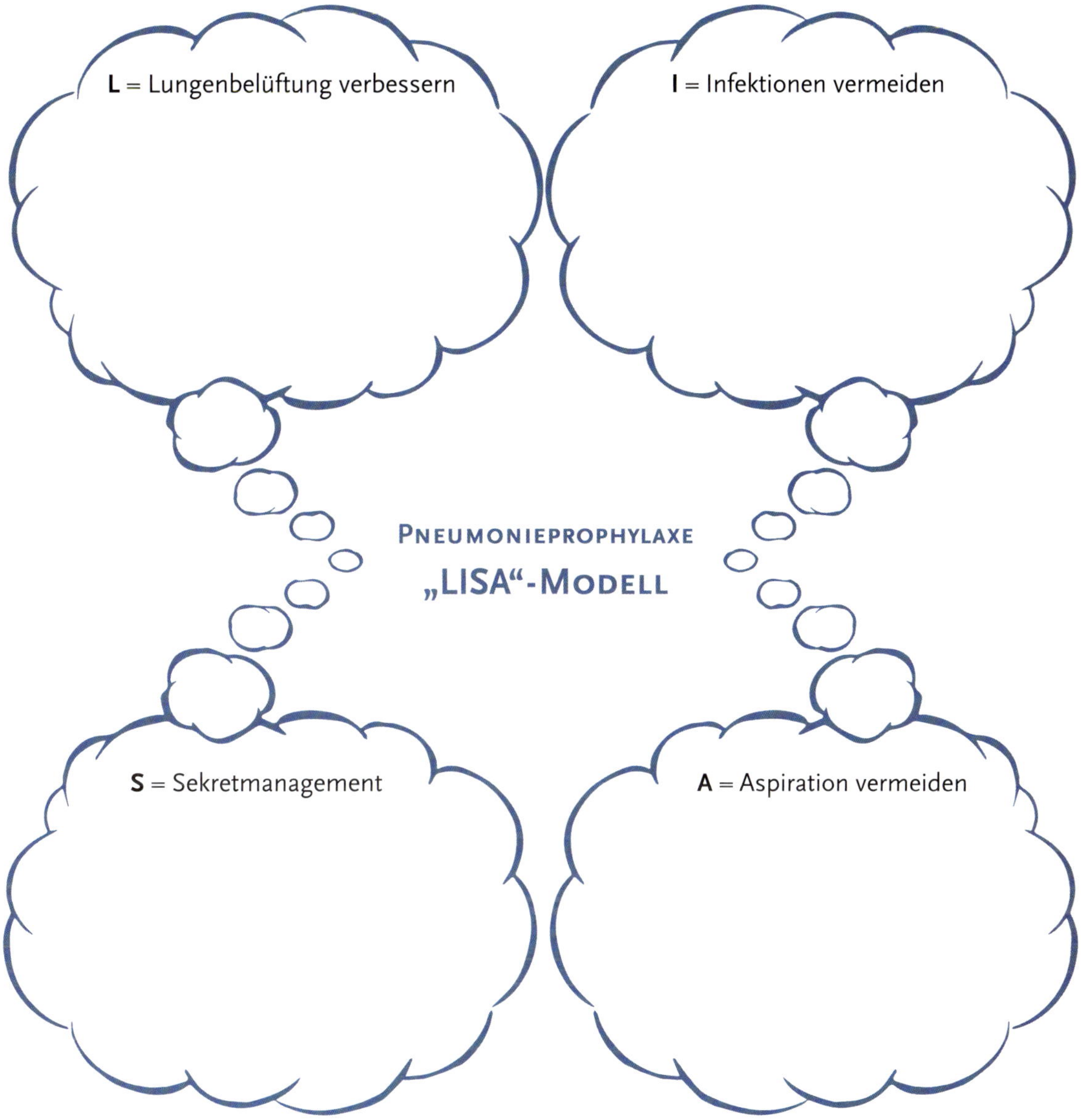

- Atemerleichternde Positionen
- Inhalationen
- Mobilisation
- Atemübungen
- Produktives Abhusten
- Aseptisches Arbeiten (z.B. beim Absaugen)
- Mund- und Nasenpflege (spezielle Mundpflege)
- Flüssigkeitszufuhr
- Getränke langsam verabreichen, eventuell eindicken
- Einreibungen mit ätherischen Ölen
- Oberkörper-hoch-Position beim Essen und ca. 30 min. danach (auch bei PEG-Sonde 30°)

SITUATION AUS DER PRAXIS

Absaugen von Bronchialsekret über das Tracheostoma

Herr Johann Fürst ist 73 Jahre alt und lebt seit drei Jahren im Pflegeheim. Er ist bettlägerig und hat einen erhöhten Pflegebedarf in nahezu allen Aktivitäten des täglichen Lebens (ATLs). Vor drei Jahren wurde aufgrund einer Tumorerkrankung eine Laryngektomie durchgeführt. Um eine Öffnung der Trachea nach außen zu gewährleisten, wurde postoperativ eine Trachealkanüle eingesetzt. Die aktuelle Pflegesituation bei Herrn Fürst ist stabil, er muss allerdings ein- bis zweimal pro Tag aufgrund einer verstärkten Produktion von Bronchialsekret abgesaugt werden.

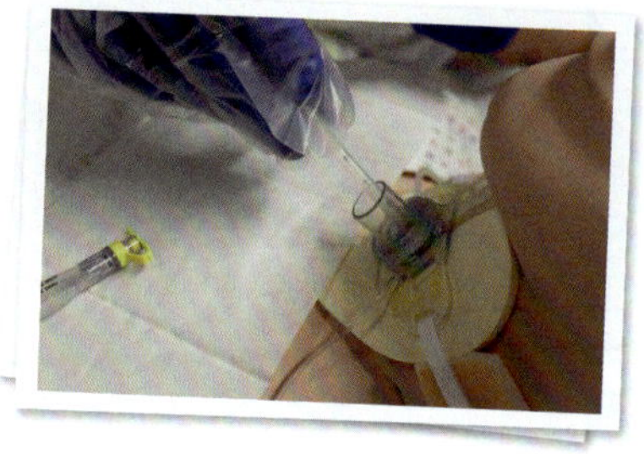

Handlungsablauf – Absaugen aus den oberen Atemwegen inkl. Tracheostoma

Handlung	Beschreibung	Begründung/Hinweise
Vorbereitung		
Sich informieren	Informieren Sie sich in der Patientendokumentation über die angeordnete Intervention.	Information und Kontrolle erhöhen die Patientensicherheit und vermeiden Verwechslungen.
Durchführung		
Anwesenheitstaste	Schalten Sie beim Betreten des Zimmers die Anwesenheitstaste ein.	Die Anwesenheitstaste markiert am Gang die Anwesenheit der Pflegeperson im Zimmer.
Arbeitsplatz/Material	Desinfizieren Sie die Arbeitsfläche und bereiten Sie die Materialien vor. ■ Hände- und Flächendesinfektionsmittel ■ Ggf. sterile Einmalhandschuhe ■ Unsterile Einmalhandschuhe ■ Ggf. Einmalschutzschürze ■ Ggf. Mund-/Nasenschutz (ggf. Schutzbrille) ■ Ggf. Einmalunterlage ■ Steriler Absaugkatheter (25 cm Länge) ■ Absauggerät, Schlauchsystem mit Fingertip, Auffangbehälter (geschlossenes System) und Wasserbehälter ■ Materialien zur Mund- und Nasenpflege ■ Zellstoff, Nierentasse, Abwurfbeutel ■ HME (Heat-and-Moisture-Exchanger) „künstliche Nase" ■ Pulsoxymeter ■ Für nasales Absaugen Gleitmittel ■ Manometer für die Cuff-Druck-Messung bei Trachealkanülen	Alle Materialien sind gut erreichbar, ein störungsfreier Ablauf ist möglich. ! Kontrollieren Sie das Verfallsdatum der Materialien. ! Die „künstliche Nase" (HME) muss vor dem Absaugen entfernt werden und bei Bedarf nach dem Absaugen erneuert werden. Sie dient der Befeuchtung der Atemluft. ! Öffnen Sie die Verpackung unter Einhaltung der Asepsis. ! Bei nasalem Absaugen: Gleitmittel auf den vorderen Katheterteil geben. ! Das Gleitmittel kann auch direkt in Form eines Sprays in die Nase gesprüht werden.

Handlung	Beschreibung	Begründung/Hinweise
Händehygiene	Führen Sie eine hygienische Händedesinfektion durch.	Indikation 1 der hygienischen Händedesinfektion wird eingehalten.
Identifikation	Stellen Sie die Identität des Patienten mittels der 2-Merkmale-Methode fest.	Die Patientensicherheit wird durch die Anwendung der 2-Merkmale-Methode erhöht.
Information	Erklären Sie Anlass und Vorgehen der Intervention. Beruhigen Sie, falls notwendig, den Patienten.	Informationen fördern Akzeptanz und Vertrauen.
Positionierung	Bringen Sie das Bett auf Arbeitshöhe. Positionieren Sie den Patienten in eine Oberkörper-hoch-Position.	Rückenschonendes Arbeiten ist gewährleistet. **!** Reinigen Sie bei Bedarf Mund und Nase des Patienten, um einer Keimverschleppung vorzubeugen.
Händehygiene/ Selbstschutz	Führen Sie eine hygienische Händedesinfektion durch. Legen Sie Mund-/Nasenschutz und ggf. Schutzbrille an, ziehen Sie die Einmalschutzschürze und die Einmalhandschuhe an.	Indikation 2 der hygienischen Händedesinfektion wird eingehalten. **!** Das Anlegen von Mund-/Nasenschutz und Einmalschürze sind nicht einheitlich empfohlen.
Funktionskontrolle Absauggerät	Schalten Sie das Absauggerät ein und prüfen Sie es auf „Dichtigkeit" des Systems/Funktion und Leistung des Akkus.	Die Kenntnis über die Funktion des Gerätes dient der Sicherheit. **!** Verwenden Sie dazu ggf. die Bedienungsanleitung des jeweiligen Gerätes oder arbeiten Sie nach Vorgaben des jeweiligen Herstellers.
Sog herstellen	Stellen Sie einen Unterdruck von 0,2 bis max. 0,4 bar auf dem Gerät ein.	
DURCHFÜHRUNG – ORALES UND NASALES ABSAUGEN		
Zum tiefen Einatmen anleiten	Lassen Sie den Patienten ein- bis zweimal tief ein- und ausatmen.	Eine optimale Sauerstoffversorgung ist gewährleistet.
Verpackung öffnen	Öffnen Sie die Verpackung des Absaugkatheters mittels Peel-off-Technik und verbinden Sie diesen mit dem Fingertip und dem Absaugschlauch des Absauggerätes.	Der sterile Absaugkatheter bleibt in der Verpackung. Asepsis ist gewährleistet. **!** Bestimmung der Katheter-Einführtiefe für nasales Absaugen: Abstand von der Nasenspitze zum Ohr ca. 10–12 cm.
Ggf. sterile Einmalhandschuhe anziehen	Öffnen Sie die Verpackung und ziehen Sie einen sterilen Einmalhandschuh über den bereits angezogenen Einmalhandschuh an der Hand, mit der Sie weiter steril arbeiten.	**!** Das Verwenden von sterilen Einmalhandschuhen beim oralen und nasalen Absaugen ist nicht einheitlich empfohlen.

Handlung	Beschreibung	Begründung/Hinweise
	Ziehen Sie den Absaugkatheter unter Einhaltung der Asepsis aus der Hülle und fassen Sie ihn mit der sterilen Hand.	! Für jeden Absaugbereich (Mund, Nase, Tracheostoma) wird ein neuer steriler Absaugkatheter verwendet.
Absaugkatheter einführen	Geben Sie das Gleitgel auf den vorderen Absaugkatheterteil oder direkt in die Nase. Führen Sie den Absaugkatheter **OHNE** Sog in die Mundhöhle oder über die Nase bis in den unteren Rachen (Hypopharynx) ein. Einführtiefe ca. 10–12 cm.	! **CAVE:** Beim Absaugen von Speichelseen aus der Mundhöhle bzw. Absaugen aus dem Tracheostoma kann ein Hustenreiz ausgelöst werden. Dieser kann zu Erbrechen und Aspiration führen. Die Einführtiefe orientiert sich an der Länge der Kanüle.
Sekret absaugen – Absaugkatheter entfernen	Stellen Sie den Sog durch Verschließen der Öffnung am Fingertip mit dem Daumen her. Ziehen Sie den Absaugkatheter unter kontinuierlichem Sog mit leicht drehenden Bewegungen zurück. Beurteilen Sie das Sekret und entfernen Sie den Absaugkatheter, indem Sie ihn um die steril behandschuhte Hand wickeln. Ziehen Sie ggf. den sterilen Einmalhandschuh über den Absaugkatheter und entsorgen Sie beides.	! Ein Sog soll nur für max. 10–12 Sekunden hergestellt werden (ggf. selbst die Luft anhalten). ! Halten Sie während des Absaugvorgangs Blickkontakt mit dem Patienten, beobachten Sie den Allgemeinzustand und die Hautfarbe im Gesicht.
Schlauch durchspülen	Spülen Sie das Absaugsystem mittels Fingertip und dem bereitgestellten Wasser durch.	
Händehygiene	Ziehen Sie die Einmalhandschuhe aus und führen Sie eine hygienische Händedesinfektion durch. Entfernen Sie den Mund-/Nasenschutz.	Indikation 3 der hygienischen Händedesinfektion wird eingehalten.
DURCHFÜHRUNG – ENDOTRACHEALES ABSAUGEN ÜBER DAS TRACHEOSTOMA		
Zum tiefen Einatmen anleiten	Lassen Sie den Patienten ein- bis zweimal tief ein- und ausatmen.	Eine optimale Sauerstoffversorgung ist gewährleistet.
HME	Führen Sie bei Bedarf eine SpO_2-Kontrolle mittels Pulsoxymeter durch. Lockern Sie die „künstliche Nase" (HME).	Wenn die „künstliche Nase" gelockert ist, kann sie mit einer Hand vor dem eigentlichen Absaugvorgang gut entfernt werden.
Verpackung öffnen	Öffnen Sie die Verpackung des Absaugkatheters (25 cm Länge) mittels „Peel-off-Technik" und verbinden Sie diesen mit dem Fingertip und dem Absaugschlauch des Absauggerätes.	Der sterile Absaugkatheter bleibt in der Verpackung. Sterilität ist gewährleistet.
Sterile Einmalhandschuhe anziehen	Öffnen Sie die Verpackung und ziehen Sie einen sterilen Handschuh über den bereits angezogenen Einmalhandschuh an der Hand, mit der Sie weiter steril arbeiten.	! Verwenden Sie das Handschuhpapier als sterile Ablage für die „feuchte Nase" (HME).

SITUATION AUS DER PRAXIS

Handlung	Beschreibung	Begründung/Hinweise
	Ziehen Sie den Absaugkatheter unter Einhaltung der Asepsis aus der Hülle und fassen Sie ihn mit der sterilen Hand.	
Absaugkatheter einführen	Entfernen Sie die HME. Führen Sie den Absaugkatheter **OHNE** Sog entsprechend der Trachealtubenlänge ein.	! Ein Einführen **MIT** Sog ist nur mit der Verwendung eines „atraumatischen“ Absaugkatheters oder in der Notfallsituation erlaubt.
Sekret absaugen – Absaugkatheter entfernen	Stellen Sie den Sog durch Verschließen der Öffnung am Fingertip mit dem Daumen her. Ziehen Sie den Absaugkatheter unter kontinuierlichem Sog mit leicht drehenden Bewegungen zurück. Befestigen Sie die „künstliche Nase“ wieder auf der Trachealkanüle. Beurteilen Sie das Sekret und entfernen Sie den Absaugkatheter, indem Sie diesen um die steril behandschuhte Hand wickeln. Ziehen Sie den sterilen Einmalhandschuh über den Absaugkatheter und entsorgen Sie beides.	! Ein Sog soll nur für max. 10–12 Sekunden hergestellt werden (ggf. selbst die Luft anhalten). ! Halten Sie während des Absaugvorgangs Blickkontakt mit dem Patienten, beobachten Sie den Allgemeinzustand und die Hautfarbe im Gesicht. ! Die „künstliche Nase“ wird täglich einmal und bei Bedarf öfter gewechselt.
Schlauch durchspülen	Spülen Sie das Absaugsystem mittels Fingertip und dem bereitgestellten Wasser durch. Schalten Sie das Absauggerät aus.	
Händehygiene	Ziehen Sie die Einmalhandschuhe aus. Entfernen Sie Schutzbrille, Mund-/Nasenschutz und Einmalschutzschürze. Führen Sie eine hygienische Händedesinfektion durch.	Indikation 3 der hygienischen Händedesinfektion wird eingehalten.
Cuff-Druck-Kontrolle bei Kanülen mit Cuff	Schließen Sie das Stellrad am Manometer. Setzen Sie das Manometer an den Verbindungsschlauch der Kanüle an und prüfen Sie, **OHNE** das Stellrad seitlich zu verändern, den Druck. Entfernen Sie das Manometer wieder.	Bei Trachealkanülen mit Cuff muss der Druck (20–25 mbar) im Ballon nach jedem Absaugen mittels Cuff-Manometers kontrolliert werden. ! Ist der Druck im Ballon der Kanüle zu niedrig, besteht Aspirationsgefahr!!! ! Ist der Druck im Ballon der Kanüle zu hoch, besteht die Gefahr von Druckulcera!!!
NACHBEREITUNG		
Mund- und Nasenpflege	Führen Sie ggf. eine Mund- und Nasenpflege durch.	Die mikrobielle Besiedelung im Mund- und Rachenraum wird reduziert.
Vitalzeichenkontrolle	Kontrollieren Sie bei Bedarf Puls, Blutdruck und SpO_2.	! Durch die Pulskontrolle kann eine mögliche N. Vagus-Reizung (Bradykardie) beobachtet werden.

SITUATION AUS DER PRAXIS

Handlung	Beschreibung	Begründung/Hinweise
Positionierung	Unterstützen Sie den Patienten bei der Positionierung. Stellen Sie das Bett auf Ausgangshöhe zurück.	Das Wohlbefinden und die Sicherheit des Patienten sind gewährleistet.
Arbeitsplatz	Entsorgen Sie das Material und desinfizieren Sie die Arbeitsfläche. Ergänzen Sie das Material und machen Sie einen abschließenden „Rundumblick".	Vollständig einsatzbereite Pflegeartikel erhöhen die Effizienz der Tätigkeit und die Qualität in der Durchführung. ! Rufanlage in Reichweite!
Händehygiene	Führen Sie eine hygienische Händedesinfektion durch.	Indikation 4 der Händehygiene wird eingehalten.
Anwesenheitstaste	Schalten Sie die Anwesenheitstaste aus.	Wenn Sie das Licht nicht ausschalten, besteht die Gefahr, dass ein Alarm ausgelöst wird.
Dokumentation	Führen Sie die Dokumentation den Vorgaben entsprechend durch.	Eine vollständige Dokumentation gewährleistet den Informationsfluss und dient der Qualitätssicherung.

Reflektieren Sie die praktische Umsetzung der durchgeführten Pflegehandlungen!
Kriterien und Fragen zur Selbst- und Fremdreflexion sind als Kopiervorlage in der TRAUNER-DigiBox vorhanden.

AUFGABEN ZUR VERTIEFUNG

Das Bronchialsekret hat sich verändert …

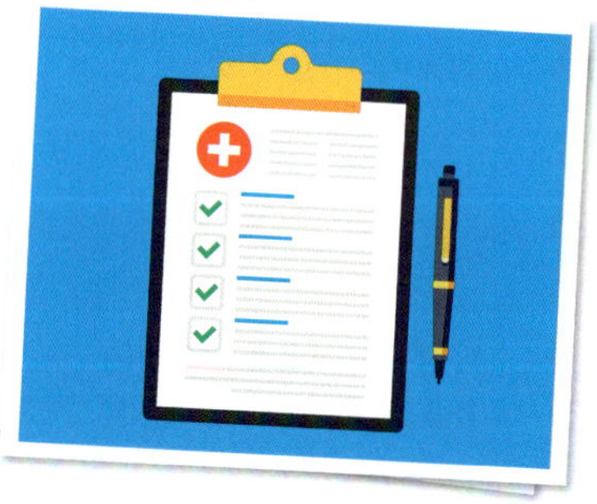

Herr Fürst wird von Ihnen laut Anordnung und Vorgaben nach der morgendlichen Körperpflege über das Tracheostoma abgesaugt. Seit einigen Tagen wird von den Pflegepersonen eine verstärkte Bildung von Bronchialsekret beobachtet und dokumentiert. Heute beobachten Sie zusätzlich eine leicht gelbliche Verfärbung des Bronchialsekrets.

1. Erläutern Sie, wonach sich die Häufigkeit des Absaugens richtet und was dabei zu beachten ist.

2. Analysieren Sie die Informationen über das Bronchialsekret. Nennen Sie mögliche Gründe für die Veränderung des Bronchialsekrets.

AUFGABEN ZUR VERTIEFUNG

3. Nennen Sie die wichtigsten Aspekte, die beim Absaugen über das Tracheostoma beachtet werden müssen.

AUFGABEN ZUM WISSENSTRANSFER

Transferaufgabe – Schwerpunkt Geriatrie

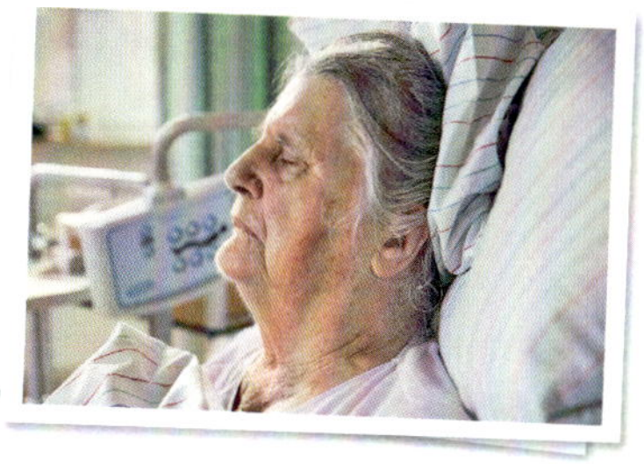

Frau Rosemarie Kümmerer, 84 Jahre alt, wird nach einem Schlaganfall in einer Langzeitpflegeeinrichtung gepflegt. Sie ist aufgrund einer ausgeprägten Parese und Vigilanzminderung in allen ATLs pflegebedürftig. Besonders herausfordernd war in der Vergangenheit die hohe Aspirationsgefahr aufgrund einer ausgeprägten Dysphagie. Es kam zu rezidivierenden Infektionen der Atemwege und nachfolgenden Pneumonien.

1. Führen Sie mögliche Ursachen an, die zu wiederholten Atemwegsinfektionen führen können.

2. Nennen Sie prophylaktische Maßnahmen, die bei Frau Kümmerer umzusetzen sind, um Atemwegsinfektionen zu verhindern.

3. Beschreiben Sie prophylaktische Maßnahmen zur Aspirations- und Pneumonieprophylaxe im stationären und extramuralen Bereich.

Transferaufgabe – Menschen mit Beeinträchtigung

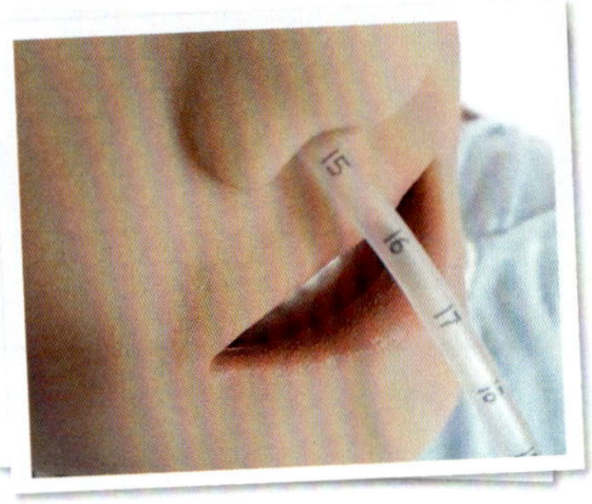

Der 22-jährige Sebastian Goldgruber ist seit seiner Geburt körperlich und geistig schwer beeinträchtigt. Seine Eltern übernehmen die Pflege größtenteils selbst. Einmal täglich erhalten sie Unterstützung durch die mobile Pflege. Die Pflegepersonen übernehmen bei Sebastian die tägliche Körperpflege, wobei darauf geachtet wird, dass er dreimal pro Woche ein Vollbad erhält, da er das sichtlich gerne hat und sich seine Spasmen dabei gut lösen. Seit längerer Zeit ist die Nase häufig mit zähem Schleim verstopft, was die Atmung sehr erschwert. Deshalb ist es besonders im Rahmen der Körperpflege wichtig, die oberen Atemwege abzusaugen. Am Abend wird das Absaugen von den Eltern übernommen.

1. Dokumentieren Sie jene Aspekte, die bei der Instruktion von Angehörigen im Rahmen der Mund- und Nasenpflege zu berücksichtigen sind.

2. Erklären Sie, was die Eltern von Sebastian in Bezug auf das orale und nasale Absaugen unbedingt wissen müssen.

3. Haben Sie in Ihrem Praktikum das Absaugen aus den oberen Atemwegen beobachtet? Was haben Sie bei der Durchführung in Bezug auf die Hygiene beobachtet? Vergleichen Sie diese Aspekte mit den Standards Ihrer Institution.

Enterostoma

Ein Enterostoma bezeichnet einen künstlich geschaffenen Darmausgang, bei dem der Darm durch die Bauchdecke ausgeleitet wird. Es kann entweder dauerhaft oder vorübergehend angelegt werden. Das Entleeren des Stuhls erfolgt unwillkürlich über das Stoma in einen Beutel, der auf der Bauchdecke aufgeklebt ist. Aufgaben der Pflegepersonen sind dabei die Entleerung des Stomabeutels, die Versorgung mit ein- oder zweiteiligen Systemen und die Beobachtung der peristomalen Hautsituation. Die Betreuung und Instruktion von betroffenen Patientinnen und Patienten erfordert, neben fachlichem Wissen, vor allem einen empathischen und respektvollen Umgang mit der veränderten Ausscheidungssituation.

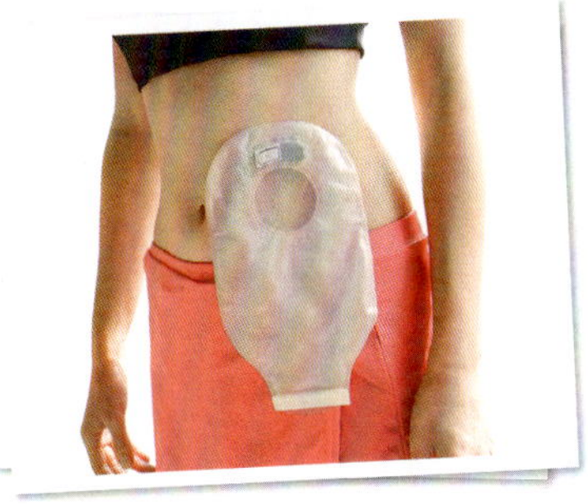

KOMPETENZEN

Lernziele

- Die/Der Auszubildende bereitet (ärztlich angeordnete) Maßnahmen der medizinischen Diagnostik und Therapie zur Versorgung eines Enterostomas, unter Beachtung rechtlicher, hygienischer und administrativ erforderlicher Vorgaben, vor und führt die Kontrolle durch.
- Die/Der Auszubildende interpretiert Beobachtungen und setzt entsprechende Maßnahmen bei der Nachsorge.

Enterostoma

Wissen	Fertigkeiten	Haltungen
Die/Der Auszubildende ...	**Die/Der Auszubildende ...**	**Die/Der Auszubildende ...**
▪ kann die Anatomie und Physiologie des Verdauungstraktes wiedergeben. ▪ erläutert die Enterostomaarten mit Lokalisation und Indikation. ▪ kennt die unterschiedlichen Versorgungssysteme. ▪ erläutert die Beobachtungsschwerpunkte am Enterostoma. ▪ erkennt die Komplikationen und pathologischen Abweichungen. ▪ beschreibt die Vorgehensweise beim Wechsel des Versorgungssystems. ▪ kennt die hygienischen Richtlinien. ▪ kennt die rechtlichen Rahmenbedingungen.	▪ informiert die Patientin/den Patienten verständlich und klar. ▪ hält sich an die hygienischen Richtlinien. ▪ bereitet das Material für die Enterostomaversorgung vor. ▪ beherrscht die Enterostomapflege. ▪ instruiert die Patientin/den Patienten/die Angehörigen.	▪ handelt nach dem Prinzip der Ressourcenförderung. ▪ zeigt Verständnis für Angst und Unsicherheit der Patientin/des Patienten/der Angehörigen. ▪ ist bei der Handlung aufmerksam und konzentriert. ▪ akzeptiert Wünsche und Bedürfnisse der Patientin/des Patienten. ▪ geht ökonomisch und verantwortungsbewusst mit Materialien und Gebrauchsgegenständen um. ▪ achtet auf den Eigenschutz. ▪ begegnet der Patientin/dem Patienten in den unterschiedlichen Settings mit Respekt, Wertschätzung und Empathie.

WissensCheck

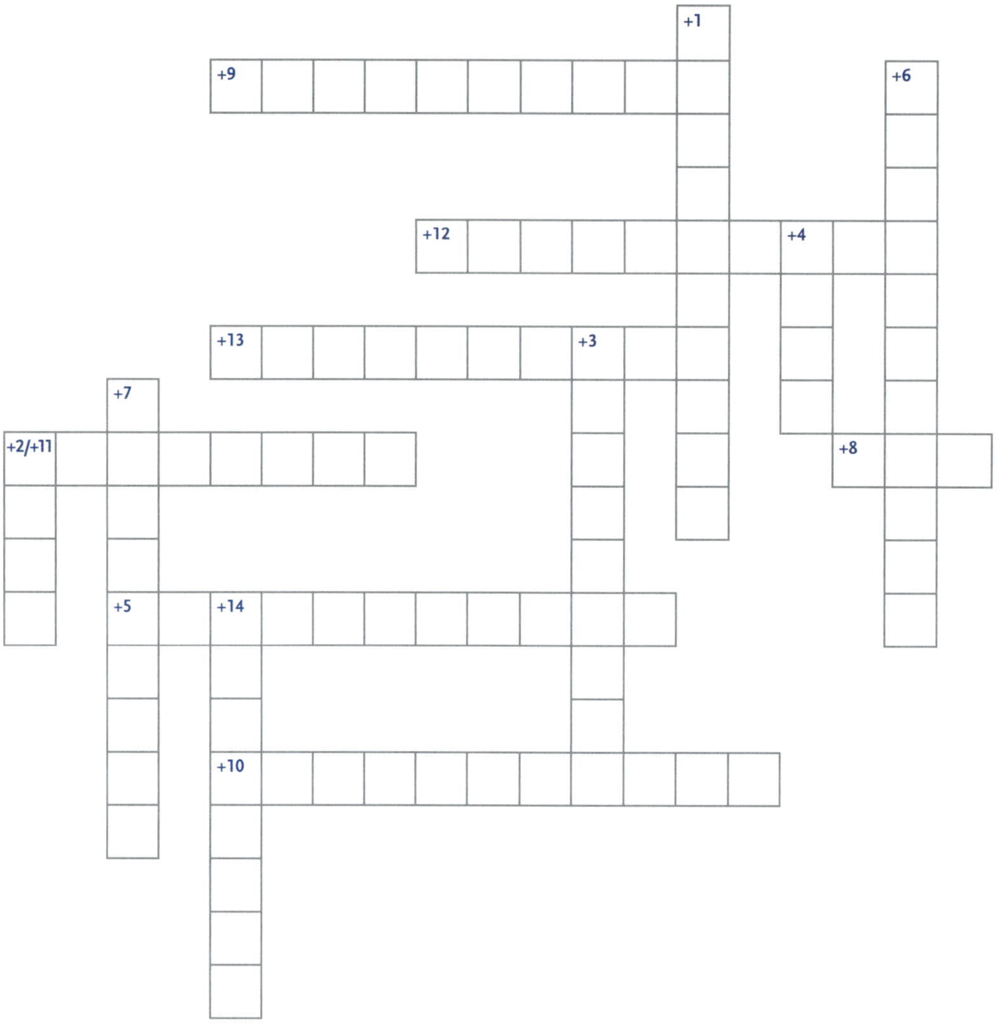

1. Enterostoma – Anlageart
2. Ein Kolostoma befindet sich im ...
3. Stoma des Dünndarms
4. Anderes Wort für Stoma
5. Teil des Stomaversorgungssystems
6. Produkt der Geruchsvermeidung
7. Größe des Stomas bestimmen mittels ...
8. Darauf wird bei der Stomaversorgung verzichtet
9. Anderes Wort für Stuhlgang
10. Die Stomamarkierung erfolgt ...
11. Anderes Wort für Enteron
12. Haut um das Stoma herum
13. Vor dem Abwurf erfolgt eine ... der Basisplatte
14. Schokolade ist ...

SITUATION AUS DER PRAXIS

STOMAVERSORGUNG – WECHSEL EINES EINTEILIGEN GESCHLOSSENEN SYSTEMS

Frau Christine Schuhmann, 52 Jahre alt, leidet seit Jahren an einer chronischen Darmerkrankung. Aufgrund der rezidivierenden Divertikulitis kam es zu einer Perforation. Es wurde infolgedessen ein endständiges Colostoma am linken Unterbauch angelegt. Da bereits einige Zeit seit der Operation vergangen ist, erfolgt nun die Versorgung mit einem einteiligen geschlossenen System. Frau Schuhmann fühlt sich heute nicht wohl und ist beim Versorgungswechsel noch sehr unsicher. Sie bittet Sie, den Wechsel für sie durchzuführen.

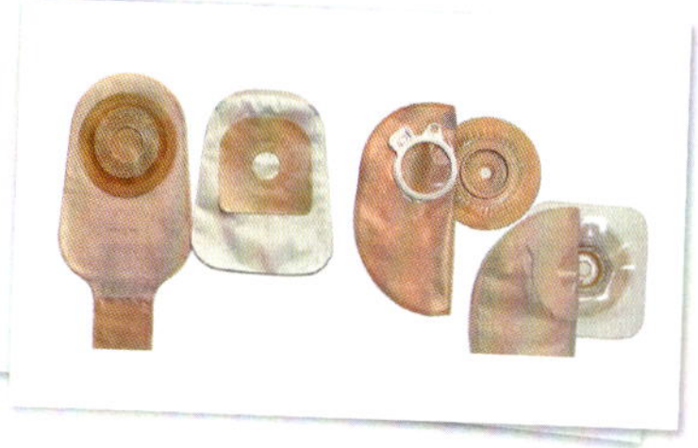

HANDLUNGSABLAUF – WECHSEL EINES EINTEILIGEN GESCHLOSSENEN SYSTEMS

Handlung	Beschreibung	Begründung/Hinweise
VORBEREITUNG		
Sich informieren	Informieren Sie sich in der Patientinnendokumentation über die angeordnete Intervention.	Information und Kontrolle erhöhen die Patientinnensicherheit und vermeiden Verwechslungen.
Material	Bereiten Sie die Materialien auf einem desinfizierten Tablett vor: ■ Hände- und Flächendesinfektionsmittel ■ Lauwarmes Wasser (ggf. Waschlotion) in einer Nierentasse ■ Schablone, Spezialschere, Stift ■ Einmalhandschuhe, ggf. Einmalschutzschürze ■ Handspiegel, Nierentasse, Einmalwaschlappen oder Vlieskompresse ■ Einmalunterlage ■ Abwurfbeutel und -behälter ■ Stomaversorgungssystem einteilig geschlossen	Sie stellen sicher, dass alle notwendigen Materialien vorhanden sind und vermeiden unnötige Arbeitswege. **!** Die Waschlotion sollte pH-neutral, unparfümiert und nicht rückfettend sein. Die Basisplatte würde nicht halten und es könnte zu Hautreizungen kommen.
DURCHFÜHRUNG		
Anwesenheitstaste	Schalten Sie beim Betreten des Zimmers die Anwesenheitstaste ein.	Die Anwesenheitstaste markiert im Gang die Anwesenheit der Pflegeperson im Zimmer.
Arbeitsplatz	Desinfizieren Sie die Arbeitsfläche und stellen Sie das Tablett ab.	Alle Materialien sind gut erreichbar, ein störungsfreier Ablauf ist möglich.
Händehygiene	Führen Sie eine hygienische Händedesinfektion durch.	Indikation 1 der hygienischen Händedesinfektion wird eingehalten.
Identifikation	Stellen Sie die Identität der Patientin mittels der 2-Merkmale-Methode fest.	Die Patientinnensicherheit wird durch die Anwendung der 2-Merkmale-Methode erhöht.
Information	Erklären Sie Anlass und Vorgehen der Intervention.	Informationen fördern Akzeptanz und Vertrauen.
Intimsphäre wahren	Stellen Sie einen Sichtschutz auf.	Die Patientin ist vor direkten Blicken von Mitpatientinnen und eintretenden Personen geschützt.

Handlung	Beschreibung	Begründung/Hinweise
Positionierung	Bringen Sie das Bett auf Arbeitshöhe und positionieren Sie die Patientin in eine entspannte sitzende Lage. Legen Sie einen Bettschutz ein. Entfernen Sie störende Kleidungsstücke. Bieten Sie der Patientin einen Spiegel zur Beobachtung an.	Das Stoma soll bei der Versorgung nicht unter Spannung stehen. Rückenschonendes Arbeiten ist gewährleistet.
Händehygiene	Ziehen Sie die Einmalhandschuhe und ggf. Einmalschutzschürze an.	Die Einmalhandschuhe dienen dem Selbstschutz.
Alte Stomaversorgung entfernen	Klemmen Sie den Abwurfbeutel in den Bund der Unterhose oder unter den Stomabeutel. Lösen Sie die gebrauchte Versorgung langsam von der Haut, indem Sie diese von oben nach unten abziehen. Drücken Sie dabei mit der zweiten Hand die Haut des Bauches weg. Geben Sie die Versorgung in den Abwurfbeutel.	Eine Verschmutzung wird verhindert. Das Auslaufen von Stuhl aus dem Stomabeutel wird vermieden.
Stoma reinigen	Reinigen Sie unmittelbar danach den Stomaausgang und die Stomaumgebung mit lauwarmem Wasser von Stuhlresten. Verwenden Sie weiche, saugfähige Vlieskompressen/Einmalwaschlappen, wischen Sie immer zum Stoma hin. Ggf. können zusätzlich geeignete Reinigungslösungen verwendet werden.	Stuhlreste können zu Hautreizungen führen. Vlieskompressen/Einmalwaschlappen sind fusselfrei und verhindern oberflächliche Blutungen der Schleimhaut. Eine Verschleppung von Ausscheidungen und Keimen wird verhindert.
Enterostoma beurteilen	Beurteilen Sie das Enterostoma und die peristomale Haut auf Aussehen, Farbe der Schleimhaut und die Ausscheidung. Trocknen Sie die peristomale Haut. Entsorgen Sie die benutzten Kompressen im Abwurfbeutel und schließen Sie diesen sofort. Legen Sie eine Vlieskompresse auf den Stomaausgang.	**!** Sind Veränderungen bemerkbar, müssen diese der DGKP oder der Ärztin/dem Arzt gemeldet werden. Die Versorgung muss ggf. verändert werden. Die Kompresse dient dem Abfangen von Stuhl.
Händehygiene	Ziehen Sie die Einmalhandschuhe aus. Führen Sie eine hygienische Händedesinfektion durch. Ziehen Sie erneut Einmalhandschuhe an.	Indikation 3 der hygienischen Händedesinfektion wird eingehalten.

Handlung	Beschreibung	Begründung/Hinweise
Basisplatte des einteiligen geschlossenen Systems zuschneiden	Verwenden Sie zum Zuschneiden eine Spezialschere, eine (transparente) Schablone und einen Stift. Bestimmen Sie die Größe des Stomas mit einer Schablone. Zeichnen Sie das Stoma auf der Schablone mit einem wasserfesten Stift nach. Schneiden Sie die Schablone mit der Spezialschere aus. Legen Sie die zugeschnittene Schablone auf die neue Versorgung und zeichnen Sie den Durchmesser auf der Abziehfolie der neuen Versorgung entsprechend der angefertigten Markierung nach. Schneiden Sie die Öffnung der neuen Versorgung entsprechend der angefertigten Markierung zu.	! Ist eine Schablone vorhanden, können Sie die neue Versorgung entsprechend der Stomagröße bereits zuschneiden. ! Die Spezialschere ist klein, gebogen und die Spitze abgerundet. Dies erleichtert das Ausschneiden eines Kreises. Reinigen Sie ggf. danach die Schablone. Die Öffnung darf nicht größer als das Stoma sein, es können Hautreizungen entstehen. ! Achten Sie auf die Schablonenseite, die Sie zum Anzeichnen benutzen (seitenverkehrt).
	Wärmen Sie die Versorgung mit Ihren Händen an.	Die Versorgung haftet besser auf der Haut.
	Fahren Sie den Schnittrand mit Ihrem Finger nach.	Scharfe Kanten werden dadurch vermieden.
Einteiliges geschlossenes System anbringen	Ziehen Sie die Folie von der Rückseite der Versorgung ab. Setzen Sie die Versorgung am unteren Rand des Stomas an. Kleben Sie die Versorgung von unten nach oben auf. Achten Sie darauf, dass die Bauchhaut straff und die Versorgung faltenfrei angebracht ist.	! Bei bettlägerigen Patientinnen und Patienten wird der Versorgungsbeutel seitlich, bei mobilen zur Leiste hin angebracht. Die Dichtheit ist gewährleistet.
Händehygiene	Ziehen Sie die Einmalhandschuhe aus und führen Sie eine hygienische Händedesinfektion durch.	Indikation 3 der hygienischen Händedesinfektion wird eingehalten.
NACHBEREITUNG		
Positionierung	Unterstützen Sie die Patientin bei der Positionierung. Decken Sie die Patientin zu und stellen Sie das Bett in Ausgangshöhe zurück.	Das Wohlbefinden und die Sicherheit der Patientin sind gewährleistet.
Arbeitsplatz	Entfernen Sie den Sichtschutz. Entsorgen Sie das Material, desinfizieren Sie die Arbeitsfläche und machen Sie einen abschließenden „Rundumblick".	! Rufanlage in Reichweite!
Händehygiene	Führen Sie eine hygienische Händedesinfektion durch.	Indikation 4 der hygienischen Händedesinfektion wird eingehalten.

SITUATION AUS DER PRAXIS

Handlung	Beschreibung	Begründung/Hinweise
Anwesenheitstaste	Schalten Sie die Anwesenheitstaste aus.	Wenn Sie das Licht nicht ausschalten, besteht die Gefahr, dass ein Alarm ausgelöst wird.
Material	Ergänzen Sie das Material, reinigen und desinfizieren Sie das Tablett.	Vollständig einsatzbereite Pflegeartikel erhöhen die Effizienz der Tätigkeit und die Qualität in der Durchführung.
Dokumentation	Führen Sie die Dokumentation den Vorgaben entsprechend durch.	Eine vollständige Dokumentation gewährleistet den Informationsfluss und dient der Qualitätssicherung.

Reflektieren Sie die praktische Umsetzung der durchgeführten Pflegehandlungen! Kriterien und Fragen zur Selbst- und Fremdreflexion sind als Kopiervorlage in der TRAUNER-DigiBox vorhanden.

Stomaversorgung – einteiliges offenes System – Entleeren des Ausstreifbeutels

Frau Regina Laubacher, 63 Jahre alt, hat seit einem Jahr ein Ileostoma. Sie kommt normalerweise damit sehr gut zurecht. Derzeit ist Frau Laubacher stationär im Krankenhaus, heute ist der erste postoperative Tag nach einer Knietotal-Endoprothesen-Operation. Die Patientin bittet Sie um Unterstützung beim Entleeren des Ausstreifbeutels der Stomaversorgung. Sie kann das aufgrund der aktuellen Situation und Immobilität nicht selbst durchführen.

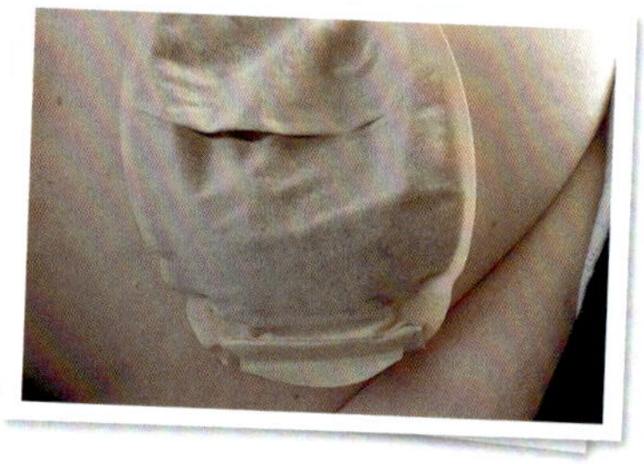

Durchführung – Ausstreifbeutel entleeren

Handlung	Beschreibung	Begründung/Hinweise
Sich informieren	Informieren Sie sich in der Patientinnendokumentation über die angeordnete Intervention.	Information und Kontrolle erhöhen die Patientinnensicherheit und vermeiden Verwechslungen.
Material	Bereiten Sie die Materialien auf einem desinfizierten Tablett vor: ▪ Einmalunterlage ▪ Nierentasse ▪ Abwurfbeutel ▪ Feuchter Einmalwaschlappen ▪ Toilettenpapier ▪ Einmalhandschuhe, Einmalschutzschürze	Sie stellen sicher, dass alle notwendigen Materialien vorhanden sind und vermeiden unnötige Arbeitswege.
DURCHFÜHRUNG		
Anwesenheitstaste	Schalten Sie beim Betreten des Zimmers die Anwesenheitstaste ein.	Die Anwesenheitstaste markiert im Gang die Anwesenheit der Pflegeperson im Zimmer.
Arbeitsplatz	Desinfizieren Sie die Arbeitsfläche und stellen Sie das Tablett ab.	Alle Materialien sind gut erreichbar, ein störungsfreier Ablauf ist möglich.
Händehygiene	Führen Sie eine hygienische Händedesinfektion durch.	Indikation 1 der hygienischen Händedesinfektion wird eingehalten.

Handlung	Beschreibung	Begründung/Hinweise
Identifikation	Stellen Sie die Identität der Patientin mittels der 2-Merkmale-Methode fest.	Die Patientinnensicherheit wird durch die Anwendung der 2-Merkmale-Methode erhöht.
Information	Erklären Sie Anlass und Vorgehen der Intervention.	Informationen fördern Akzeptanz und Vertrauen.
Intimsphäre wahren	Stellen Sie einen Sichtschutz auf.	Die Patientin ist vor direkten Blicken von Mitpatientinnen und eintretenden Personen geschützt.
Positionierung	Bringen Sie das Bett auf Arbeitshöhe und positionieren Sie die Patientin in eine entspannte sitzende Position. Legen Sie einen Bettschutz ein. Entfernen Sie störende Kleidungsstücke.	Das Stoma soll bei der Versorgung nicht unter Spannung stehen. Rückenschonendes Arbeiten ist gewährleistet
Händehygiene	Ziehen Sie die Einmalschutzschürze und ggf. Einmalhandschuhe an.	Einmalhandschuhe dienen dem Selbstschutz.
Ausstreifbeutel entleeren	Stellen Sie die Nierentasse unter die Öffung des Stomabeutels. Öffnen Sie den Auslass am Ausstreifbeutel, formen Sie eine „Rinne“ und entleeren Sie den Beutelinhalt in die Nierentasse. Reinigen Sie den Auslass mit dem Toilettenpapier oder ggf. auch mit dem feuchten Einmalwaschlappen. Verschließen Sie den Auslass des Beutels, indem Sie ihn nach oben falten und fixieren. Entsorgen Sie die Nierentasse in den Abwurfbeutel.	
Händehygiene	Ziehen Sie die Einmalhandschuhe aus. Führen Sie eine hygienische Händedesinfektion durch.	Indikation 3 der hygienischen Händedesinfektion wird eingehalten.
Nachbereitung		
Positionierung	Unterstützen Sie die Patientin bei der Positionierung. Decken Sie die Patientin zu und stellen Sie das Bett in Ausgangshöhe zurück.	Das Wohlbefinden und die Sicherheit der Patientin sind gewährleistet.
Arbeitsplatz	Entfernen Sie den Sichtschutz. Entsorgen Sie das Material, desinfizieren Sie die Arbeitsfläche und machen Sie einen abschließenden „Rundumblick“.	! Rufanlage in Reichweite!
Händehygiene	Führen Sie eine hygienische Händedesinfektion durch.	Indikation 4 der hygienischen Händedesinfektion wird eingehalten.
Anwesenheitstaste	Schalten Sie die Anwesenheitstaste aus.	Wenn Sie das Licht nicht ausschalten, besteht die Gefahr, dass ein Alarm ausgelöst wird.

SITUATION AUS DER PRAXIS

Handlung	Beschreibung	Begründung/Hinweise
Material	Ergänzen Sie das Material, reinigen und desinfizieren Sie das Tablett.	Vollständig einsatzbereite Pflegeartikel erhöhen die Effizienz der Tätigkeit und die Qualität in der Durchführung.
Dokumentation	Führen Sie die Dokumentation den Vorgaben entsprechend durch.	Eine vollständige Dokumentation gewährleistet den Informationsfluss und dient der Qualitätssicherung.

Reflektieren Sie die praktische Umsetzung der durchgeführten Pflegehandlungen! Kriterien und Fragen zur Selbst- und Fremdreflexion sind als Kopiervorlage in der TRAUNER-DigiBox vorhanden.

AUFGABEN ZUR VERTIEFUNG

Frau Schuhmann lehnt den Umgang mit dem Enterostoma ab …

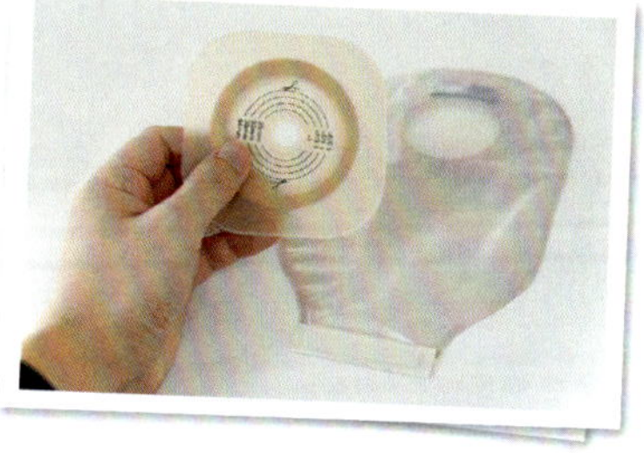

Frau Schuhmann hat bereits einige Male bei der Versorgung ihres Enterostomas zugesehen, aber noch kein Interesse gezeigt, sich daran zu beteiligen. Noch ist sie zu unsicher und gehemmt. Um Frau Schuhmann langsam an die Selbstversorgung heranzuführen, werden einzelne Schritte mit ihr vereinbart. Einer dieser Schritte ist das Ausprobieren unterschiedlicher Systeme und Materialien. Gemeinsam mit der Stomaexpertin Julia Seehuber soll eine Entscheidung getroffen werden, welches System für sie am besten geeignet ist.

1. Nennen Sie andere pflegerische Interventionen, die mit dem Begriff Stoma einhergehen.

2. Beschreiben Sie die Anforderungen an die Materialien zur Enterostomaversorgung.

3. Erläutern Sie den Begriff Irrigation näher.

Transferaufgabe – Schwerpunkt Chirurgie

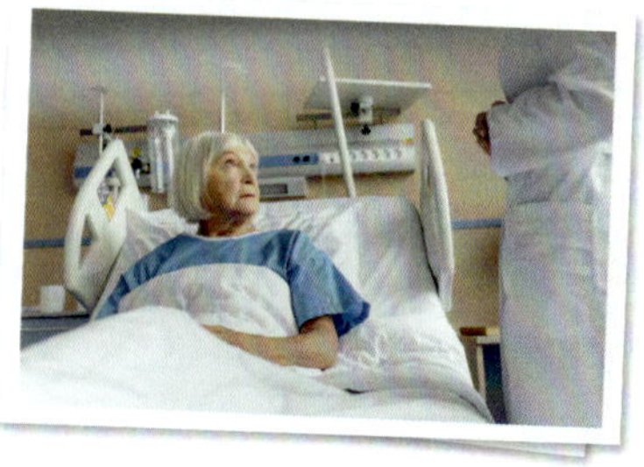

Frau Sonja Humer, 73 Jahre alt, schämt sich so sehr. Nicht nur dass sie ein Enterostoma hat, sondern auch dass ihr jemand bei der Versorgung zusieht. Auf der Toilette war sie allein und hat auch nicht so „genau“ auf ihren Stuhlgang geblickt. Jetzt hat sie ihren Stuhl ja direkt in der Hand und muss auch noch sehr genau bei der Säuberung des Versorgungssystems sein. Sonst riecht man es ja dauernd.

AUFGABEN ZUM WISSENSTRANSFER

1. Beschreiben Sie die Beobachtungs- und Pflegeschwerpunkte, insbesondere den Schutz der Intimsphäre, bei der Enterostomapflege.

2. Erläutern Sie die bedarfsgerechte Ernährung nach einer Enterostomaanlage.

3. Es gibt einteilige und zweiteilige Versorgungssysteme. Beschreiben Sie die wichtigsten Unterschiede der beiden Systeme und deren Vor- und Nachteile in der praktischen Handhabung für Patientinnen und Patienten.

Transferaufgabe – Schwerpunkt Langzeitbereich

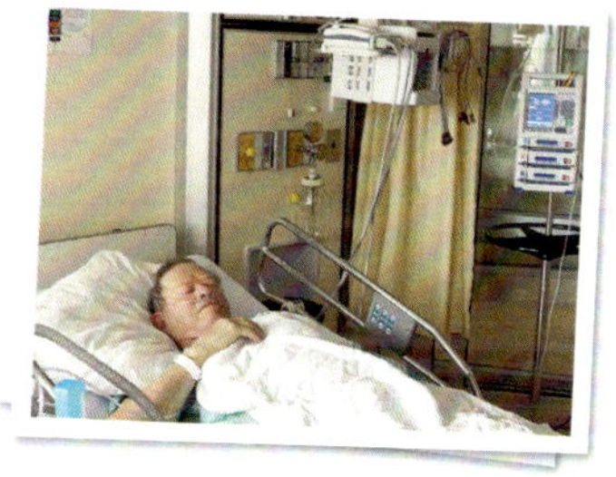

Herr Franz Grill, 82 Jahre alt, ist nach einer Gehirnblutung vollständig hilfsbedürftig und lebt bereits seit drei Jahren in einer Langzeitpflegeeinrichtung. Seit einem halben Jahr hat er ein Ileostoma, sein gesamter Dickdarm musste aufgrund einer Tumorerkrankung entfernt werden. Herr Grill spricht nicht mehr und auch die nonverbale Kommunikation gestaltet sich schwierig. Er ist bettlägerig.

1. Nennen Sie die Indikationen für ein Ileostoma.

2. Beschreiben Sie die Unterschiede zwischen einem endständigen Enterostoma und einem doppelläufigen Enterostoma.

3. Notieren Sie Erfahrungen von Enterostomaträgerinnen/-trägern in Bezug auf die Alltagsgestaltung (z. B. Reisen, Sport usw.).

Infusion – venös und subkutan

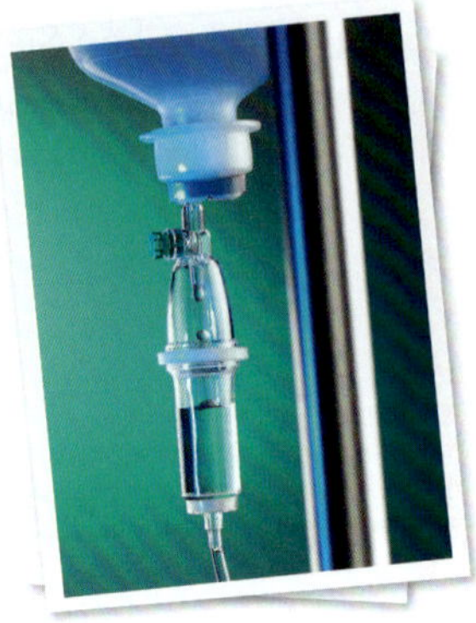

Das Verabreichen von Infusionen über die Venen gehört zum Alltag von Pflegepersonen. Die Infundierung von Flüssigkeiten hat diverse Gründe, dies kann die parenterale Verabreichung von Medikamenten, die reine Flüssigkeitszufuhr, die parenterale Ernährung bzw. Energiezufuhr oder die Aufrechterhaltung des Elektrolythaushaltes sein.

Eine subkutane Infusion ist eine hilfreiche und einfache Methode zur Flüssigkeitssubstitution. Im Krankenhausalltag findet diese selten Anwendung, vorwiegend wird sie in der ambulanten und stationären Pflege von alten Menschen eingesetzt. Generell muss die Infusionstherapie streng nach Standards umgesetzt werden und erfordert von den Pflegepersonen ein hohes Maß an Sorgfalt.

KOMPETENZEN

Lernziele

- Die/Der Auszubildende hängt laufende Infusionen bei liegendem, peripher-venösem Gefäßzugang ab bzw. wieder an.
- Die/Der Auszubildende hält Standards im Umgang mit Infusionen ein.
- Die/Der Auszubildende bereitet wirkstofflose Infusionen für die subkutane Verabreichung vor.
- Die/Der Auszubildende setzt eine subkutane Kanüle und verabreicht die angeordnete wirkstofflose Infusion subkutan.

Infusion

Wissen	Fertigkeiten	Haltungen
Die/Der Auszubildende ...	**Die/Der Auszubildende ...**	**Die/Der Auszubildende ...**
■ kennt die Grundzüge der Aufnahme, Wirkung und Ausscheidung von Medikamenten im menschlichen Organismus. ■ kann die unterschiedlichen Applikationsformen, die Wirkung und Nebenwirkungen von Medikamentengruppen erläutern. ■ kann die 6-R-Regel wiedergeben. ■ kennt die Gefahren und Komplikationen der Infusionstherapie und kann diese beschreiben. ■ kennt die Grundregeln und Hygienebestimmungen im Umgang mit der Infusionstherapie.	■ hängt, nach Anordnung, laufende Infusionen ab und wieder an. ■ hält die Durchgängigkeit der peripheren Venenverweilkanüle (PVVK) aufrecht. ■ informiert die Patientin/den Patienten klar und verständlich über das Vorgehen. ■ beherrscht die Technik zur Anlage einer subkutanen Kanüle. ■ bereitet wirkstofflose Infusionen vor. ■ verabreicht wirkstofflose Infusionen subkutan.	■ ist sorgfältig im Umgang mit und bei der Verabreichung von Infusionen über einen peripher-venösen Zugang/eine subkutane Kanüle. ■ ist sorgfältig im Umgang mit Punktionsstellen. ■ beobachtet die Patientin/den Patienten verantwortungsbewusst auf Veränderungen im Zusammenhang mit der Infusionstherapie. ■ reflektiert das eigene Handeln. ■ respektiert die Anliegen und Bedürfnisse der Patientin/des Patienten. ■ begegnet der Patientin/dem Patienten in den unterschiedlichen Settings mit Respekt, Wertschätzung und Empathie.

WissensCheck

Frage 1 Wodurch unterscheiden sich Arterien und Venen? Führen Sie jeweils die Unterschiede an.

Arterien	Venen

Frage 2 Welche Arten von Infusionslösungen gibt es?

Frage 3 Welche Informationen müssen unbedingt auf der Infusionsflasche vermerkt werden?

Frage 4 Finden Sie die versteckten Begriffe: Paravasat, Hämatom, Schmerzen, Infektion.

J	K	T	B	L	I	G	E	Q	M	W	F
H	R	O	T	D	K	W	J	L	X	H	G
S	V	Q	C	O	X	K	V	V	F	V	R
Y	O	C	D	Y	H	Ä	M	A	T	O	M
G	I	Z	J	L	E	J	R	M	Q	D	E
C	B	L	X	Y	H	H	F	V	C	T	I
D	S	C	H	M	E	R	Z	E	N	E	V
G	I	R	O	D	Y	M	C	U	X	Y	L
D	I	N	F	E	K	T	I	O	N	H	K
R	M	T	K	L	Y	N	E	J	W	E	R
L	U	P	A	R	A	V	A	S	A	T	Y
D	Z	E	J	N	G	R	T	V	T	B	N

Frage 5 Nennen Sie Ziele, die durch eine Infusionstherapie erreicht werden sollen.

ABFRAGE VON VORWISSEN

Frage 6 Wie kann die Tropfgeschwindigkeit an der Infusion korrekt eingestellt werden und wie werden die Tropfen pro Minute berechnet (Infusionsmenge und Zeit sind vorgegeben)?

Frage 7 Nennen Sie vier Indikationen für die Verabreichung einer subkutanen Infusion.

SITUATION AUS DER PRAXIS

Die Infusion muss abgehängt werden ...

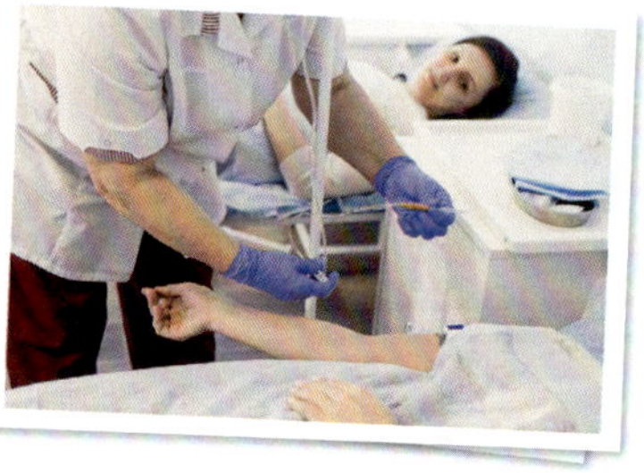

Frau Hemma Rübner, 62 Jahre alt, ist seit vier Tagen stationär auf der Chirurgischen Abteilung. Heute ist der zweite postoperative Tag nach einer Teil-Dünndarmresektion. Nach wie vor bekommt sie über den Tag verteilt Infusionen. Sie haben gerade die Körperpflege bei Frau Rübner abgeschlossen und erhalten den Auftrag, die laufende Infusion abzuhängen bzw. zu pausieren, da Frau Rübner zu einer Kontrolluntersuchung in die Ambulanz gebracht werden soll. Sie halten bezüglich des Auftrages noch einmal Rücksprache, da Sie wissen, dass Infusionen nicht routinemäßig diskonnektiert werden dürfen. Sie bekommen die Information, dass in der aktuellen Situation die Infusion diskonnektiert werden muss und Frau Rübner unverzüglich zur Untersuchung gebracht werden soll.

Handlungsablauf – Abhängen und Anschliessen einer laufenden intravenösen Infusion

Handlung	Beschreibung	Begründung/Hinweise
Vorbereitung – Abhängen der Infusion		
Sich informieren	Informieren Sie sich in der Patientinnendokumentation über die angeordnete Infusion. Prüfen Sie diese mittels der 6-R-Regel.	Information und Kontrolle erhöhen die Patientinnensicherheit und vermeiden Verwechslungen.
Material	Bereiten Sie die Materialien auf einem desinfizierten Tablett vor: ■ Hände- und Flächendesinfektionsmittel ■ Alkoholisches Hautdesinfektionsmittel ■ Sterile Tupfer ■ Unsterile Tupfer ■ 2 sterile Verschlusskonen ■ Fertigspüllösung ■ Einmalhandschuhe ■ Ggf. Einmalunterlage	Sie stellen sicher, dass alle notwendigen Materialen vorhanden sind und vermeiden unnötige Arbeitswege. ! Zum Aufrechterhalten der Durchgängigkeit einer peripheren Venenverweilkanüle (PVVK) sind gebrauchsfertige Kochsalzlösung-(NaCl 0,9 %) Spülsysteme am besten geeignet. Sie minimieren das Kontaminationsrisiko beim Vorbereiten und Spülen von i.v.-Zugangssystemen.
Durchführung – Abhängen der Infusion		
Anwesenheitstaste	Schalten Sie beim Betreten des Zimmers die Anwesenheitstaste ein.	Die Anwesenheitstaste markiert am Gang die Anwesenheit der Pflegeperson im Zimmer.
Arbeitsplatz	Desinfizieren Sie die Arbeitsfläche und stellen Sie das Tablett ab.	Alle Materialien sind gut erreichbar, ein störungsfreier Ablauf ist möglich.

Handlung	Beschreibung	Begründung/Hinweise
Händehygiene	Führen Sie eine hygienische Händedesinfektion durch.	Indikation 1 der hygienischen Händedesinfektion wird eingehalten.
Identifikation	Stellen Sie die Identität der Patientin mittels 2-Merkmale-Methode fest.	Die Patientinnensicherheit wird durch die Anwendung der 2-Merkmale-Methode erhöht.
Information	Erklären Sie Anlass und Vorgehen der Intervention.	Informationen fördern Akzeptanz und Vertrauen. ! **Diskonnektion:** Jede Form von Diskonnektion bzw. Manipulation an der peripheren Venenverweilkanüle (PVVK) stellt ein Risiko für eine Kontamination (PVVK und Infusion) und damit ein Risiko für eine Infektion dar. Kurzinfusionen sollen, außer in Notfällen, nicht unterbrochen werden.
Positionierung	Bringen Sie das Bett auf Arbeitshöhe.	Rückenschonendes Arbeiten ist gewährleistet.
Sicherheit gewährleisten	Überprüfen Sie die Infusion auf folgende Kriterien: ■ Korrekte Füllung der Tropfkammer ■ Luftleeres Infusionssystem ■ PVVK-Kontrolle ■ Korrekte Fixierung der Infusion (Bett oder Infusionsständer)	! Die Tropfkammer ist zu zwei Drittel bzw. bis zur Markierung gefüllt. Das Belüftungsventil soll nur bei Glasinfusionsflaschen geöffnet werden, bei Plastikflaschen stellt sich der Druckausgleich durch das Zusammenziehen der Plastikflasche her.
Händehygiene	Führen Sie eine hygienische Händedesinfektion durch. Ziehen Sie Einmalhandschuhe an.	Indikation 2 der hygienischen Händedesinfektion wird eingehalten. Einmalhandschuhe dienen dem Selbstschutz.
Infusion abhängen	Öffnen Sie die beiden sterilen Verschlusskonen und legen Sie diese griffbereit ab. Öffnen Sie die steril verpackten Tupfer und tränken Sie diese mit alkoholischem Hautdesinfektionsmittel. Öffnen und entlüften Sie die Fertigspüllösung. Ziehen Sie Einmalhandschuhe an. Schließen Sie die Rollklemme am Infusionssystem vollständig und legen Sie einen unsterilen Tupfer unter den Verschlusskonus der PVVK. Lockern Sie den Luer-Lock-Ansatz des Infusionssystems und fixieren Sie den Infusionsschlauch an der Kerbe neben der Rollklemme. Desinfizieren Sie die Konnektionsstelle der PVVK. Entnehmen Sie die Fertigspüllösung und konnektieren Sie diese mit dem Luer-Lock-Ansatz der PVVK. Verschließen Sie den Infusionsschlauch mit dem dafür vorbereiteten Konus. Spülen Sie die PVVK. Entfernen Sie die Fertigspüllösung und verschließen Sie die PVVK mit dem Konus, ohne diesen an der Konnektionsstelle zu berühren.	! Drücken Sie etwa 2–3 cm oberhalb der Einstichstelle die Vene mit zwei Fingern leicht ab. Ein Austreten von Blut aus der PVVK wird vermieden. ! Drücken Sie etwa 2–3 cm oberhalb der Einstichstelle die Vene mit zwei Fingern leicht ab. Ein Austreten von Blut aus der PVVK wird vermieden.
Händehygiene	Ziehen Sie die Einmalhandschuhe aus. Führen Sie eine hygienische Händedesinfektion durch.	Indikation 3 der hygienischen Händedesinfektion wird eingehalten.

Handlung	Beschreibung	Begründung/Hinweise
VORBEREITUNG – ANSCHLIESSEN DER INFUSION		
Sich informieren	Informieren Sie sich in der Patientinnendokumentation über die angeordnete Infusion. Prüfen Sie diese mittels der 6-R-Regel.	Information und Kontrolle erhöhen die Patientinnensicherheit und vermeiden Verwechslungen.
Material	Bereiten Sie die Materialien auf einem desinfizierten Tablett vor: ■ Hände- und Flächendesinfektionsmittel ■ Alkoholisches Hautdesinfektionsmittel ■ Sterile Tupfer ■ Unsterile Tupfer ■ Fertigspüllösung ■ Einmalhandschuhe ■ Ggf. Einmalunterlage ■ Ggf. Pflasterstreifen (zur Fixierung des Infusionsschlauches)	Sie stellen sicher, dass alle notwendigen Materialen vorhanden sind und vermeiden unnötige Arbeitswege. ! In 5–20 % der Fälle sind 3-Wege-Hähne sowie sämtliche Zuspritzmöglichkeiten mikrobiell besiedelt. Daher wird eine Desinfektion dieser Stellen vor dem weiteren Gebrauch empfohlen.
DURCHFÜHRUNG – ANSCHLIESSEN DER INFUSION		
Anwesenheitstaste	Schalten Sie beim Betreten des Zimmers die Anwesenheitstaste ein.	Die Anwesenheitstaste markiert am Gang die Anwesenheit der Pflegeperson im Zimmer.
Arbeitsplatz	Desinfizieren Sie die Arbeitsfläche und stellen Sie das Tablett ab.	Alle Materialien sind gut erreichbar, ein störungsfreier Ablauf ist möglich.
Händehygiene	Führen Sie eine hygienische Händedesinfektion durch.	Indikation 1 der hygienischen Händedesinfektion wird eingehalten.
Identifikation	Stellen Sie die Identität der Patientin mittels 2-Merkmale-Methode fest.	Die Patientinnensicherheit wird durch die Anwendung der 2-Merkmale-Methode erhöht.
Information	Erklären Sie Anlass und Vorgehen der Intervention.	Informationen fördern Akzeptanz und Vertrauen.
Positionierung	Bringen Sie das Bett auf Arbeitshöhe.	Rückenschonendes Arbeiten ist gewährleistet.
Sicherheit gewährleisten	Überprüfen Sie die Infusion auf folgende Kriterien: ■ Korrekte Füllung der Tropfkammer ■ Luftleeres Infusionssystem ■ Fixierung der Infusion (Bett oder Infusionsständer)	! Die Tropfkammer ist zu zwei Drittel bzw. bis zur Markierung gefüllt. Das Belüftungsventil soll nur bei Glasinfusionsflaschen geöffnet werden, bei Plastikflaschen stellt sich der Druckausgleich durch das Zusammenziehen der Plastikflasche her.
	Prüfen Sie die Einstichstelle der PVVK auf Entzündungszeichen.	! Beobachtete Entzündungszeichen müssen unvermittelt weitergeleitet werden. Sollte eine lokale Infektion bestehen/diagnostiziert werden, muss die PVVK sofort entfernt werden.
Händehygiene	Führen Sie eine hygienische Händedesinfektion durch. Ziehen Sie Einmalhandschuhe an.	Indikation 2 der hygienischen Händedesinfektion wird eingehalten. Einmalhandschuhe dienen dem Selbstschutz.
Infusion anschließen	Öffnen Sie die steril verpackten Tupfer und tränken Sie diese mit alkoholischem Hautdesinfektionsmittel. Öffnen und entlüften Sie die Fertigspüllösung.	

SITUATION AUS DER PRAXIS

Handlung	Beschreibung	Begründung/Hinweise
	Lockern Sie den Konus an der PVVK und entfernen Sie den Konus am Infusionssystem. Drücken Sie die Vene ca. 2–3 cm oberhalb der Einstichstelle mit zwei Fingern leicht ab und entfernen Sie den Konus an der Venenverweilkanüle. Desinfizieren Sie die Konnektionsstelle. Spülen Sie die PVVK. Schließen Sie die Infusion kontaminationsfrei an und öffnen Sie die Rollklemme. Regulieren Sie die Tropfgeschwindigkeit nach ärztlicher Anordnung. Fixieren Sie den Infusionsschlauch, ohne ihn abzuknicken, mit einem Pflasterstreifen. Informieren Sie die Patientin über das richtige Verhalten bei laufender Infusion.	! Die Öffnung am Infusionssystem darf nicht berührt werden. Richtiges Einstellen und die Kontrolle der Tropfgeschwindigkeit stellen sicher, dass die Infusion im angeordneten Zeitraum verabreicht wird: 20 Tropfen = 1 ml (bei Standardinfusionssystemen). ! Wenn die Infusion nicht tropft, niemals die Infusionsleitung zusammendrücken bzw. pumpen.
Händehygiene	Ziehen Sie die Einmalhandschuhe aus und führen Sie eine hygienische Händedesinfektion durch.	Indikation 3 der hygienischen Händedesinfektion wird eingehalten.

Handlung	Beschreibung	Begründung/Hinweise
NACHBEREITUNG		
Positionierung	Unterstützen Sie die Patientin bei der Positionierung. Decken Sie die Patientin zu und stellen Sie das Bett auf Ausgangshöhe zurück.	Das Wohlbefinden und die Sicherheit der Patientin sind gewährleistet.
Arbeitsplatz	Entsorgen Sie das Material, desinfizieren Sie die Arbeitsfläche und machen Sie einen abschließenden „Rundumblick".	! Rufanlage in Reichweite!
Händehygiene	Führen Sie eine hygienische Händedesinfektion durch.	Indikation 4 der hygienischen Händedesinfektion wird eingehalten.
Anwesenheitstaste	Schalten Sie die Anwesenheitstaste aus.	Wenn Sie das Licht nicht ausschalten, besteht die Gefahr, dass ein Alarm ausgelöst wird.
Dokumentation	Führen Sie die Dokumentation den Vorgaben entsprechend durch.	Eine vollständige Dokumentation gewährleistet den Informationsfluss und dient der Qualitätssicherung.

Reflektieren Sie die praktische Umsetzung der durchgeführten Pflegehandlungen!
Kriterien und Fragen zur Selbst- und Fremdreflexion sind als Kopiervorlage in der TRAUNER-DigiBox vorhanden.

Die Infusion tropft nicht

Frau Rübner kommt von der Untersuchung zurück. Sie werden beauftragt, die Infusion wieder zu konnektieren und richtig dosiert zu verabreichen. Als Sie die Infusion aufdrehen, läuft diese leider nicht. Zusätzlich gibt Frau Rübner an, dass die Einstichstelle schmerzt.

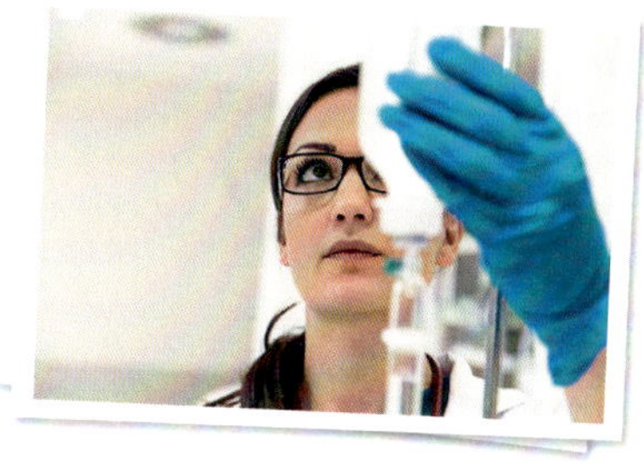

AUFGABEN ZUR VERTIEFUNG

1. Nennen Sie mögliche Gründe für das „Nichtfunktionieren" einer PVVK.

2. Welche Informationen müssen Sie Frau Rübner nach dem Anschluss der Infusion unbedingt geben?

3. Listen Sie Punkte auf, die bei einer schmerzenden Einstichstelle zu beachten sind, worauf diese hinweisen und wie in diesem Fall vorzugehen ist.

SITUATION AUS DER PRAXIS

Eine subkutane Infusion ist notwendig …

Frau Hermine Küstner, 87 Jahre alt, lebt in einem Pflegeheim. Frau Küstner trinkt sehr wenig. Aufgrund der schon länger andauernden sommerlichen Temperaturen und der geringen Trinkmenge ist eine ausreichende orale Flüssigkeitsaufnahme nicht gewährleistet. Frau Küstner weist seit zwei Tagen Zeichen einer leichten bis mittelschweren Dehydratation auf. Der hinzugezogene Hausarzt verordnet die Verabreichung einer subkutanen Infusionslösung.

Handlungsablauf – Vorbereitung einer wirkstofflosen Infusion und Anlage einer subkutanen Infusion

Handlung	Beschreibung	Begründung/Hinweise
Vorbereitung der Materialien		
Sich informieren	Informieren Sie sich in der Patientinnendokumentation über die angeordnete Infusion. Prüfen Sie diese mittels der 6-R-Regel.	Information und Kontrolle erhöhen die Patientinnensicherheit und vermeiden Verwechslungen.
Material zur Vorbereitung der Infusionslösung	Bereiten Sie die Materialien auf einer desinfizierten Arbeitsfläche vor: ■ Hände- und Flächendesinfektionsmittel ■ Alkoholisches Hautdesinfektionsmittel ■ Sterile Tupfer ■ Unsterile Tupfer ■ Infusionslösung ■ Etikett mit Patientinnendaten ■ Steriles Schwerkraft-Infusionssystem ■ Einmalhandschuhe	Sie stellen sicher, dass alle notwendigen Materialen vorhanden sind und vermeiden unnötige Arbeitswege.

Handlung	Beschreibung	Begründung/Hinweise
Material zur Anlage einer subkutanen Infusion	Bereiten Sie die Materialien auf einem desinfizierten Tablett vor: ■ Hände- und Flächendesinfektionsmittel ■ Alkoholisches Hautdesinfektionsmittel ■ Unsterile Tupfer ■ Vorbereitete Infusionslösung ■ Ggf. Infusionsständer ■ Geeignete Kanüle (z. B. Butterfly) ■ Transparentverband zur Fixierung ■ Ggf. Pflasterstreifen (zur Fixierung des Infusionsschlauches)	Sie stellen sicher, dass alle notwendigen Materialen vorhanden sind und vermeiden unnötige Arbeitswege.
DURCHFÜHRUNG – SUBKUTANE INFUSION VORBEREITEN		
Arbeitsplatz	Desinfizieren Sie die Arbeitsfläche.	
Händehygiene	Führen Sie eine hygienische Händedesinfektion durch.	Indikation 2 der hygienischen Händedesinfektion wird eingehalten.
Verschluss der Infusionslösung entfernen	Stellen Sie die Infusionslösung vor sich auf der Arbeitsfläche ab. Kontrollieren Sie die Infusionslösung auf Unversehrtheit und Ablaufdatum. Entfernen Sie den Verschluss der Infusionslösung und desinfizieren Sie ggf. die Gummimembran, beachten Sie die Einwirkzeit.	Die Kontrolle der Unversehrtheit der Verpackung, der Siegelnähte, des Etiketts und der Produktbeschreibung erhöht die Patientinnensicherheit. **!** Beachten Sie zur Desinfektion der Gummimembran die Vorgaben des Herstellers.
Schwerkraft-Infusionssystem vorbereiten	Öffnen Sie die Verpackung des Infusionssystems mittels Peel-off-Technik und prüfen Sie, ob der Belüftungsfilter und die Rollklemme geschlossen sind.	Ist der Belüftungsfilter offen, kann er feucht werden und dadurch unbrauchbar werden.
Dorn einstechen	Stechen Sie den Dorn des Infusionssystems bis zum Anschlag in die Gummimembran. Stellen Sie die vorbereitete Infusionslösung auf das desinfizierte Tablett.	**!** Beachten Sie die Wahrung der Asepsis.
DURCHFÜHRUNG – ANLAGE DER SUBKUTANEN INFUSION		
Anwesenheitstaste	Schalten Sie beim Betreten des Zimmers die Anwesenheitstaste ein.	Die Anwesenheitstaste markiert am Gang die Anwesenheit der Pflegeperson im Zimmer.
Arbeitsplatz	Desinfizieren Sie die Arbeitsfläche und stellen Sie das Tablett ab.	Alle Materialien sind gut erreichbar, ein störungsfreier Ablauf ist möglich.
Händehygiene	Führen Sie eine hygienische Händedesinfektion durch.	Indikation 1 der hygienischen Händedesinfektion wird eingehalten.
Identifikation	Stellen Sie die Identität der Patientin mittels der 2-Merkmale-Methode fest.	Die Patientinnensicherheit wird durch die Anwendung der 2-Merkmale-Methode erhöht.

Handlung	Beschreibung	Begründung/Hinweise
Information	Erklären Sie Anlass und Vorgehen der Intervention.	Informationen fördern Akzeptanz und Vertrauen.
Infusionslösung aufhängen	Hängen Sie die Infusionslösung am Infusionsständer oder an der dafür vorgesehenen Vorrichtung am Patientinnenbett auf.	! Das Füllen der Tropfkammer und des Infusionssystems hat erst unmittelbar vor der Verabreichung der Infusion zu geschehen.
Tropfkammer füllen	Füllen Sie die Tropfkammer durch Komprimieren zu zwei Drittel (bzw. bis zur Markierung).	! Wenn die Tropfkammer zu wenig gefüllt ist, entstehen Luftblasen im Infusionssystem.
Rollklemme öffnen	Öffnen Sie langsam die Rollklemme und füllen Sie das Schlauchsystem blasenfrei.	
Rollklemme schließen	Schließen Sie die Rollklemme, wenn das Schlauchsystem vollständig gefüllt ist. Prüfen Sie das System auf Luftblasen. Fixieren Sie den Infusionsschlauch an der Kerbe neben der Rollklemme.	
Positionierung	Bringen Sie das Bett auf Arbeitshöhe.	Rückenschonendes Arbeiten ist gewährleistet.
Händehygiene	Führen Sie eine hygienische Händedesinfektion durch und ziehen Sie Einmalhandschuhe an.	Indikation 2 der hygienischen Händedesinfektion wird eingehalten.
Sterile Materialien vorbereiten	Bereiten Sie die sterilen Materialien unter Einhaltung der Asepsis vor.	
Injektionsstelle vorbereiten	Wählen Sie eine geeignete Injektionsstelle am Oberschenkel oder Bauch aus und desinfizieren Sie diese.	
Kanüle setzen	Bilden Sie mit dem Daumen und dem Zeigefinger eine Hautfalte und führen Sie die Kanüle in einem geeigneten Punktionswinkel ein.	! Je nach Art der Kanüle muss diese vorab entlüftet/befüllt werden. ! Die Butterfly-Kanüle wird in einem Winkel von 30 bis 45 Grad platziert.
Transparentverband anbringen	Fixieren Sie die Kanüle in der vorgesehenen Position mit dem Transparentverband.	
Infusion anschließen	Schließen Sie die Infusion kontaminationsfrei an und öffnen Sie die Rollklemme. Regulieren Sie die Tropfgeschwindigkeit nach ärztlicher Anordnung.	! Richtiges Einstellen und die Kontrolle der Tropfgeschwindigkeit stellen sicher, dass die Infusion im angeordneten Zeitraum verabreicht wird: 20 Tropfen = 1 ml (bei Standardinfusionssystemen).
Händehygiene	Ziehen Sie die Einmalhandschuhe aus und führen Sie eine hygienische Händedesinfektion durch.	Indikation 3 der hygienischen Händedesinfektion wird eingehalten.

NACHBEREITUNG		
Positionierung	Unterstützen Sie die Patientin bei der Positionierung. Decken Sie die Patientin zu, stellen Sie das Bett auf Ausgangshöhe zurück und machen Sie einen abschließenden „Rundumblick".	Das Wohlbefinden und die Sicherheit der Patientin sind gewährleistet. ! Rufanlage in Reichweite!
Arbeitsplatz	Entsorgen Sie das Material, desinfizieren Sie die Arbeitsfläche.	
Händehygiene	Führen Sie eine hygienische Händedesinfektion durch.	Indikation 4 der hygienischen Händedesinfektion wird eingehalten.
Anwesenheitstaste	Schalten Sie die Anwesenheitstaste aus.	Wenn Sie das Licht nicht ausschalten, besteht die Gefahr, dass ein Alarm ausgelöst wird.
Dokumentation	Führen Sie die Dokumentation den Vorgaben entsprechend durch.	Eine vollständige Dokumentation gewährleistet den Informationsfluss und dient der Qualitätssicherung.

HANDLUNGSABLAUF – ENTFERNEN EINER SUBKUTANEN INFUSION

Handlung	Beschreibung	Begründung/Hinweise
VORBEREITUNG		
Sich informieren	Informieren Sie sich in der Patientinnendokumentation über die zu entfernende Infusion.	Information und Kontrolle erhöhen die Patientinnensicherheit und vermeiden Verwechslungen.
Material	Bereiten Sie die Materialien auf einem desinfizierten Tablett vor: ■ Hände- und Flächendesinfektionsmittel ■ Unsterile Tupfer ■ Nadelabwurfbehälter ■ Einmalhandschuhe ■ Ggf. Pflaster (kleiner Wundschnellverband)	Sie stellen sicher, dass alle notwendigen Materialien vorhanden sind und vermeiden unnötige Arbeitswege.
DURCHFÜHRUNG		
Anwesenheitstaste	Schalten Sie beim Betreten des Zimmers die Anwesenheitstaste ein.	Die Anwesenheitstaste markiert am Gang die Anwesenheit der Pflegeperson im Zimmer.
Arbeitsplatz	Desinfizieren Sie die Arbeitsfläche und stellen Sie das Tablett ab.	Alle Materialien sind gut erreichbar, ein störungsfreier Ablauf ist möglich.
Händehygiene	Führen Sie eine hygienische Händedesinfektion durch.	Indikation 1 der hygienischen Händedesinfektion wird eingehalten.
Identifikation	Stellen Sie die Identität der Patientin mittels der 2-Merkmale-Methode fest.	Die Patientinnensicherheit wird durch die Anwendung der 2-Merkmale-Methode erhöht.
Information	Erklären Sie den Anlass und das Vorgehen der Intervention.	Informationen fördern Akzeptanz und Vertrauen.
Positionierung	Bringen Sie das Bett auf Arbeitshöhe.	Rückenschonendes Arbeiten ist gewährleistet.

SITUATION AUS DER PRAXIS

Handlung	Beschreibung	Begründung/Hinweise
Händehygiene	Führen Sie eine hygienische Händedesinfektion durch und ziehen Sie Einmalhandschuhe an.	Indikation 2 der hygienischen Händedesinfektion wird eingehalten.
Entfernen der Kanüle	Nehmen Sie den Folienverband ab und entsorgen Sie diesen. Legen Sie den unsterilen Tupfer auf die Einstichstelle und ziehen Sie die Kanüle langsam heraus. Entsorgen Sie diese im Nadelabwurfbehälter. Legen Sie bei Bedarf auf der Einstichstelle einen kleinen Wundschnellverband an.	
Händehygiene	Ziehen Sie die Einmalhandschuhe aus und führen Sie eine hygienische Händedesinfektion durch.	Indikation 3 der hygienischen Händedesinfektion wird eingehalten.
NACHBEREITUNG		
Positionierung	Unterstützen Sie die Patientin bei der Positionierung. Decken Sie die Patientin zu, stellen Sie das Bett auf Ausgangshöhe zurück und machen Sie einen abschließenden „Rundumblick".	Das Wohlbefinden und die Sicherheit der Patientin sind gewährleistet. ! Rufanlage in Reichweite!
Arbeitsplatz	Entsorgen Sie das verwendete Material und desinfizieren Sie die Arbeitsfläche.	
Händehygiene	Führen Sie eine hygienische Händedesinfektion durch.	Indikation 4 der hygienischen Händedesinfektion wird eingehalten.
Anwesenheitstaste	Schalten Sie die Anwesenheitstaste aus.	Wenn Sie das Licht nicht ausschalten, besteht die Gefahr, dass ein Alarm ausgelöst wird.
Dokumentation	Führen Sie die Dokumentation den Vorgaben entsprechend durch.	Eine vollständige Dokumentation gewährleistet den Informationsfluss und dient der Qualitätssicherung.

Reflektieren Sie die praktische Umsetzung der durchgeführten Pflegehandlungen!
Kriterien und Fragen zur Selbst- und Fremdreflexion sind als Kopiervorlage in der TRAUNER-DigiBox vorhanden.

AUFGABEN ZUR VERTIEFUNG

Die Infusion tropft nicht

Frau Hermine Küstner bekommt seit gestern 500 ml Infusionslösung subkutan verabreicht. Die heutige Infusion wurde am Vormittag nach der Körperpflege angehängt. Jetzt ist es Mittag, Sie kommen ins Zimmer zu Frau Küstner und bemerken, dass die Infusion nicht tropft.

1. Welche Maßnahmen sind zu setzen, wenn die Infusion nicht läuft?

2. Welche weiteren Probleme können auftreten? Wie können Sie diesen entgegenwirken?

AUFGABEN ZUM WISSENSTRANSFER

Transferaufgabe – Schwerpunkt Akutkrankenhaus

Herr Kurt Liebig, 62 Jahre alt, ist aufgrund einer akuten Gastritis stationär im Krankenhaus. Seine Beschwerden haben sich durch die laufende Infusionstherapie deutlich gebessert. Heute fühlt er sich so weit fit, dass er zur Körperpflege ins Badezimmer gehen kann. Er braucht dafür aber Ihre Unterstützung. Bevor Sie ihn ins Bad begleiten, bittet er Sie darum, die Infusion abzuhängen.

1. Beschreiben Sie, wie Sie in der aktuellen Situation vorgehen. Was müssen Sie und Herr Liebig bezüglich der Diskonnektion einer Infusion wissen?

2. Erläutern Sie, wie Sie die korrekte Laufgeschwindigkeit bei einer Infusion einstellen können und nach welchen Vorgaben Sie vorgehen sollen.

3. Erinnern Sie sich an eine Patientin/einen Patienten im letzten Praktikum, die/der eine laufende Infusionstherapie hatte? Wie wurde mit dem Thema Diskonnektion einer laufenden Infusion umgegangen? Welche Maßnahmen wurden gesetzt und wie wurden diese begründet? Beschreiben Sie kurz die Situation der Patientin/des Patienten und Ihre Beobachtungen.

Transferaufgabe – Schwerpunkt häusliche Pflege

Herr Friedrich Vogel, 76 Jahre alt, leidet seit mehreren Jahren an Morbus Parkinson. Er wird von seinen Angehörigen, die von der Hauskrankenpflege unterstützt werden, zu Hause betreut. Seit zwei Tagen hat Herr Vogel Diarrhö, die Ursache ist nicht geklärt. Er weist bereits Zeichen einer Dehydration auf.

1. Beschreiben Sie ein Beispiel aus der Praxis, wo Sie Zeichen einer Dehydratation beobachtet haben.

2. Wie viel Flüssigkeit kann subkutan in einem bestimmten Zeitraum resorbiert werden?

3. Welche Vorteile hat eine subkutane Infusion gegenüber einer intravenösen Infusion?

Klistier

Obstipation ist im pflegerischen Bereich ein häufiges Problem. Aufgrund von Bewegungsmangel, Änderung der Essgewohnheiten oder der Gabe von unterschiedlichen Arzneimitteln kann es zu Veränderungen des Stuhlverhaltens kommen, welche die Patientinnen und Patienten stark belasten. Die Instruktion in Bezug auf Ernährung und Bewegung ist Teil der Obstipationsprophylaxe. Die Stuhlausscheidung kann durch die Gabe eines Klistiers unterstützt werden.

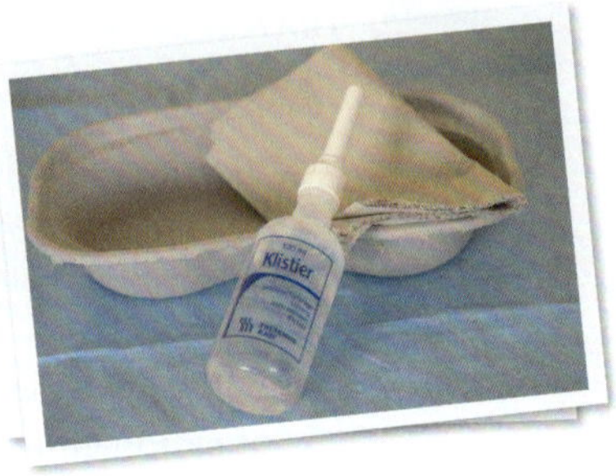

KOMPETENZEN

Lernziele

- Die/Der Auszubildende kennt Maßnahmen zur Obstipationsprophylaxe und kann Patientinnen und Patienten entsprechend instruieren.
- Die/Der Auszubildende bereitet (ärztlich angeordnete) Maßnahmen der medizinischen Diagnostik und Therapie, z. B. Verabreichung eines Klistiers, unter Beachtung rechtlicher, hygienischer und administrativ erforderlicher Vorgaben vor und führt diese durch.
- Die/Der Auszubildende interpretiert Beobachtungen und setzt entsprechende Maßnahmen bei der Nachsorge.

Klistier

Wissen	Fertigkeiten	Haltungen
Die/Der Auszubildende ...	**Die/Der Auszubildende ...**	**Die/Der Auszubildende ...**
▪ kann die Anatomie und Physiologie des Verdauungstraktes wiedergeben. ▪ erläutert Formen und Ursachen der Obstipation. ▪ kennt pflegerische Maßnahmen zur Obstipationsprophylaxe. ▪ erläutert die Wirkungsweise von Laxantien. ▪ nennt Indikationen und Kontraindikationen für Klistiere, Einläufe und Darmspülungen. ▪ beschreibt die Vorgehensweise bei der Verabreichung von Klistieren und Darmspülungen. ▪ kennt die hygienischen Richtlinien. ▪ kennt die rechtlichen Rahmenbedingungen.	▪ informiert die Patientin/den Patienten verständlich und klar. ▪ hält sich an die hygienischen Richtlinien. ▪ bereitet das Material für die Verabreichung eines Klistiers vor. ▪ setzt das Einmalmaterial wirtschaftlich und nach den hygienischen Richtlinien ein. ▪ beherrscht die Technik der Verabreichung eines Klistiers. ▪ beobachtet und beurteilt bei der Durchführung die Patientin/den Patienten. ▪ beurteilt die Ausscheidung.	▪ zeigt Verständnis für Angst und Unsicherheit der Patientin/des Patienten. ▪ ist bei der Handlung aufmerksam und konzentriert. ▪ akzeptiert Wünsche und Bedürfnisse der Patientin/des Patienten. ▪ achtet auf die Wahrung der Intimsphäre. ▪ achtet auf den Eigenschutz. ▪ begegnet der Patientin/dem Patienten in den unterschiedlichen Settings mit Respekt, Wertschätzung und Empathie.

ABFRAGE VON VORWISSEN

WissensCheck

Frage 1 Was wird unter Obstipation verstanden und welche Formen werden unterschieden?

Frage 2 Nennen Sie Indikationen für Klistiere.

Frage 3 Über welche Mechanismen wirken Klistiere? Erläutern Sie diese näher.

Frage 4 Einläufe haben eine geringere Spüllösungsmenge als Klistiere.

☐ Richtig ☐ Falsch

Frage 5 Kreuzen Sie die Kontraindikationen für die Verabreichung von Klistieren an:

☐ Ausgeprägte Obstipation
☐ Akute Peritonitis
☐ Dünn- und Dickdarmuntersuchungen
☐ Perforation des Darms
☐ Vor Operationen
☐ Mechanischer Ileus
☐ Darmatonie
☐ Kontrastmitteleinlauf
☐ Vaginalfistel
☐ Fissuren im Analbereich
☐ Arzneimittel einbringen

Frage 6 Wie positionieren Sie die Patientin/den Patienten im Bett zum Verabreichen des Klistiers?

Frage 7 Woraus setzt sich der normale Stuhl zusammen?

Frage 8 Welche Beimengungen im Stuhl sind mit bloßem Auge nicht erkennbar?

Frage 9 Stuhlinkontinenz ist die Fähigkeit, den Stuhl willentlich zurückzuhalten und zu entleeren.

☐ Richtig ☐ Falsch

Frage 10 Nennen Sie die Beobachtungskriterien bei der Stuhlausscheidung.

ABFRAGE VON VORWISSEN

Frage 11 Was sind mögliche Ursachen für Farbveränderungen des Stuhls? Ordnen Sie mit Linien richtig zu.

1. **Grünlich-flüssig**	a) Verzehr von grünem Gemüse, Spinat oder Salat
2. **Hellrote Blutauflagerungen**	b) Salmonellen-meldepflichtige Infektionskrankheit
3. **Rotbraun bis dunkelrot**	c) Verzehr von roten Rüben
4. **Schwarz**	d) Blutungen im oberen Dickdarm
5. **Grünbraun**	e) Blutung aus Hämorrhoiden, Fissuren oder Dickdarmpolypen
6. **Rotbraun**	f) Teerstuhl, Melaena, Blutungen im oberen Verdauungstrakt

SITUATION AUS DER PRAXIS

Herr Manfred Kober hat Schwierigkeiten beim Stuhlgang …

Herr Manfred Kober, 65 Jahre alt, klagt seit Jahren über bestehenden klumpigen, harten Stuhl, häufigen Stuhldrang und Verstopfung. Weiters gibt er an, ständig Unterbauchschmerzen, Völlegefühl und Blähungen zu haben. Herr Kober hat seit seiner Hüftoperation vor einem Jahr chronische Schmerzen. Er sagt auch: „Trinken mag ich nicht so viel, da muss ich immer so oft auf die Toilette. Sie wissen ja, meine Prostatahypertrophie.“ Da orale Laxantien nicht helfen, wurde die Verabreichung eines Klistiers vom diensthabenden Arzt angeordnet.

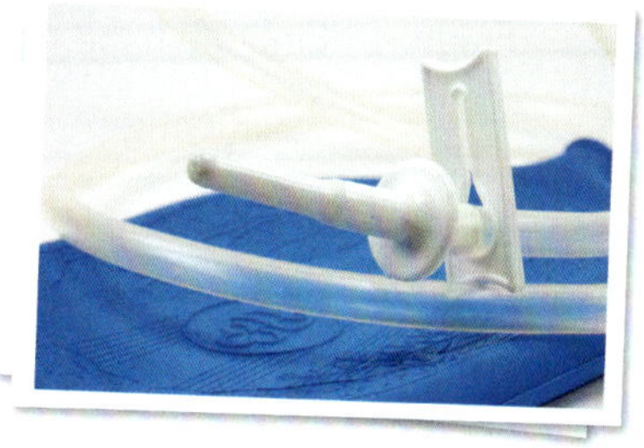

Handlungsablauf – Verabreichung eines Klistiers

Handlung	Beschreibung	Begründung/Hinweise
Vorbereitung		
Sich informieren	Informieren Sie sich in der Patientendokumentation über die angeordnete Verabreichung des Klistiers mittels der 6-R-Regel.	Information und Kontrolle erhöhen die Patientensicherheit und vermeiden Verwechslungen.
Material	Bereiten Sie die Materialien auf einem desinfizierten Tablett vor: ■ Hände- und Flächendesinfektionsmittel ■ Klistier ■ Ggf. Gleitmittel (z. B. Vaseline) ■ Einmalunterlage, Zellstoff ■ Einmalhandschuhe ■ Abwurfbeutel ■ Einmalschutzschürze ■ Ggf. Steckbecken, Toilettenstuhl bzw. Inkontinenzversorgung	Sie stellen sicher, dass alle notwendigen Materialien vorhanden sind und vermeiden unnötige Arbeitswege.
Durchführung		
Anwesenheitstaste	Schalten Sie beim Betreten des Zimmers die Anwesenheitstaste ein.	Die Anwesenheitstaste markiert am Gang die Anwesenheit der Pflegeperson im Zimmer.

Handlung	Beschreibung	Begründung/Hinweise
Arbeitsplatz	Desinfizieren Sie die Arbeitsfläche und stellen Sie das Tablett ab.	Alle Materialien sind gut erreichbar, ein störungsfreier Ablauf ist möglich. Die Intimsphäre des Patienten ist gewahrt.
Händehygiene	Führen Sie eine hygienische Händedesinfektion durch.	Indikation 1 der hygienischen Händedesinfektion wird eingehalten.
Identifikation	Stellen Sie die Identität des Patienten mittels der 2-Merkmale-Methode fest.	Die Patientensicherheit wird durch die Anwendung der 2-Merkmale-Methode erhöht.
Information	Erklären Sie Anlass und Vorgehen der Intervention.	Informationen fördern Akzeptanz und Vertrauen.
Positionierung	Stellen Sie einen Sichtschutz auf. Bringen Sie das Bett auf Arbeitshöhe. Positionieren Sie den Patienten in einer flachen Linksseitenlage.	Rückenschonendes Arbeiten ist gewährleistet. Die Verteilung der Flüssigkeit wird in der Linksseitenlage aufgrund der anatomischen Gegebenheiten verbessert. Das Bett wird vor Verschmutzung geschützt.
Hygiene	Ziehen Sie Einmalschutzschürze und Einmalhandschuhe an.	Einmalschutzschürze und Einmalhandschuhe dienen dem Selbstschutz.
Klistier vorbereiten	Legen Sie die Einmalunterlage unter das Gesäß. Nehmen Sie die Schutzkappe des Klistiers ab. Tragen Sie ggf. das Gleitmittel auf den Applikator des Klistiers auf.	Das Gleitmittel erhöht die Gleitfähigkeit des Applikators.
Klistier verabreichen	Führen Sie mit drehender Bewegung den Applikator des Klistiers ein. Bei Widerstand muss der Applikator zurückgezogen werden. Bitten Sie den Patienten, ruhig zu atmen und nicht mehr zu pressen. Lassen Sie die Spülflüssigkeit langsam einfließen, indem Sie die Flasche von hinten beginnend ausdrücken und gleichzeitig einrollen. Bringen Sie nur so viel Flüssigkeit ein, wie es für den Patienten erträglich ist.	! Eine leichte Drehbewegung erleichtert das Einführen. Ein weiteres Vorschieben könnte Verletzungen verursachen. Durch einen ruhigen Atemrhythmus wird eine weitgehende Entspannung angeregt. Das Einrollen verhindert ein Rückfließen von Flüssigkeit. Klistiere enthalten mehr Flüssigkeit, als für eine wirksame Anwendung erforderlich ist, es bleibt daher ein Flüssigkeitsrest in der Flasche zurück.

Handlung	Beschreibung	Begründung/Hinweise
Klistier zurückziehen	Fordern Sie den Patienten auf, den Schließmuskel anzuspannen. Ziehen Sie das Klistier zusammengerollt vorsichtig zurück und stülpen Sie einen Einmalhandschuh über das Klistier.	Es erleichtert das Zurückhalten der Flüssigkeit. Das Abstreifen der Einmalhandschuhe über das kontaminierte Material reduziert die Gefahr weiterer Kontaminationen.
Händehygiene	Ziehen Sie den anderen Einmalhandschuh und die Einmalschutzschürze aus und führen Sie eine hygienische Händedesinfektion durch.	Indikation 3 der hygienischen Händedesinfektion wird eingehalten.
Information	Fordern Sie den Patienten auf, die Flüssigkeit so lange wie möglich zu halten. Ermöglichen Sie die Defäkation nach Wunsch des Patienten.	Die Wirkung des Klistiers wird bei längerer Verweildauer im Darm erhöht.
Nachbereitung		
Positionierung	Unterstützen Sie den Patienten bei der Positionierung. Stellen Sie das Bett auf Ausgangshöhe zurück.	Das Wohlbefinden und die Sicherheit des Patienten sind gewährleistet.
Arbeitsplatz	Entfernen Sie den Sichtschutz. Entsorgen Sie das Material, desinfizieren Sie die Arbeitsfläche und machen Sie einen abschließenden „Rundumblick".	! Rufanlage in Reichweite!
Händehygiene	Führen Sie eine hygienische Händedesinfektion durch.	Indikation 4 der hygienischen Händedesinfektion wird eingehalten.
Anwesenheitstaste	Schalten Sie die Anwesenheitstaste aus.	Wenn Sie das Licht nicht ausschalten, besteht die Gefahr, dass ein Alarm ausgelöst wird.
Material	Ergänzen Sie das Material, reinigen und desinfizieren Sie das Tablett.	Vollständig einsatzbereite Pflegeartikel erhöhen die Effizienz der Tätigkeit und die Qualität in der Durchführung.
Dokumentation	Führen Sie die Dokumentation entsprechend den Vorgaben durch.	Eine vollständige Dokumentation gewährleistet den Informationsfluss und dient der Qualitätssicherung.

Reflektieren Sie die praktische Umsetzung der durchgeführten Pflegehandlungen!
Kriterien und Fragen zur Selbst- und Fremdreflexion sind als Kopiervorlage in der TRAUNER-DigiBox vorhanden.

AUFGABEN ZUR VERTIEFUNG

Herr Manfred Kober erhält ein Klistier

Die Verabreichung eines Klistiers ist Herrn Kober doch sehr unangenehm. Er ist in einem Dreibettzimmer untergebracht und seine „Zimmerkollegen" sind nicht in der Lage, selbstständig das Bett zu verlassen. Zudem befürchtet er noch stärkere Bauchschmerzen und ist besorgt, dass er es nicht rechtzeitig auf die Toilette schafft.

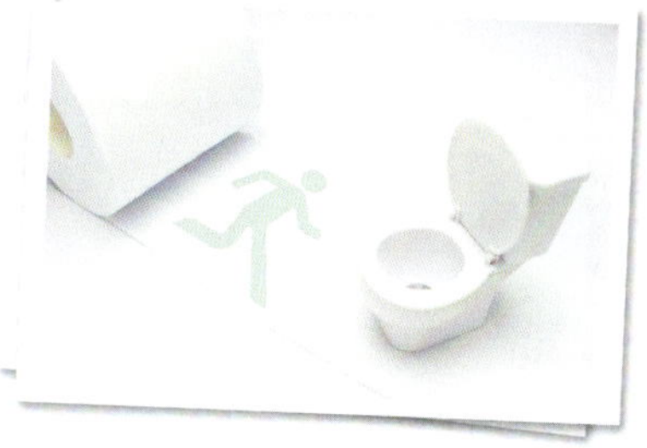

1. Nennen Sie Möglichkeiten, die Intimsphäre des Patienten zu wahren.

2. Erläutern Sie die Verdauungsvorgänge in den einzelnen Darmabschnitten.

3. Beschreiben Sie, worauf Sie beim Einbringen des Steckbeckens achten müssen.

AUFGABEN ZUM WISSENSTRANSFER

Transferaufgabe – Schwerpunkt Gastroenterologie

Frau Mariza Mantanović, 68 Jahre alt, wurde zu einer geplanten Koloskopie stationär auf der Chirurgischen Abteilung aufgenommen. Bei der letzten Untersuchung vor einem Jahr wurden mehrere Darmpolypen festgestellt. Frau Mantanović hat große Angst vor der Untersuchung, vor allem auch wegen der dazu erforderlichen Vorbereitung.

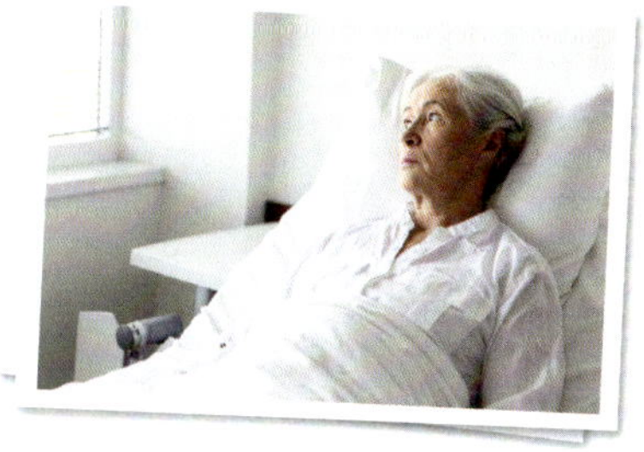

1. Wie bereiten Sie Patientinnen bzw. Patienten in der Praxis auf eine Koloskopie vor?

AUFGABEN ZUM WISSENSTRANSFER

2. Welche Aspekte sind auf der pflegerischen und psychischen Ebene zu beachten?

3. Welche Informationen geben Sie Patientinnen und Patienten nach einer Koloskopie und worauf achten Sie bei der Nahrungsverabreichung?

Transferaufgabe – Schwerpunkt Altenpflegeheim

Herr Olaf Hansen, 84 Jahre alt, ist nun seit drei Monaten im Altenheim „Zur Linde“ untergebracht und fühlt sich im Allgemeinen recht wohl. Zu Hause konnte er nicht mehr entsprechend seinen Bedürfnissen versorgt werden. Seine Tochter und Enkeltochter besuchen ihn regelmäßig und machen mit dem Rollstuhl ausgedehnte Spaziergänge mit ihm. Schwierigkeiten bereiten ihm die Toilettengänge. Er leidet immer wieder unter Obstipation.

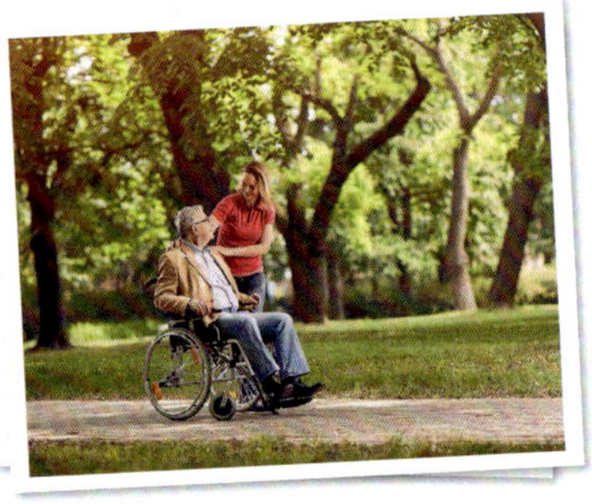

1. Nennen Sie Ursachen, die dazu führen können, dass Herr Hansen obstipiert ist.

2. Beschreiben Sie die digitale Ausräumung in den einzelnen Handlungsschritten.

3. Erläutern Sie unterschiedliche Möglichkeiten zur Obstipationsprophylaxe, die Sie in Ihrer Institution/auf Ihrer Station kennengelernt haben.

Medikamentendispensierung

Arzneimittel dienen vor allem der Heilung und Linderung von Krankheiten. Eine fachgerechte Medikamentengabe ist Voraussetzung für eine gelingende Therapie. Das Wissen über die Aufnahme, Verteilung und das Verhalten eines Stoffes im Körper sowie dessen Wirkprinzip, Abbau und Ausscheidung ist unabdingbare Voraussetzung für einen verantwortungsbewussten Umgang mit Medikamenten. Den Pflegepersonen obliegt es weiters, die Wirkung von Medikamenten zu beobachten, zu dokumentieren und weiterzuleiten.

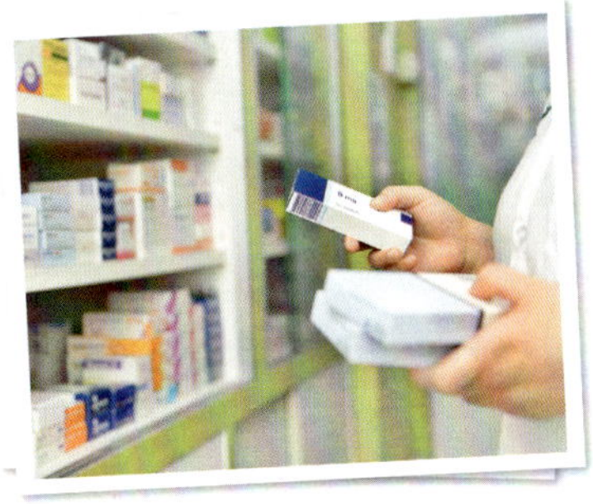

KOMPETENZEN

Lernziele

- Die/Der Auszubildende ist sich der Verantwortung der Verabreichung von Medikamenten bewusst, sie/er kennt die Wirkung und Nebenwirkungen der zu verabreichenden Medikamente.
- Die/Der Auszubildende dispensiert und verabreicht Medikamente in fester und flüssiger Form sowie zur transdermalen Anwendung.
- Die/Der Auszubildende hält Standards für die Dispensierung und die Verabreichung von Medikamenten durchgehend ein.

Medikamentendispensierung

Wissen

Die/Der Auszubildende ...

- kennt die Grundzüge von Aufnahme, Wirkung und Ausscheidung von Medikamenten im menschlichen Organismus.
- kann die unterschiedlichen Applikationsformen, die Wirkung und Nebenwirkungen von Medikamentengruppen erläutern.
- kann die 6-R-Regel wiedergeben.
- kann die Sicherheits- und Hygienebestimmungen der Medikamentengebarung erläutern.
- kennt die rechtlichen Rahmenbedingungen für die Dispensierung und Verabreichung von Medikamenten.
- kennt die Grundprinzipien der Medikamentenlagerung.

Fertigkeiten

Die/Der Auszubildende ...

- wendet durchgehend die 6-R-Regel an.
- dispensiert Medikamente in fester, flüssiger und transdermaler Form.
- informiert sich über die Wirkung und Nebenwirkungen der zu verabreichenden Medikamente.
- verabreicht die Medikamente der Applikationsform entsprechend.
- informiert die Patientin/den Patienten klar und situationsgerecht.
- beobachtet und überwacht bei Bedarf die Medikamenteneinnahme.

Haltungen

Die/Der Auszubildende ...

- ist sorgfältig im Umgang mit Medikamenten.
- achtet auf den Eigenschutz.
- beobachtet und meldet Veränderungen der Patientin/des Patienten vor dem Hintergrund möglicher Medikamentenebenwirkungen an diplomierte Pflegepersonen.
- achtet auf Anliegen und Bedürfnisse der Patientin/des Patienten.
- begegnet der Patientin/dem Patienten in den unterschiedlichen Settings mit Respekt, Wertschätzung und Empathie.

WissensCheck

Frage 1 Führen Sie fünf verschiedene Arzneimittelgruppen an.

Frage 2 Welche Darreichungsformen/Applikationsformen von Medikamentenwirkstoffen kennen Sie? Ordnen Sie die einzelnen Begriffe zu:

(1) bukkal	___ unter die Zunge
(2) gastrointestinal	___ in den After
(3) inhalativ	___ unter die Haut
(4) intrakutan (i.c.)	___ zu schlucken
(5) intramuskulär (i.m.)	___ auf/durch die Haut
(6) intravenös (i.v.)	___ durch Einatmen
(7) konjunktival	___ in die Vene
(8) kutan, perkutan, transdermal	___ in die Nase
(9) nasal	___ in die Scheide
(10) oral, peroral (p.o.)	___ auf die Augenbindehaut
(11) otal	___ in die Wangentasche
(12) rektal	___ in die Haut
(13) subkutan (s.c.)	___ in den Muskel
(14) sublingual (s.l.)	___ über den Magen-Darm-Trakt
(15) vaginal	___ in den Gehörgang

Frage 3 Beschriften Sie die Bereiche der 6-R-Regel.

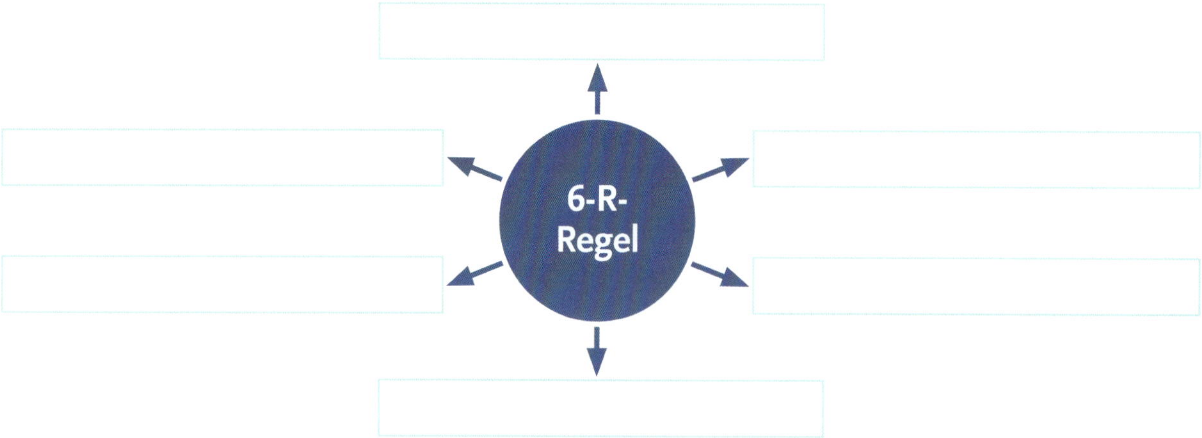

Frage 4 In welchen Punkten unterscheidet sich die 6-R-Regel von der 10-R-Regel?

ABFRAGE VON VORWISSEN

Frage 5 Was darf an Sie als Pflege(fach)assistent/in im Rahmen der Arzneimittelgabe delegiert werden?

Frage 6 Welche Informationen müssen Sie einer Patientin/einem Patienten geben, wenn diese/r glukokortikoidhaltige Dosieraerosole oder Pulverinhalatoren verwendet?

Frage 7 Welche Informationen brauchen Patientinnen und Patienten und Angehörige bezüglich der Anwendung transdermaler Pflaster?

Frage 8 Worauf ist bei der Verabreichung von Diuretika allgemein zu achten?

SITUATION AUS DER PRAXIS

Wie wirken meine Medikamente?

Frau Karin Zugmann, 78 Jahre alt, ist seit drei Tagen zur stationären Behandlung auf der Internen Abteilung. Sie ist schon jahrelang chronisch krank, die aktuelle Therapie wirkt nicht ausreichend. Im Rahmen des stationären Aufenthalts soll diese nun optimiert werden. Frau Zugmann nimmt eine Vielzahl von Medikamenten ein. Die Medikamente sind in fester, flüssiger und transdermaler Form für die Patientin vorzubereiten. Frau Zugmann möchte über die Wirkung des jeweiligen Präparates informiert werden.

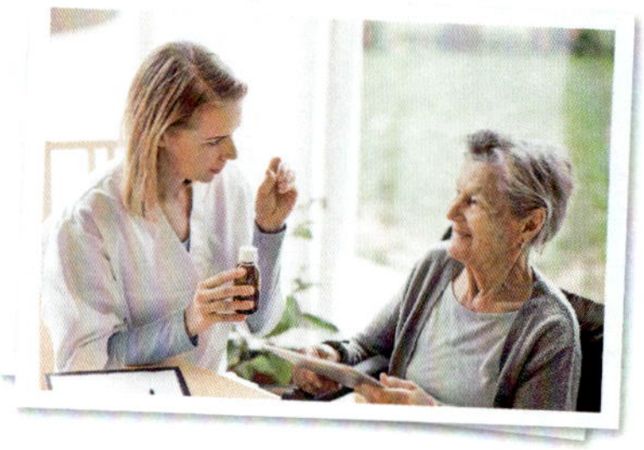

Handlungsablauf – Dispensierung/Verabreichung von Medikamenten

Handlung	Beschreibung	Begründung/Hinweise
Vorbereitung		
Sich informieren	Informieren Sie sich in der Patientinnendokumentation über die angeordneten Medikamente mittels der 6-R-Regel.	Die Information und Kontrolle erhöht die Patientinnensicherheit und vermeidet Verwechslungen.
Arbeitsplatz	Desinfizieren Sie die Arbeitsfläche.	
Händehygiene	Führen Sie eine hygienische Händedesinfektion durch.	Indikation 1 der hygienischen Händedesinfektion wird eingehalten.
Material	Bereiten Sie die Materialien vor: ■ Arzneimittel/-becher ■ Medikamentendispenser ■ Medikamententeiler ■ Einmalhandschuhe	Sie stellen sicher, dass alle notwendigen Materialien vorhanden sind und vermeiden unnötige Arbeitswege.
Durchführung – Dispensierung		
Sicherheit gewährleisten	Sorgen Sie in Ihrer Arbeitsumgebung für Ruhe. Prüfen Sie das Medikament dreimal auf die Richtigkeit (beim Herausholen aus dem Schrank, bei der Dispensierung, beim Wegstellen).	! Wenden Sie die 6-R-Regel an.
Arzneimittel in fester Form richten	Kontrollieren Sie den Medikamentendispenser auf die Korrektheit des Namens. Ziehen Sie ggf. Einmalhandschuhe an. Nehmen Sie die Medikamente aus der bereits angebrochenen Packung oder aus der Packung mit dem kürzest bevorstehenden Verfallsdatum. Drücken Sie, ohne die Tablette zu berühren, das Medikament heraus und lassen Sie es in den Dispenser fallen.	! Es sollte immer abgeklärt werden, ob eine Tablette zum Teilen geeignet ist. Die Einmalhandschuhe dienen dem Selbstschutz. ! Verwenden Sie für das Teilen einen Tablettenteiler. Dieser ist nach jeder Anwendung zu reinigen.

SITUATION AUS DER PRAXIS

Handlung	Beschreibung	Begründung/Hinweise
Tropfen richten	Öffnen Sie die Flasche und legen Sie den Verschluss mit dem Rand nach oben ab. Bedecken Sie den Boden des Medikamentenbechers mit Wasser (1–2 ml). Geben Sie die verordnete Menge Tropfen hinzu. Schließen Sie die Flasche. Füllen Sie den Medikamentenbecher mit Wasser auf.	Wenn das Wasser vorher und nachher in den Becher gegeben wird, kommt es zu einer optimalen Vermischung des Medikaments. **!** Verabreichen Sie orale Arzneimittel in flüssiger Form unmittelbar nach dem Herrichten.
Emulsionen und Suspensionen richten	Schütteln Sie ggf. die Flasche. Legen Sie den Verschluss mit dem Rand nach oben ab. Halten Sie die Flasche so, dass das Etikett in Ihrer Handfläche liegt. Füllen Sie die verordnete Menge in den Medikamentenbecher. Halten Sie den Becher dabei auf Augenhöhe. Wischen Sie überschüssige Flüssigkeit mit einem Tupfer vom Flaschenhals ab. Schließen Sie die Flasche.	Das Abwischen vermeidet, dass das Etikett durch herablaufende Flüssigkeit verschmutzt und unleserlich wird.
TTS richten	Legen Sie das verordnete TTS bereit, ohne es aus der Einzelverpackung zu nehmen.	
Dokumentation	Führen Sie die Dokumentation der Dispensierung durch.	Eine vollständige Dokumentation dient der Patientinnensicherheit.
Nachbereitung – Dispensierung		
Arbeitsplatz	Stellen Sie die Medikamente wieder ordnungsgemäß an ihren Aufbewahrungsort zurück. Führen Sie eine Desinfektion der Arbeitsfläche durch.	
Händehygiene	Ziehen Sie die Einmalhandschuhe aus. Führen Sie eine hygienische Händedesinfektion durch.	Indikation 3 der hygienischen Händedesinfektion wird eingehalten.
Vorbereitung – Verabreichung		
Material	Bereiten Sie die Materialien auf einem desinfizierten Tablett vor: ▪ Medikamentendispenser ▪ Tropfen bzw. Emulsionen und TTS (Transdermal Therapeutisches System) ▪ Einmalhandschuhe ▪ 1 Medikamentenbecher ▪ 1 Glas Wasser	Sie stellen sicher, dass alle notwendigen Materialien vorhanden sind und vermeiden unnötige Arbeitswege.
Verabreichung – Durchführung		
Anwesenheitstaste	Schalten Sie beim Betreten des Zimmers die Anwesenheitstaste ein.	Die Anwesenheitstaste markiert am Gang die Anwesenheit der Pflegeperson im Zimmer.

Handlung	Beschreibung	Begründung/Hinweise
Arbeitsplatz	Desinfizieren Sie die Arbeitsfläche und stellen Sie das Tablett ab.	Alle Materialien sind gut erreichbar, ein störungsfreier Ablauf ist möglich.
Händehygiene	Führen Sie eine hygienische Händedesinfektion durch.	Indikation 1 der hygienischen Händedesinfektion wird eingehalten.
Identifikation	Stellen Sie die Identität der Patientin mittels der 2-Merkmale-Methode fest.	Die Patientinnensicherheit wird durch die Anwendung der 2-Merkmale-Methode erhöht.
Information	Informieren Sie die Patientin über die Indikation, die Art der Applikation, die Dosierung und den Verabreichungszeitpunkt.	Informationen fördern Akzeptanz und Vertrauen.
Positionierung	Bringen Sie das Bett auf Arbeitshöhe. Unterstützen Sie die Patientin bei der Einnahme der Oberkörper-hoch-Position.	Rückenschonendes Arbeiten ist gewährleistet. Eine aufrechte Position erleichtert das Schlucken der Medikamente.
Arzneimittel in fester und flüssiger Form verabreichen	Stellen Sie frühzeitig sicher, dass die Patientin genügend Flüssigkeit (Wasser) zum Nachtrinken hat. Entnehmen Sie das Medikament aus dem Dispenser und geben Sie es in einen Medikamentenbecher. Reichen Sie der Patientin die Arzneimittel.	! Geben Sie Brausetabletten auf Wunsch der Patientin direkt in ein Glas mit Wasser oder legen Sie diese zum späteren Auflösen bereit.
TTS	Ziehen Sie Einmalhandschuhe an. Entfernen Sie das „alte“ Pflaster und entsorgen Sie es adäquat. Wählen Sie ein Hautareal aus, das trocken und fettfrei ist. Öffnen Sie die Verpackung des TTS und lösen Sie die Schutzfolie ab. Kleben Sie das Pflaster, ohne die Klebefolie zu berühren, auf. Drücken Sie das Pflaster ca. 10–30 Sekunden mit der flachen Hand an.	! TTS dürfen nicht auf geschädigte Hautstellen geklebt werden. Bei jedem TTS-Wechsel muss ein anderes Hautareal gewählt werden.
Händehygiene	Ziehen Sie die Einmalhandschuhe aus und führen Sie eine hygienische Händedesinfektion durch.	Indikation 3 der hygienischen Händedesinfektion wird eingehalten.
Nachbereitung		
Positionierung	Unterstützen Sie die Patientin bei der Positionierung. Stellen Sie das Bett auf Ausgangshöhe zurück und machen Sie einen abschließenden „Rundumblick“.	Das Wohlbefinden und die Sicherheit der Patientin sind gewährleistet. ! Rufanlage in Reichweite!
Arbeitsplatz	Entsorgen Sie das Material und desinfizieren Sie die Arbeitsfläche.	
Händehygiene	Führen Sie eine hygienische Händedesinfektion durch.	Indikation 4 der hygienischen Händedesinfektion wird eingehalten.
Anwesenheitstaste	Schalten Sie die Anwesenheitstaste aus.	Wenn Sie das Licht nicht ausschalten, besteht die Gefahr, dass ein Alarm ausgelöst wird.

Handlung	Beschreibung	Begründung/Hinweise
Dokumentation	Führen Sie die Dokumentation den Vorgaben entsprechend durch.	Eine vollständige Dokumentation gewährleistet den Informationsfluss und dient der Qualitätssicherung.

Reflektieren Sie die praktische Umsetzung der durchgeführten Pflegehandlungen!
Kriterien und Fragen zur Selbst- und Fremdreflexion sind als Kopiervorlage in der TRAUNER-DigiBox vorhanden.

AUFGABEN ZUR VERTIEFUNG

Teilbarkeit von Tabletten

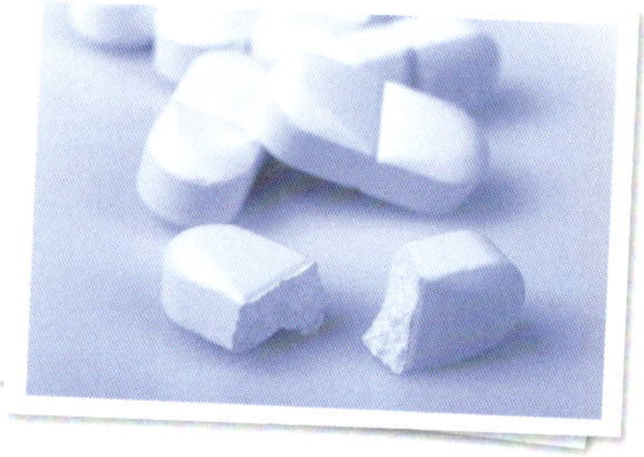

Frau Karin Zugmann nimmt schon lange Zeit 1 x täglich eine Retard-Tablette und 1 x täglich eine magensaftresistente Tablette ein. Als Sie die Medikamente zu Frau Zugmann bringen, bittet sie Sie, die Tabletten zu halbieren, da ihr das Schlucken von so großen Tabletten nicht möglich ist. Sie erzählt Ihnen, dass sie das zu Hause auch schon lange so macht. Außerdem lässt sie an manchen Tagen, wenn Sie das Gefühl hat, die Medikamente nicht so gut zu vertragen, diese einfach weg.

1. Erläutern Sie, was Frau Zugmann in Bezug auf die Einnahme von Retard-Tabletten und magensaftresistenten Medikamenten wissen sollte.

2. Nennen Sie unterschiedliche Arten von festen Arzneiformen und erklären Sie, was jeweils bei der Einnahme zu beachten ist.

3. Nennen Sie Medikamente/Medikamentengruppen, durch deren Einnahme das Sturzrisiko erhöht wird.

AUFGABEN ZUM WISSENSTRANSFER

Transferaufgabe – Schwerpunkt Menschen mit Migrationshintergrund

Frau Sengül Yildrim, 78 Jahre alt, ist schon jahrelang chronisch krank und benötigt Hilfestellung in vielen Lebensbereichen. Frau Yildrim wird von der Schwiegertochter versorgt und betreut. Beide Frauen sind sehr bemüht, sprechen und verstehen aber leider nur ganz wenig Deutsch. Seit ca. einem Jahr wird der chronische Schmerz mit einem Analgetikum in Form eines TTS behandelt. Frau Yildrim kommt zur stationären Aufnahme, da die Schmerzen daheim nicht mehr in den Griff zu bekommen waren. Sie bekommen den Auftrag, Frau Yildrim beim Umziehen zu helfen und entdecken dabei, dass am Rücken zwei halbierte TTS kleben.

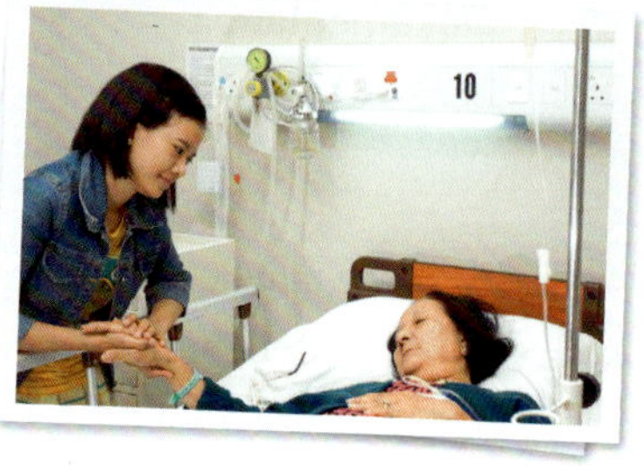

1. Zählen Sie Punkte auf, die in Bezug auf die Anwendung von TTS unbedingt zu beachten sind. Was müssen Frau Yildrim und ihre Schwiegertochter dazu unbedingt wissen?

2. Um welche Medikamentengruppe handelt es sich? Beschreiben Sie die Wirkungen und mögliche Nebenwirkungen.

3. Bei welchen Krankheitsbildern haben Sie während Ihres Praktikums die Anwendung von TTS beobachtet?

Transferaufgabe – Schwerpunkt Hauskrankenpflege

Herr Hans Krämer, 76 Jahre alt, lebt alleine in einem kleinen Häuschen. Er ist grundsätzlich noch selbstständig, benötigt aber Unterstützung bei der Körperpflege. Bei Ihrem Hausbesuch beobachten Sie, dass beide Knöchel ödematös sind. Sie fragen Herrn Krämer, ob er seine Medikamente regelmäßig einnimmt. Er meint, dass er wohl ein paar Tage darauf vergessen hat. Die „Wassertabletten" waren ihm lästig, da er nicht wirklich außer Haus gehen konnte, und die „Zuckertabletten" hat er dann auch nicht eingenommen. Im weiteren Gespräch stellt sich heraus, dass er mit dem Vorbereiten der Medikamente nicht mehr so gut zurechtkommt, er sieht nicht mehr so gut und es fällt ihm schwer, die Tabletten aus dem Blister herauszudrücken.

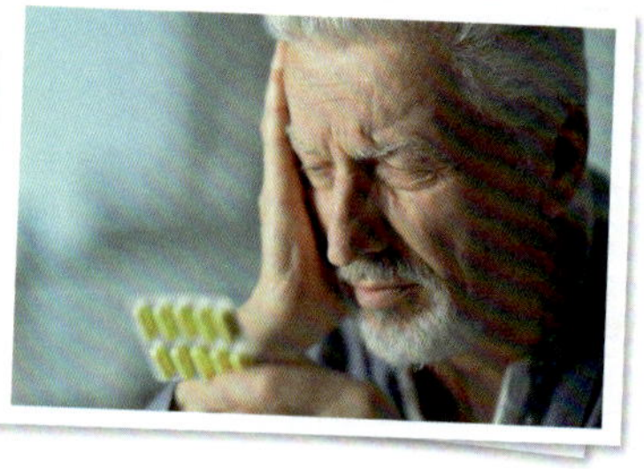

1. Erläutern Sie Nebenwirkungen, die im Rahmen einer Diuretikatherapie auftreten können, sowie beachtenswerte Punkte in Bezug auf die Einnahme von Diuretika.

2. Beschreiben Sie die Folgen, die das Nichteinnehmen der Diuretika und der Antidiabetika für Herrn Krämer mit sich bringen könnten.

3. Welche Informationen benötigt die Patientin/der Patient, damit sie/er die Notwendigkeit der regelmäßigen Einnahme versteht und umsetzt?

4. Reflektieren Sie Ihre Praktikumszeit: Welche Beobachtungen haben Sie zum Thema „Gabe von Diuretika und/oder Antidiabetika" gemacht? Nennen Sie Parameter, die in Kombination zur Therapie regelmäßig kontrolliert werden mussten?

PEG-Sonde – Nasogastrale Sonde
Medikamenten-/Nahrungsverabreichung – Verbandwechsel

Die Anlage der nasogastralen Sonde und die Medikamenten- und Nahrungsverabreichung mittels Schwerkraft über die PEG-Sonde und die nasogastrale Sonde sowie der Verbandwechsel der PEG-Sonde sind ein wesentlicher Bestandteil pflegerischer Maßnahmen. Die Tätigkeiten erfordern eine enge Zusammenarbeit im interdisziplinären Team. Beobachtungen müssen durchgeführt, Veränderungen erkannt und entsprechende Maßnahmen gesetzt werden. Unerlässlich dabei sind auch die Kenntnisse über Wirkungsweise und Verabreichungsform der Medikamente und der unterschiedlichen Arten von Sondennahrung. Erläuterung: Vergleichbare Handlungsabläufe werden für die PEG-Sonde und nasogastrale Sonde dargestellt.

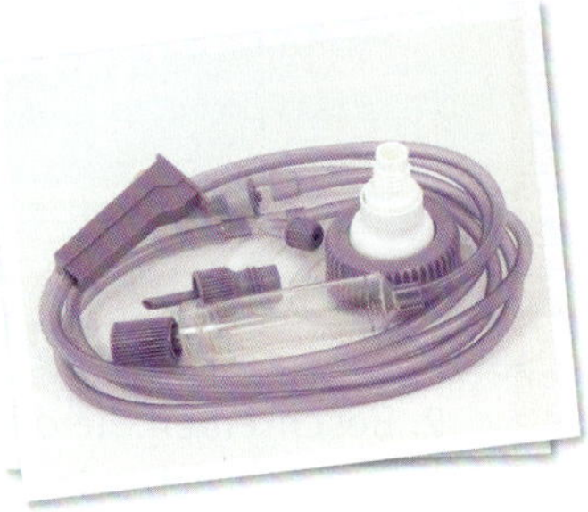

KOMPETENZEN

Lernziele

- Die/Der Auszubildende führt eine korrekte Anlage der nasogastralen Sonde, deren Pflege und Entfernung durch.
- Die/Der Auszubildende bereitet vor und verabreicht (ärztlich verordnete) Arzneimittel und Sondennahrung unter Berücksichtigung der individuellen Situation eines pflegebedürftigen Menschen mit PEG-Sonde bzw. nasogastraler Sonde.
- Die/Der Auszubildende führt die (ärztlich verordnete) Wundinspektion, die Versorgung der Wunde und einen aseptischen Verbandwechsel unter Beachtung wundspezifischer Aspekte bei der PEG-Sonde durch.

PEG-Sonde – Nasogastrale Sonde

Wissen	Fertigkeiten	Haltungen
Die/Der Auszubildende ...	**Die/Der Auszubildende ...**	**Die/Der Auszubildende ...**
■ kann die Anatomie und Physiologie des Verdauungstraktes wiedergeben. ■ kennt die unterschiedlichen Arten der Ernährungssonden und weiß über die Anlagetechniken Bescheid. ■ erläutert die Indikationen und Risikofaktoren der Medikamenten-/Nahrungsverabreichung über die PEG-Sonde bzw. nasogastrale Sonde. ■ kennt Applikationsformen, Wirkungen und Nebenwirkungen von Medikamentengruppen und Sondennahrung. ■ erklärt die korrekte Überprüfung der Sondenlage bei einer nasogastralen Ernährungssonde. ■ beschreibt die unterschiedlichen Verabreichungsarten und das dazu benötigte Material.	■ informiert die Patientin/den Patienten verständlich und klar. ■ bereitet die Anlage einer nasogastralen Ernährungssonde vor, setzt diese, prüft die korrekte Lage und führt die Pflege durch. ■ bereitet das Material für die Verabreichung der Medikamente und Sondennahrung vor. ■ richtet und verabreicht Medikamente und Sondennahrung der Applikationsform entsprechend. ■ setzt das Einmalmaterial wirtschaftlich und nach den hygienischen Richtlinien ein. ■ führt den Verbandwechsel nach vorgegebenen Handlungsschritten durch und begründet diese. ■ hält sich an die hygienischen Richtlinien.	■ handelt nach dem Prinzip der Ressourcenförderung. ■ zeigt Verständnis für Angst und Unsicherheit der Patientin/des Patienten/der Angehörigen. ■ ist bei der Handlung aufmerksam und konzentriert. ■ ist sorgfältig im Umgang mit der Verabreichung der Medikamente bzw. der Sondennahrung. ■ meldet Veränderungen im Hinblick auf Nebenwirkungen der Medikamente bzw. der Sondennahrung. ■ erkennt Veränderungen bei Ein- und Austrittsstellen von Ernährungssonden und setzt entsprechende Maßnahmen. ■ akzeptiert Wünsche und Bedürfnisse der Patientin/des Patienten.

KOMPETENZEN

Die/Der Auszubildende ...	Die/Der Auszubildende ...	Die/Der Auszubildende ...
■ kennt die hygienischen Richtlinien bei der Vorbereitung und Verabreichung von Medikamenten und Sondennahrung. ■ kennt die hygienischen Richtlinien bei einem Verbandwechsel. ■ erläutert die Vorgehensweise beim Verbandwechsel/bei der Pflegeintervention bei perkutanen bzw. nasogastralen Sonden. ■ kennt die rechtlichen Rahmenbedingungen.		■ geht ökonomisch und verantwortungsbewusst mit Materialien und Gebrauchsgegenständen um. ■ begegnet der Patientin/dem Patienten in den unterschiedlichen Settings mit Respekt, Wertschätzung und Empathie.

ABFRAGE VON VORWISSEN

WissensCheck – Medikamentenverabreichung/Nahrungsverabreichung/Verbandwechsel

Frage 1 Erläutern Sie die Begriffe enterale und parenterale Ernährung.

Frage 2 Erklären Sie die Abkürzung „PEG-Sonde" und beschreiben Sie diese näher.

Frage 3 Es liegen vorrangig zwei Indikationen für die Anlage einer PEG-Sonde vor. Eine orale Nahrungsaufnahme ist nicht möglich und die orale Nährstoffzufuhr deckt trotz Optimierung der Nahrungsauswahl und Supplementierung nicht den Bedarf.

☐ Richtig ☐ Falsch

Frage 4 Magensaftresistente Arzneiformen und Retardformen/Depotformen dürfen nicht über eine enterale Sonde verabreicht werden. Kreuzen Sie die richtigen Aussagen an:

☐ Der Überzug dient dem Schutz der Magenschleimhaut.
☐ Der Wirkstoff darf nicht mit dem Magensaft in Kontakt kommen, weil er sonst zerstört wird.
☐ MUPS (Multiple Unit Pellets) dürfen nicht suspendiert werden.
☐ Der Retardierungsüberzug wird zerstört.
☐ Die Retardwirkung ist zu Beginn zu niedrig.

Frage 5 Kreuzen Sie die richtigen Aussagen an:

- ☐ Eine regelmäßige Mundpflege (mind. zweimal täglich) ist bei enteraler Ernährung notwendig.
- ☐ Nach kompletter Wundheilung steht einer tägliche Dusche oder einem gelegentlichen Vollbad nichts im Wege.
- ☐ Eine Spülung der Sonde vor und nach jeder Gabe von Sondennahrung ist mit 20–40 ml Wasser durchzuführen.
- ☐ Bei der Gabe von mehreren Arzneimitteln müssen Sie die Sonde nach jeder Einzelgabe mit ca. 10 ml Leitungswasser spülen.
- ☐ Nicht kühl gelagerte, angebrochene Sondennahrung muss innerhalb von 24 Stunden aufgebraucht werden.
- ☐ Sondennahrung aus dem Kühlschrank muss auf Zimmertemperatur erwärmt werden.
- ☐ Ernährungspausen sind einzuhalten (mind. einmal täglich 4 Stunden).

Frage 6 Erläutern Sie, worauf Sie bei der Verabreichung von Medikamenten über gastrale Sonden achten müssen.

Frage 7 Welche Flüssigkeiten sind für das Spülen gastraler Sonden geeignet und welche nicht? Wählen Sie aus den angeführten Möglichkeiten aus und begründen Sie Ihre Entscheidung.

Lauwarmes Leitungswasser ▪ Früchtetee ▪ Schwarztee ▪ Ungezuckerter Kräutertee ▪ Stilles Mineralwasser ▪ Obstsäfte aller Art

Geeignet	Ungeeignet

WissensCheck – Nasogastrale Sonde

Frage 1 Für die gastrale Lage reicht in der Regel eine Länge von 85 cm. Die individuell notwendige Sondenlänge wird ermittelt durch Abmessen der Abstände zwischen Ohrläppchen, Nasenspitze und Schwertfortsatz des Sternums.

☐ Richtig ☐ Falsch

ABFRAGE VON VORWISSEN

Frage 2 Welche Arten von nasogastralen Sonden können unterschieden werden? Ergänzen Sie die Tabelle.

	______ sonde	______ sonde
Indikation		
Liegedauer		
Material		
Durchmesser in Charrière		

Frage 3 Nennen Sie Kontraindikationen für das Legen von nasogastralen Sonden.

______

______

______

Frage 4 Welche Komplikationen können beim Legen einer nasogastralen Sonde auftreten? Finden Sie vier davon.

A	S	D	F	G	G	J	K	L	Ö	Ä	Ü	P	U
Q	N	A	S	E	N	B	L	U	T	E	N	W	W
Q	A	S	D	F	U	Z	Q	E	Z	E	D	Q	E
A	W	E	R	U	Z	U	A	D	U	T	S	S	R
V	M	W	H	Z	I	K	D	F	I	Z	G	D	T
I	N	S	J	F	E	Ö	J	G	O	U	H	F	H
A	V	C	K	G	R	Ä	G	J	K	I	U	H	J
F	X	V	L	B	S	Ü	J	K	L	O	I	N	L
A	Y	G	I	N	U	Q	K	L	E	P	J	B	Ö
L	A	H	O	K	G	A	K	Ö	R	Ü	K	V	Ä
S	S	J	P	O	A	S	L	Q	T	Ö	L	C	A
A	D	L	Ü	I	V	D	W	W	A	Ä	Ö	C	S
Q	F	Ö	R	U	T	F	R	R	S	H	D	X	D
A	G	Ä	Z	Y	A	N	O	S	E	G	V	Y	E
Y	H	K	S	Z	B	E	R	T	F	D	A	Z	F
X	J	X	T	E	Z	U	T	A	S	D	F	G	H

SITUATION AUS DER PRAXIS

Herr Petrov kann kaum noch schlucken …

Herr Juri Petrov, 72 Jahre alt, befindet sich im Spätstadium eines Morbus Parkinson. Die Parkinsonsymptomatik: Akinese, Rigor und Tremor. Er ist nicht mehr in der Lage, ausreichend Nahrung zu sich zu nehmen. Um den Kalorienbedarf zu decken, wird bei Herrn Petrov die Anlage einer nasogastralen Ernährungssonde ärztlich angeordnet.

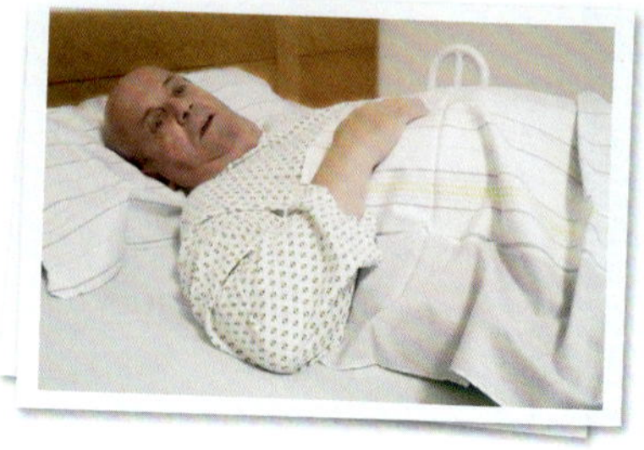

Handlungsablauf – Nasogastrale Sonde legen

Handlung	Beschreibung	Begründung/Hinweise
Vorbereitung		
Sich informieren	Informieren Sie sich in der Patientendokumentation über die genaue ärztliche Anordnung zur Anlage einer nasogastralen Sonde.	Information und Kontrolle erhöhen die Patientensicherheit und vermeiden Verwechslungen.
Material	Bereiten Sie die Materialien auf einem desinfizierten Tablett vor: ■ Hände- und Flächendesinfektionsmittel ■ Magen- bzw. Ernährungssonde ■ Anästhesierendes Gleitmittel / Spray ■ Anatomische Klemme ■ Pflaster zur Sondenfixierung ■ Nierentasse mit Zellstoff ■ Einmalunterlage ■ Wasserfester Markierstift ■ Einmalspritze 50 ml mit passendem Aufsatz ■ Stethoskop ■ Mundspatel und Taschenlampe ■ Abwurfbeutel ■ Becher mit Wasser und Strohhalm ■ Ggf. Drainagebeutel und Halterung für das Bett (bei Entlastungssonde) ■ Einmalhandschuhe ■ Ggf. Einmalschutzschürze ■ Sichtschutz Materialien zur Überprüfung der Sondenlage bei nasogastralen Sonden: ■ pH-Indikatorpapier und Spritze oder ■ Stethoskop und Spritze	Sie stellen sicher, dass alle notwendigen Materialien vorhanden sind und vermeiden unnötige Arbeitswege.
Durchführung		
Anwesenheitstaste	Schalten Sie beim Betreten des Zimmers die Anwesenheitstaste ein.	Die Anwesenheitstaste markiert am Gang die Anwesenheit der Pflegeperson im Zimmer.
Arbeitsplatz	Desinfizieren Sie die Arbeitsfläche und stellen Sie das Tablett ab.	Alle Materialien sind gut erreichbar, ein störungsfreier Ablauf ist möglich.

Handlung	Beschreibung	Begründung/Hinweise
Händehygiene	Führen Sie eine hygienische Händedesinfektion durch.	Indikation 1 der hygienischen Händedesinfektion wird eingehalten.
Identifikation	Stellen Sie die Identität des Patienten mittels der 2-Merkmale-Methode fest.	Die Patientensicherheit wird durch die Anwendung der 2-Merkmale-Methode erhöht.
Information	Erklären Sie Anlass und Vorgehen der Intervention.	Informationen fördern Akzeptanz und Vertrauen.
Intimsphäre wahren	Stellen Sie einen Sichtschutz auf.	Der Patient ist vor direkten Blicken von Mitpatienten und eintretenden Personen geschützt.
Positionierung	Bringen Sie das Bett auf Arbeitshöhe. Entfernen Sie allfällige Hilfsmittel zur Positionierung und unterstützen Sie den Patienten dabei, den Oberkörper hoch zu positionieren.	Rückenschonendes Arbeiten ist gewährleistet. Die Aspirationsgefahr wird reduziert. Der Patient kann so besser schlucken.
Ggf. Mund- und Nasenpflege	Lassen Sie den Patienten schnäuzen und den Mund ausspülen. Entfernen Sie ggf. die Zahnprothese.	
Händehygiene	Führen Sie eine hygienische Händedesinfektion durch und ziehen Sie Einmalhandschuhe an.	Indikation 2 der hygienischen Händedesinfektion wird eingehalten. Die Einmalhandschuhe dienen dem Selbstschutz.
Sonde vorbereiten	Schützen Sie den Oberkörper des Patienten mit einer Einmalunterlage. Messen Sie die Sondenlänge ab und markieren Sie dann die korrekte Länge mit dem Markierstift. Tragen Sie auf die Sonde ein (ggf. anästhesierendes) Gel auf.	Zur korrekten Abmessung wird die Sonde von der Nasenspitze bis über das Ohrläppchen zur Magengrube gelegt (beim Erwachsenen ca. 50–60 cm). Die Gleitfähigkeit wird verbessert.
Sonde einführen	Stellen Sie die Nierentasse mit Zellstoff bereit. Fordern Sie den Patienten auf, ruhig und gleichmäßig durch den offenen Mund zu atmen. Stellen Sie das Glas Wasser mit dem Strohhalm bereit. Bitten Sie den Patienten, den Kopf leicht nach hinten zu beugen. Nehmen Sie die Sonde und führen Sie diese über ein Nasenloch etwa 10 cm tief ein. Bitten Sie den Patienten, den Kopf leicht nach vorne zu beugen und schieben Sie die Sonde synchron zum Schluckvorgang (dazu das Glas Wasser mit Strohhalm anbieten) weiter bis zur Markierung. Klemmen Sie die Sonde ab. Wechseln Sie ggf. die Einmalhandschuhe.	Die Nierentasse ist für den Patienten da, falls er erbrechen muss. Eine langsame und tiefe Atmung beruhigt und lenkt ab. Der Übergang des Nasen-Rachen-Raums wird leichter überwunden. Ein Abgleiten der Sonde in die Luftröhre wird verhindert. Bei Anzeichen einer Zyanose, von Husten oder starkem Würgereiz ist die Sonde zurückzuziehen und eine Pause einzulegen.

Handlung	Beschreibung	Begründung/Hinweise
Sondenlage prüfen	Inspizieren Sie den Mund- und Rachenraum mittels Taschenlampe.	Eine ggf. aufgerollte Sonde kann so erkannt werden.
	Luftinsufflation: Spritzen Sie 10–20 ml Luft rasch durch die Sonde und lokalisieren Sie gleichzeitig mittels Stethoskop das „blubbernde" Geräusch im Magen. ODER	Die korrekte Lage der Sondenspitze im Magen muss vor jeder Applikation von Nahrung und Medikamenten durchgeführt werden sowie bei jeglicher Auffälligkeit.
	Säurenachweis: Aspirieren Sie etwas Magensaft und bestimmen Sie mittels Indikatorpapier den Säuregehalt. Der pH-Wert muss zwischen 1 und 2 liegen.	Im Magen ist der pH-Wert aufgrund der Magensäure niedrig. Bei niedrigem pH-Wert können Sie davon ausgehen, dass die Sondenspitze im Magen liegt.
Sonde fixieren	Fixieren Sie die Sonde mit einem Pflaster am Nasenrücken, sodass kein Zug entsteht. Schließen Sie den Konus der Ernährungssonde oder bringen Sie einen Drainagebeutel bei einer Entlastungssonde an. Lösen Sie ggf. die angebrachte Klemme. Lassen Sie den Patienten ggf. den Mund ausspülen und die Zahnprothese einsetzen.	Bei Bedarf fixieren Sie die Sonde vor dem Prüfen der Sondenlage, um ein Herausrutschen zu verhindern.
Händehygiene	Ziehen Sie die Einmalhandschuhe aus und führen Sie eine hygienische Händedesinfektion durch.	Indikation 3 der hygienischen Händedesinfektion wird eingehalten.
NACHBEREITUNG		
Positionierung	Unterstützen Sie den Patienten bei der Positionierung. Stellen Sie das Bett auf Ausgangshöhe zurück und machen Sie einen abschließenden „Rundumblick".	Das Wohlbefinden und die Sicherheit des Patienten sind gewährleistet. ! Rufanlage in Reichweite!
Arbeitsplatz	Entfernen Sie den Sichtschutz. Entsorgen Sie das Material und desinfizieren Sie die Arbeitsfläche.	
Händehygiene	Führen Sie eine hygienische Händedesinfektion durch.	Indikation 4 der hygienischen Händedesinfektion wird eingehalten.
Anwesenheitstaste	Schalten Sie die Anwesenheitstaste aus.	Wenn Sie das Licht nicht ausschalten, besteht die Gefahr, dass ein Alarm ausgelöst wird.
Dokumentation	Führen Sie die Dokumentation den Vorgaben entsprechend durch.	Eine vollständige Dokumentation gewährleistet den Informationsfluss und dient der Qualitätssicherung.

Reflektieren Sie die praktische Umsetzung der durchgeführten Pflegehandlungen!
Kriterien und Fragen zur Selbst- und Fremdreflexion sind als Kopiervorlage in der TRAUNER-DigiBox vorhanden.

AUFGABEN ZUR VERTIEFUNG

Nasograstrale Sonde

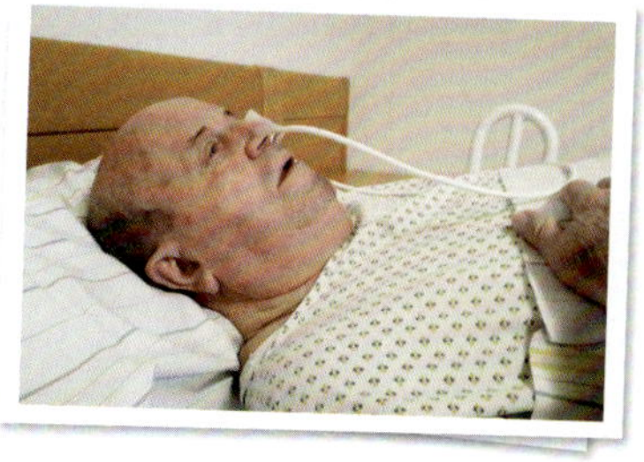

Herr Petrov hat seit drei Tagen eine nasogastrale Ernährungssonde. Im Rahmen von Pflegehandlungen beobachten Sie, dass Herr Petrov im Gesicht stark schwitzt und sich das Fixierpflaster der Ernährungssonde gelöst hat, wodurch die nasogastrale Sonde etwas herausgerutscht ist.

1. Beschreiben Sie nicht-radiologische Methoden zur Lagekontrolle einer nasogastralen Sonde.

2. Benennen Sie jene Pflegesituationen, bei denen eine Lagekontrolle der nasogastralen Sonde indiziert ist.

3. Erläutern Sie die korrekte Durchführung der Sondenpflege bei liegender nasogastraler Ernährungs- bzw. Entlastungssonde.

SITUATION AUS DER PRAXIS

Entfernen der nasogastralen Sonde

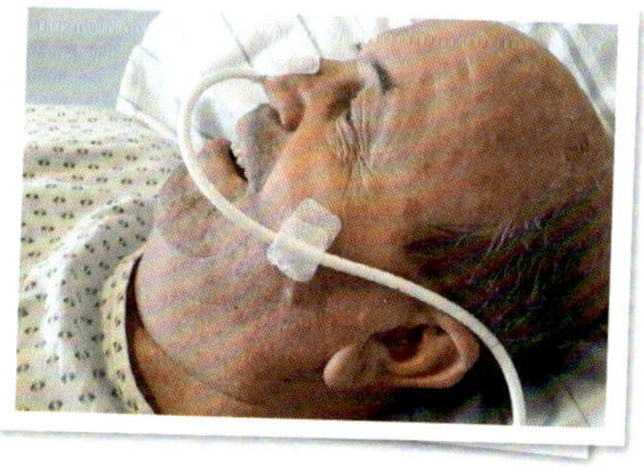

Die nasogastrale Ernährungssonde von Herrn Juri Petrov liegt nun seit bereits neun Tagen. Der klinische Zustand und die Schluckstörungen haben sich dennoch nicht verbessert. Aufgrund dieser Situation wird die Anlage einer PEG-Sonde entschieden. Hierfür muss vorab die nasogastrale Sonde entfernt werden. Diese Tätigkeit wird von der diensthabenden DGKP an Sie als Pflege-(fach)assistenz subdelegiert.

Handlungsablauf – Nasogastrale Sonde entfernen

Handlung	Beschreibung	Begründung/Hinweise
Vorbereitung		
Sich informieren	Informieren Sie sich in der Patientendokumentation über die angeordnete Entfernung der nasogastralen Sonde.	Information und Kontrolle erhöhen die Patientensicherheit und vermeiden Verwechslungen.

Handlung	Beschreibung	Begründung/Hinweise
Material	Bereiten Sie die Materialien auf einem desinfizierten Tablett vor: ■ Hände- und Flächendesinfektionsmittel ■ Einmalspritze 50 ml mit passendem Aufsatz ■ Stethoskop ■ Nierentasse und Zellstoff ■ Sondenverschluss/Anatomische Klemme ■ Becher mit Wasser und Strohhalm ■ 10 ml NaCl 0,9 % und unsterile Tupfer ■ Einmalunterlage ■ Einmalhandschuhe ■ Ggf. Einmalschutzschürze ■ Abwurfbeutel	Sie stellen sicher, dass alle notwendigen Materialien vorhanden sind und vermeiden unnötige Arbeitswege.
DURCHFÜHRUNG		
Anwesenheitstaste	Schalten Sie beim Betreten des Zimmers die Anwesenheitstaste ein.	Die Anwesenheitstaste markiert am Gang die Anwesenheit der Pflegeperson im Zimmer.
Arbeitsplatz	Desinfizieren Sie die Arbeitsfläche und stellen Sie das Tablett ab.	Alle Materialien sind gut erreichbar, ein störungsfreier Ablauf ist möglich.
Händehygiene	Führen Sie eine hygienische Händedesinfektion durch.	Indikation 1 der hygienischen Händedesinfektion wird eingehalten.
Identifikation	Stellen Sie die Identität des Patienten mittels der 2-Merkmale-Methode fest.	Die Patientensicherheit wird durch die Anwendung der 2-Merkmale-Methode erhöht.
Information	Erklären Sie Anlass und Vorgehen der Intervention.	Informationen fördern Akzeptanz und Vertrauen.
Positionierung	Bringen Sie das Bett auf Arbeitshöhe. Entfernen Sie allfällige Hilfsmittel zur Positionierung und unterstützen Sie den Patienten dabei, den Oberkörper hoch zu positionieren. Schützen Sie den Oberkörper des Patienten sowie das Bett mit einer Einmalunterlage.	Rückenschonendes Arbeiten ist gewährleistet. Die Aspirationsgefahr wird reduziert. Der Patient kann so besser schlucken.
Händehygiene	Ziehen Sie Einmalhandschuhe an.	Die Einmalhandschuhe dienen dem Selbstschutz.
Magensonde entfernen	Geben Sie dem Patienten eine Nierentasse mit Zellstoff in die Hand und stellen Sie das Glas mit Wasser und Trinkhalm bereit.	

Handlung	Beschreibung	Begründung/Hinweise
	Bitten Sie den Patienten, den Kopf nach vorne zu beugen und fordern Sie ihn auf, ruhig und gleichmäßig durch den offenen Mund zu atmen. Kontrollieren Sie zuerst die korrekte Lage durch Luftinsufflation. Spülen Sie die Sonde mit 40 ml Wasser und stöpseln oder klemmen Sie die Magensonde anschließend ab. Lösen Sie das Fixierpflaster der Magensonde und ziehen Sie die Sonde während der Exspiration zügig, aber vorsichtig heraus. Entfernen Sie ggf. Pflasterrückstände.	Beim Zurückziehen der Sonde kann saurer Magensaft ausfließen und den Rachen und die Nase reizen. Um die Sonde entsorgen zu können, kann diese bei der Entfernung in die Handinnenseite gewickelt und der Handschuh anschließend darüber gezogen werden. Ein zu langsames Herausziehen kann unangenehm sein und einen Würgereiz provozieren.
Mund- und Nasenpflege	Lassen Sie den Patienten nach dem Herausziehen die Nase schnäuzen und bieten Sie ihm an, sich den Mund auszuspülen.	
Händehygiene	Ziehen Sie die Einmalhandschuhe aus und führen Sie eine hygienische Händedesinfektion durch.	Indikation 3 der hygienischen Händedesinfektion wird eingehalten.
Nachbereitung		
Positionierung	Unterstützen Sie den Patienten bei der Positionierung. Stellen Sie das Bett auf Ausgangshöhe zurück und machen Sie einen abschließenden „Rundumblick“.	Das Wohlbefinden und die Sicherheit des Patienten sind gewährleistet. ! Rufanlage in Reichweite!
Arbeitsplatz	Entsorgen Sie das Material und desinfizieren Sie die Arbeitsfläche.	
Händehygiene	Führen Sie eine hygienische Händedesinfektion durch.	Indikation 4 der hygienischen Händedesinfektion wird eingehalten.
Anwesenheitstaste	Schalten Sie die Anwesenheitstaste aus.	Wenn Sie das Licht nicht ausschalten, besteht die Gefahr, dass ein Alarm ausgelöst wird.
Material	Ergänzen Sie das Material, reinigen und desinfizieren Sie das Tablett.	Vollständig einsatzbereite Pflegeartikel erhöhen die Effizienz der Tätigkeit und die Qualität in der Durchführung.
Dokumentation	Führen Sie die Dokumentation den Vorgaben entsprechend durch.	Eine vollständige Dokumentation gewährleistet den Informationsfluss und dient der Qualitätssicherung.

Reflektieren Sie die praktische Umsetzung der durchgeführten Pflegehandlungen!
Kriterien und Fragen zur Selbst- und Fremdreflexion sind als Kopiervorlage in der TRAUNER-DigiBox vorhanden.

AUFGABEN ZUR VERTIEFUNG

Herr Petrov braucht die nasogastrale Ernährungssonde nicht mehr ...

Sie haben vor Kurzem Ihre Ausbildung zur Pflege(fach)assistenz abgeschlossen und arbeiten nun auf einer Abteilung mit Schwerpunkt Neurologie. Herr Juri Petrov ist seit zwei Wochen stationär. Das Entfernen der nasogastralen Sonde wird an Sie subdelegiert. Bei diesem Vorgang kommt es bei Herrn Petrov zu einem starken Hustenreiz.

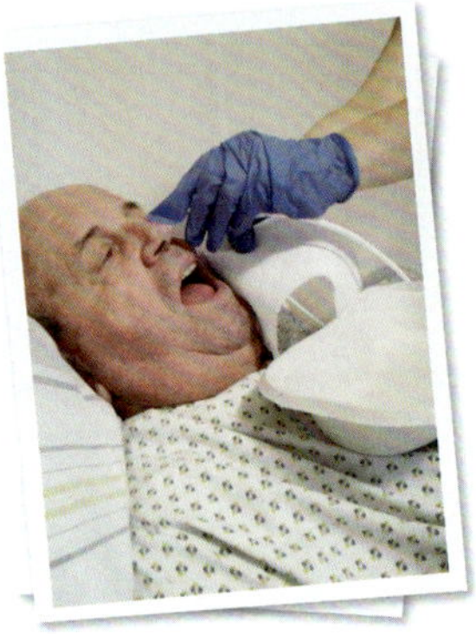

1. Erläutern Sie Sofortmaßnahmen im Falle eines akuten Hustenreizes bei der Entfernung einer nasogastralen Sonde.

2. Nennen Sie mögliche Komplikationen, die beim Entfernen einer nasogastralen Sonde auftreten können.

3. Denken Sie an Ihre letzten Praktika: Was konnten Sie im Umgang mit und beim Entfernen von nasogastralen Sonden beobachten? Vergleichen Sie das Vorgehen beim Entfernen der nasogastralen Sonde in der Praxis mit den Unterlagen aus der Theorie.

AUFGABEN ZUM WISSENSTRANSFER

Transferaufgabe – Schwerpunkt Gastroenterologie

Herr Hans Huber, 45 Jahre alt, hat nach einer Operation im Darmbereich eine Magen-Darm-Bewegungsstörung. Zur Entlastung wurde eine nasogastrale Sonde gelegt. Er fühlt sich noch sehr müde und matt und die Sonde stört beim Schlucken.

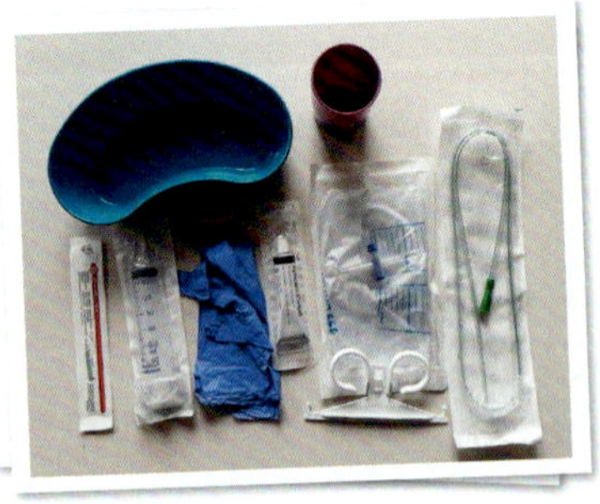

1. Beschreiben Sie die Gründe zur Anlage einer nasogastralen Sonde prä- und postoperativ.

AUFGABEN ZUM WISSENSTRANSFER

2. Welche Komplikationen können bei einer liegenden nasogastralen Sonde im Mund-/Nasen-/Rachenbereich auftreten und wie können diese verhindert bzw. reduziert werden?

3. Welche Möglichkeiten zur Fixation der nasogastralen Sonde werden in der Praxis verwendet? Vergleichen Sie die Vor- und Nachteile der Materialien mithilfe einer Internetrecherche.

Transferaufgabe – Schwerpunkt Kieferchirurgie

Frau Julia Schöneberger, 26 Jahre alt, ist bei einem Downhill-Rennen schwer gestürzt und hat sich dabei einen schwierigen Kieferbruch zugezogen. Der Kiefer wurde operativ „verdrahtet", damit ist eine orale Nahrungsaufnahme für Frau Schöneberger nicht möglich. Aus diesem Grund wurde postoperativ eine nasogastrale Sonde gelegt, um die Nahrungsaufnahme zu ermöglichen.

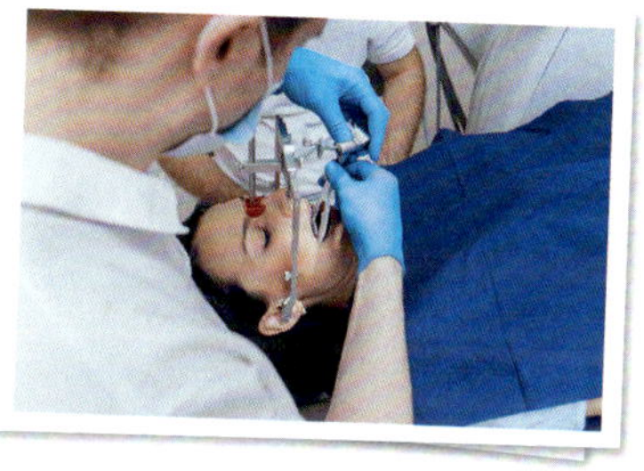

1. Sie kennen bereits mögliche Komplikationen, die durch eine liegende nasogastrale Sonde auftreten können. Stellen Sie Überlegungen zum Entstehungsmechanismus einer Pneumonie an.

2. Beschreiben Sie das Vorgehen der Mundpflege bei Patientinnen und Patienten nach einer Kieferoperation.

3. Sammeln Sie Erfahrungen im Umgang mit nasogastralen Sonden in der Praxis und reflektieren Sie diese kritisch.

SITUATION AUS DER PRAXIS

Herr Petrov bekommt seine Medikamente über die Sonde

Herr Juri Petrov, 72 Jahre alt, befindet sich im Spätstadium eines Morbus Parkinson. Eine Zunahme der Symptomatik, insbesondere ausgeprägte Schluckstörungen, machten die orale Nahrungsaufnahme unmöglich. Als Übergangslösung wurde eine nasogastrale Sonde angelegt. Der klinische Zustand und die Schluckstörungen haben sich nicht verbessert, sodass vor einer Woche die Anlage einer PEG-Sonde durchgeführt wurde. Vor der Nahrungsverabreichung werden die verordneten Medikamente über die Sonde appliziert. Diese Tätigkeit wird von einer DGKP an Sie als Pflege(fach)assistenz subdelegiert.

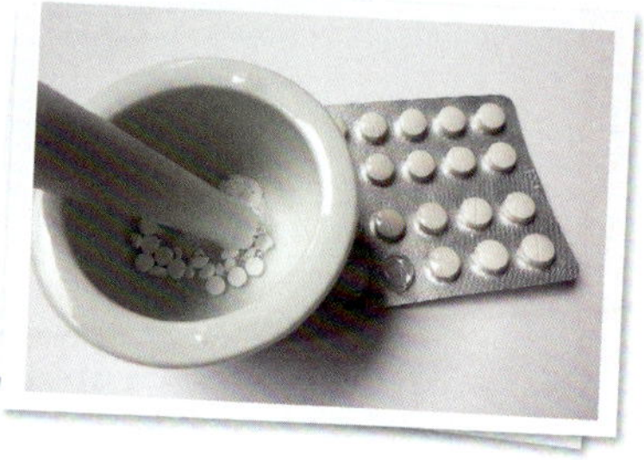

Handlungsablauf – Medikamentenverabreichung PEG-Sonde/nasogastrale Sonde

Handlung	Beschreibung	Begründung/Hinweise
Vorbereitung		
Sich informieren	Informieren Sie sich in der Patientendokumentation über die angeordneten Medikamente mittels der 6-R-Regel.	Information und Kontrolle erhöhen die Patientensicherheit und vermeiden Verwechslungen.
Material	Bereiten Sie die Materialien auf einem desinfizierten Tablett vor: ■ Hände- und Flächendesinfektionsmittel ■ Medikamente ■ Medikamentenmörser ■ Löffel ■ Wasser zum Spülen ■ 20 ml/60 ml ENFit-Spritze ■ Anatomische Klemme (bei nasogastraler Sonde) ■ Einmalunterlage ■ Einmalhandschuhe (ggf. feuchter Einmalwaschhandschuh) Materialien zur Überprüfung der Sondenlage bei nasogastralen Sonden: ■ pH-Indikatorpapier und Spritze oder ■ Stethoskop und Spritze	Sie stellen sicher, dass alle notwendigen Materialien vorhanden sind und vermeiden unnötige Arbeitswege. ! Bei einer nasogastralen Sonde ist die Überprüfung der Sondenlage vor der Verabreichung von Medikamenten unerlässlich, da die Sonde leicht verrutschen kann und bei falscher Lage Aspirationsgefahr besteht.
Durchführung		
Anwesenheitstaste	Schalten Sie beim Betreten des Zimmers die Anwesenheitstaste ein.	Die Anwesenheitstaste markiert am Gang die Anwesenheit der Pflegeperson im Zimmer.
Arbeitsplatz	Desinfizieren Sie die Arbeitsfläche und stellen Sie das Tablett ab.	Alle Materialien sind gut erreichbar, ein störungsfreier Ablauf ist möglich.
Händehygiene	Führen Sie eine hygienische Händedesinfektion durch.	Indikation 1 der hygienischen Händedesinfektion wird eingehalten.
Identifikation	Stellen Sie die Identität des Patienten mittels der 2-Merkmale-Methode fest	Die Patientensicherheit wird durch die Anwendung der 2-Merkmale-Methode erhöht.

Handlung	Beschreibung	Begründung/Hinweise
Information	Erklären Sie Anlass und Vorgehen der Intervention.	Informationen fördern Akzeptanz und Vertrauen.
Positionierung	Bringen Sie das Bett auf Arbeitshöhe. Positionieren Sie den Patienten mit einem um etwa 30 Grad erhöhten Oberkörper.	Rückenschonendes Arbeiten ist gewährleistet. Die korrekte Positionierung gilt als Reflux- und Aspirationsprophylaxe. ! Bringen Sie somnolente Patienten in Seitenlage. Achten Sie aber darauf, dass der Oberkörper erhöht liegt.
Händehygiene	Führen Sie eine hygienische Händedesinfektion durch. Ziehen Sie Einmalhandschuhe an.	Indikation 2 der hygienischen Händedesinfektion wird eingehalten. Die Einmalhandschuhe dienen dem Selbstschutz.
Medikamente vorbereiten	Mörsern Sie die festen Medikamente einzeln und lösen Sie diese jeweils in mindestens 20 ml Wasser auf. Verdünnen Sie flüssige Medikamente jeweils mit mindestens 10 ml Wasser.	! Prüfen Sie im Vorfeld die korrekte Applikationsform und Mörserbarkeit. Durch die unterschiedlichen Inhaltsstoffe von Medikamenten können Wechselwirkungen entstehen, z.B. Substanzen ausflocken, die Wirkungsweise herabgesetzt oder verstärkt werden.
MEDIKAMENTENVERABREICHUNG – NASOGASTRALE SONDE		
Sondenlage prüfen	Legen Sie die Einmalunterlage unter die Sonde. **Luftinsufflation:** Spritzen Sie 10–20 ml Luft rasch durch die Sonde und lokalisieren Sie gleichzeitig mittels Stethoskop das „blubbernde" Geräusch im Magen. ODER **Säurenachweis:** Aspirieren Sie etwas Magensaft und bestimmen Sie mittels Indikatorpapier den Säuregehalt. Der pH-Wert muss zwischen 1 und 2 liegen.	Die korrekte Lage der Sondenspitze im Magen muss vor der Applikation von Nahrung und Medikamenten durchgeführt werden sowie bei jeglicher Auffälligkeit. Im Magen ist der pH-Wert aufgrund der Magensäure niedrig. Bei niedrigem pH-Wert können Sie davon ausgehen, dass die Sondenspitze im Magen liegt.
Sonde spülen	Klemmen Sie die Sonde mit einer anatomischen Klemme ab. Ziehen Sie 20–40 ml Spülflüssigkeit auf und verbinden Sie die Spritze mit dem Sondenkonnektor. Öffnen Sie die Klemme und verabreichen Sie langsam die Spülflüssigkeit. Schließen Sie die Klemme und entfernen Sie die Spritze.	! Berücksichtigen Sie die verabreichte Flüssigkeitsmenge bei der Bilanzierung!
Medikament aufziehen	Ziehen Sie jedes Medikament einzeln mit der Spritze auf, verbinden Sie die Spritze mit dem Sondenkonnektor.	

Handlung	Beschreibung	Begründung/Hinweise
Medikament verabreichen	Öffnen Sie die Klemme und verabreichen Sie nun das Medikament langsam über die Sonde und schließen Sie anschließend die Klemme.	
Sonde spülen	Spülen Sie die Sonde zwischen der Verabreichung der einzelnen Medikamente mit 10 ml Wasser.	! Berücksichtigen Sie die verabreichte Flüssigkeitsmenge bei der Bilanzierung!
Vorgang wiederholen	Wiederholen Sie diese Vorgehensweise, bis Sie alle Medikamente verabreicht haben.	
Sonde spülen	Spülen Sie abschließend die Sonde mit 20–40 ml Wasser.	
Konus reinigen	Reinigen Sie den Konus mit klarem Wasser und verschließen Sie diesen.	
Klemme entfernen	Entfernen Sie die Klemme.	
MEDIKAMENTENVERABREICHUNG – PEG-SONDE		
Sonde spülen	Legen Sie die Einmalunterlage unter die Sonde. Schließen Sie die Ritsch-Ratsch-Klemme an der PEG-Sonde. Ziehen Sie 20–40 ml Spülflüssigkeit auf und verbinden Sie die Spritze mit dem Sondenkonnektor. Öffnen Sie die Ritsch-Ratsch-Klemme und verabreichen Sie das Wasser langsam. Schließen Sie die Ritsch-Ratsch-Klemme und entfernen Sie die Spritze.	! Berücksichtigen Sie die verabreichte Flüssigkeitsmenge bei der Bilanzierung!
Medikament aufziehen	Ziehen Sie jedes Medikament einzeln mit der Spritze auf, verbinden Sie die Spritze mit dem Sondenkonnektor.	
Medikament verabreichen	Öffnen Sie die Ritsch-Ratsch-Klemme und verabreichen Sie nun das Medikament langsam über die Sonde und schließen Sie anschließend die Klemme.	
Sonde spülen	Spülen Sie die Sonde zwischen der Verabreichung der einzelnen Medikamente mit 10 ml Wasser.	
Vorgang wiederholen	Wiederholen Sie diese Vorgehensweise, bis Sie alle Medikamente verabreicht haben.	
Sonde spülen	Spülen Sie abschließend die Sonde mit 20–40 ml Wasser.	
Konus reinigen	Reinigen Sie den Konus mit klarem Wasser und verschließen Sie diesen.	
Klemme entfernen	Öffnen Sie die Ritsch-Ratsch Klemme.	Eine offene Klemme verhindert eine Knickbildung.

SITUATION AUS DER PRAXIS

Handlung	Beschreibung	Begründung/Hinweise
Nachbereitung		
Händehygiene	Ziehen Sie die Einmalhandschuhe aus und führen Sie eine hygienische Händedesinfektion durch.	Indikation 3 der hygienischen Händedesinfektion wird eingehalten.
Positionierung	Belassen Sie den Oberkörper des Patienten noch für 30 Minuten in dieser Position. Stellen Sie das Bett auf Ausgangshöhe zurück.	Diese Positionierung dient der Reflux- und Aspirationsprophylaxe. Das Wohlbefinden und die Sicherheit des Patienten sind gewährleistet.
Arbeitsplatz	Entsorgen Sie das Material, desinfizieren Sie die Arbeitsfläche und machen Sie einen abschließenden „Rundumblick“.	! Rufanlage in Reichweite!
Händehygiene	Führen Sie eine hygienische Händedesinfektion durch.	Indikation 4 der hygienischen Händedesinfektion wird eingehalten.
Anwesenheitstaste	Schalten Sie die Anwesenheitstaste aus.	Wenn Sie das Licht nicht ausschalten, besteht die Gefahr, dass ein Alarm ausgelöst wird.
Dokumentation	Führen Sie die Dokumentation entsprechend den Vorgaben durch.	Eine vollständige Dokumentation gewährleistet den Informationsfluss und dient der Qualitätssicherung.

Reflektieren Sie die praktische Umsetzung der durchgeführten Pflegehandlungen!
Kriterien und Fragen zur Selbst- und Fremdreflexion sind als Kopiervorlage in der TRAUNER-DigiBox vorhanden.

AUFGABEN ZUR VERTIEFUNG

Medikamentenverabreichung über die PEG-Sonde

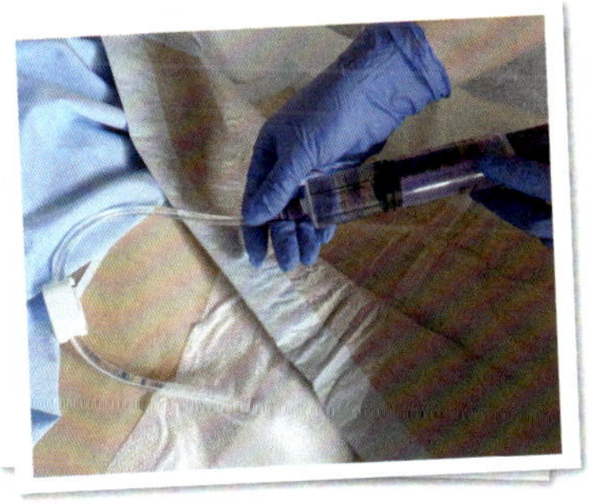

Herr Juri Petrov fühlt sich heute Morgen gar nicht gut. Er klagt nach der Medikamentenapplikation über Übelkeit. Die Beschwerden hat er in leichter Form bereits seit einigen Tagen, aber nie etwas gegenüber den Pflegepersonen erwähnt. Er dachte, das liegt einfach an der Aufregung. Endlich darf er wieder nach Hause gehen. Am liebsten würde er gar keine Medikamente mehr zu sich nehmen.

1. Führen Sie mögliche Ursachen für Herrn Petrovs Beschwerden an.

2. Nennen Sie pflegerelevante Komplikationen, die bei der Verabreichung von Medikamenten über die PEG-Sonde/nasogastrale Sonde auftreten können.

AUFGABEN ZUR VERTIEFUNG

3. Nennen und erläutern Sie die Notwendigkeit der Mörserbarkeit und Einzelapplikation von Medikamenten über gastrale Sonden.

SITUATION AUS DER PRAXIS

Herr Petrov muss nun „anders" essen ...

Herr Petrov wird seit vier Tagen vollständig über die PEG-Sonde ernährt. Sie betreuen den Patienten seit zwei Tagen. Nach der Körperpflege wird das Verabreichen der Sondennahrung mittels Schwerkraft an Sie delegiert. Herr Petrov ist sehr interessiert an der Vorgehensweise, soll doch seine Gattin dies zu Hause übernehmen. Er beobachtet die einzelnen von ihnen getätigten Schritte und stellt Fragen dazu.

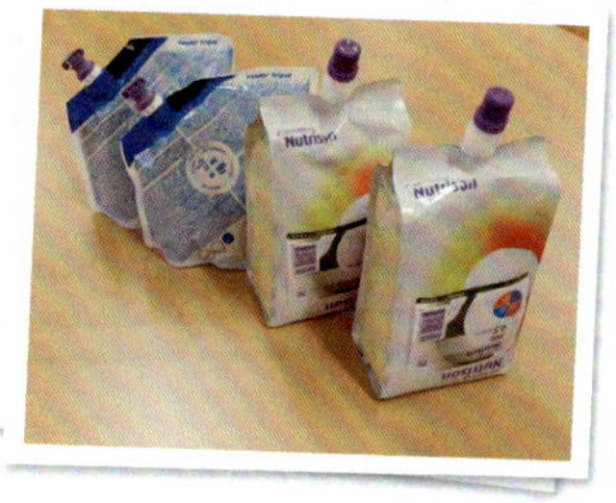

Handlungsablauf – Nahrungsverabreichung PEG-Sonde/nasogastrale Sonde

Handlung	Beschreibung	Begründung/Hinweise
Vorbereitung		
Sich informieren	Informieren Sie sich in der Patientendokumentation über die angeordnete Sondennahrung mittels der 6-R-Regel. Informieren Sie sich zusätzlich über: ■ Art der Sondennahrung ■ Menge und Häufigkeit der Verabreichung ■ Wirkung und Nebenwirkung bei der Verabreichung	Information und Kontrolle erhöhen die Patientensicherheit und vermeiden Verwechslungen.
Material	Bereiten Sie die Materialien auf einem desinfizierten Tablett vor: ■ Hände- und Flächendesinfektionsmittel ■ Pack oder Flasche mit Nahrung ■ 20 ml/60 ml EnFit-Spritze ■ Anatomische Klemme (nasogastrale Sonde) ■ Wasser zum Spülen ■ Einmalunterlage ■ Einmalhandschuhe ■ Ggf. Materialien zur Mundpflege ■ Feuchter Einmalwaschhandschuh Je nach Verabreichungsart benötigen Sie: ■ **Bolus:** 60 ml ENFit-Spritze ■ **Schwerkraft:** Überleitungssystem für Schwerkraft, Infusionsständer	Sie stellen sicher, dass alle notwendigen Materialien vorhanden sind und vermeiden unnötige Arbeitswege. Der Einmalwaschhandschuh kann zum Reinigen der Sonde verwendet werden.

Handlung	Beschreibung	Begründung/Hinweise
	■ **Ernährungspumpe:** Pumpe, Überleitungssystem für Pumpe, Infusionsständer Materialien zur Überprüfung der Sondenlage bei nasogastralen Sonden: ■ pH-Indikatorpapier und Spritze oder Stethoskop und Spritze	! Bei einer nasogastralen Sonde ist die Überprüfung der Sondenlage vor der Verabreichung von Medikamenten unerlässlich, da die Sonde leicht verrutschen kann und bei falscher Lage Aspirationsgefahr besteht.
DURCHFÜHRUNG		
Anwesenheitstaste	Schalten Sie beim Betreten des Zimmers die Anwesenheitstaste ein.	Die Anwesenheitstaste markiert am Gang die Anwesenheit der Pflegeperson im Zimmer.
Arbeitsplatz	Desinfizieren Sie die Arbeitsfläche und stellen Sie das Tablett ab.	Alle Materialien sind gut erreichbar, ein störungsfreier Ablauf ist möglich.
Händehygiene	Führen Sie eine hygienische Händedesinfektion durch.	Indikation 1 der hygienischen Händedesinfektion wird eingehalten.
Identifikation	Stellen Sie die Identität des Patienten mittels der 2-Merkmale-Methode fest.	Die Patientensicherheit wird durch die Anwendung der 2-Merkmale-Methode erhöht.
Information	Erklären Sie Anlass und Vorgehen der Intervention.	Informationen fördern Akzeptanz und Vertrauen.
Positionierung	Bringen Sie das Bett auf Arbeitshöhe. Positionieren Sie den Patienten mit einem um etwa 30 Grad erhöhten Oberkörper.	Rückenschonendes Arbeiten ist gewährleistet. Die korrekte Positionierung gilt als Reflux- und Aspirationsprophylaxe.
Mundpflege	Führen Sie ggf. vor der Gabe der Sondennahrung eine Mundpflege durch.	Die Mundpflege regt die Speichelproduktion an.
Händehygiene	Führen Sie eine hygienische Händedesinfektion durch. Ziehen Sie Einmalhandschuhe an.	Indikation 2 der hygienischen Händedesinfektion wird eingehalten. Die Einmalhandschuhe dienen dem Selbstschutz.
System vorbereiten	Durchmischen Sie die Nahrung vorsichtig. Entfernen Sie den Schraubverschluss am Pack oder öffnen Sie die Flasche. Öffnen Sie das Überleitungssystem. Schließen Sie die Rollklemme. Verbinden Sie das Überleitungssystem mit dem Pack und hängen Sie diesen am Infusionsständer auf. Befüllen Sie die Tropfkammer durch Drücken bis zur Hälfte. Öffnen Sie die Rollklemme und befüllen Sie das Überleitungssystem komplett. Schließen Sie die Rollklemme.	! Das Überleitungssystem kann 24 Stunden benutzt werden.

Handlung	Beschreibung	Begründung/Hinweise
NAHRUNGSVERABREICHUNG – NASOGASTRALE SONDE		
Sondenlage prüfen	Legen Sie die Einmalunterlage unter die Sonde.	
	Luftinsufflation: Spritzen Sie 10–20 ml Luft rasch durch die Sonde und lokalisieren Sie gleichzeitig mittels Stethoskop das „blubbernde" Geräusch im Magen. ODER	Die korrekte Lage der Sondenspitze im Magen muss vor jeder Applikation von Nahrung und Medikamenten durchgeführt werden sowie bei jeglicher Auffälligkeit.
	Säurenachweis: Aspirieren Sie etwas Magensaft und bestimmen Sie mittels Indikatorpapier den Säuregehalt. Der pH-Wert muss zwischen 1 und 2 liegen.	Im Magen ist der pH-Wert aufgrund der Magensäure niedrig. Bei niedrigem pH-Wert können Sie davon ausgehen, dass die Sondenspitze im Magen liegt.
Sondennahrung verabreichen	Klemmen Sie die Sonde mit einer anatomischen Klemme ab. Ziehen Sie 20–40 ml Spülflüssigkeit auf und verbinden Sie die Spritze mit dem Sondenkonnektor. Öffnen Sie die Klemme und verabreichen Sie langsam die Spülflüssigkeit. Schließen Sie die Klemme und entfernen Sie die Spritze. Verbinden Sie das Überleitungssystem mit dem Sondenkonnektor. Öffnen Sie die Klemme. Stellen Sie die Tropfgeschwindigkeit durch Öffnen der Rollklemme am Überleitungssystem ein.	! Berücksichtigen Sie die verabreichte Flüssigkeitsmenge bei der Bilanzierung! ! Die Tropfgeschwindigkeit und die Menge der Sondennahrung sind abhängig von der Sondenlage, der Nahrungsart, der Dauer der vorherigen Nahrungskarenz, der Magen- und Darmmotilität und der Verträglichkeit der Sondennahrung.
NAHRUNGSVERABREICHUNG – PEG-SONDE		
Sondennahrung verabreichen	Legen Sie die Einmalunterlage unter die Sonde. Schließen Sie die Ritsch-Ratsch-Klemme an der PEG-Sonde. Ziehen Sie 20–40 ml Spülflüssigkeit auf und verbinden Sie die Spritze mit dem Sondenkonnektor. Öffnen Sie die Ritsch-Ratsch-Klemme und verabreichen Sie das Wasser langsam. Schließen Sie die Ritsch-Ratsch-Klemme und entfernen Sie die Spritze. Verbinden Sie das Überleitungssystem mit dem Sondenkonnektor. Öffnen Sie die Ritsch-Ratsch-Klemme. Stellen Sie die Tropfgeschwindigkeit durch Öffnen der Rollklemme am Überleitungssystem ein.	! Berücksichtigen Sie die verabreichte Flüssigkeitsmenge bei der Bilanzierung! ! Die Tropfgeschwindigkeit und die Menge der Sondennahrung sind abhängig von der Sondenlage, der Nahrungsart, der Dauer der vorherigen Nahrungskarenz, der Magen- und Darmmotilität und der Verträglichkeit der Sondennahrung.

SITUATION AUS DER PRAXIS

Handlung	Beschreibung	Begründung/Hinweise
NACHBEREITUNG		
Händehygiene	Ziehen Sie die Einmalhandschuhe aus und führen Sie eine hygienische Händedesinfektion durch.	Indikation 3 der hygienischen Händedesinfektion wird eingehalten.
Positionierung	Belassen Sie den Oberkörper des Patienten während der Nahrungsverabreichung in dieser Position. Stellen Sie das Bett auf Ausgangshöhe zurück	Diese Positionierung dient der Reflux- und Aspirationsprophylaxe. Das Wohlbefinden und die Sicherheit des Patienten sind gewährleistet.
Arbeitsplatz	Entsorgen Sie das Material, desinfizieren Sie die Arbeitsfläche und machen Sie einen abschließenden „Rundumblick".	! Rufanlage in Reichweite!
Händehygiene	Führen Sie eine hygienische Händedesinfektion durch.	Indikation 4 der hygienischen Händedesinfektion wird eingehalten.
Anwesenheitstaste	Schalten Sie die Anwesenheitstaste aus.	Wenn Sie das Licht nicht ausschalten, besteht die Gefahr, dass ein Alarm ausgelöst wird.
Dokumentation	Führen Sie die Dokumentation entsprechend den Vorgaben durch.	Eine vollständige Dokumentation gewährleistet den Informationsfluss und dient der Qualitätssicherung.

Reflektieren Sie die praktische Umsetzung der durchgeführten Pflegehandlungen! Kriterien und Fragen zur Selbst- und Fremdreflexion sind als Kopiervorlage in der TRAUNER-DigiBox vorhanden.

AUFGABEN ZUR VERTIEFUNG

Verabreichung von Sondennahrung über die PEG-Sonde

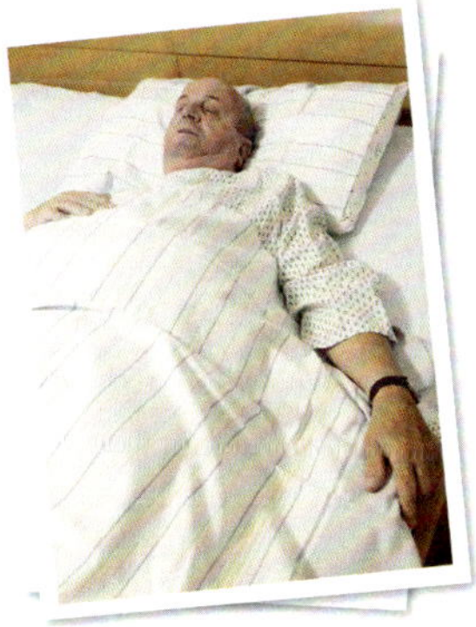

Herr Petrov verträgt anfänglich die Sondenkost gut, seit gestern aber klagt er über Völlegefühl und Durchfall. Zusätzlich hat er einen unangenehmen Geschmack im Mund. Herr Petrov ist gar nicht „erfreut" über diese Entwicklung und möchte erfahren, warum es zu diesen Beschwerden kommen konnte und wie dagegen vorgegangen wird. Er ist bemüht, seinen Beitrag dazu zu leisten, um bald nach Hause entlassen zu werden.

1. Beschreiben Sie pflegerelevante Komplikationen bei der Verabreichung von Sondennahrung über gastrale Sonden und nennen Sie entsprechende pflegerische Interventionen.

2. Nennen Sie die unterschiedlichen Arten von Sondennahrung. Erläutern Sie, welche Sondennahrung für welche Bedürfnisse indiziert ist.

AUFGABEN ZUR VERTIEFUNG

3. Argumentieren Sie, warum es wichtig ist zu wissen, wie die Ernährungssonde angelegt wurde und wo die Spitze der Sonde liegt. Was resultiert daraus?

SITUATION AUS DER PRAXIS

Der Verband muss erneuert werden ...

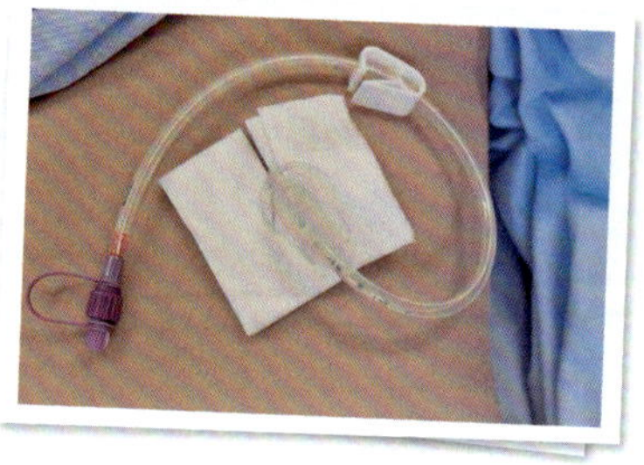

Die Neuanlage der PEG-Sonde liegt bei Herrn Juri Petrov vier Tage zurück. Routinemäßig wird täglich ein aseptischer Verbandwechsel an der PEG-Sonde durchgeführt. Herr Petrov ist etwas aufgeregt, da er die PEG-Sonde seit der Anlage noch nicht ohne Verband gesehen hat. Er konnte bis jetzt nicht hinsehen. Das Essen nun direkt in den Bauch zu bekommen und bei dieser Handlung auch noch zuzusehen, hat ihn bis zu diesem Zeitpunkt überfordert. Das Essen zu schmecken, fehlt ihm.

Handlungsablauf – Verbandwechsel PEG-Sonde 1–10 Tage nach Anlage

Handlung	Beschreibung	Begründung/Hinweise
Vorbereitung		
Sich informieren	Informieren Sie sich in der Patientendokumentation über die Vorgaben.	Die Information und Kontrolle erhöht die Patientensicherheit und vermeidet Verwechslungen. ! Nach Neuanlage der PEG-Sonde erfolgt in den Tagen 1 bis ca. 10 täglich ein aseptischer Verbandwechsel.
Material	Bereiten Sie die Materialien auf einem desinfizierten Tablett vor: ▪ Hände- und Flächendesinfektionsmittel ▪ Lösung zur Wundreinigung/ Wunddesinfektion ▪ Einmalunterlage ▪ Einmalhandschuhe ▪ Sterile Pinzette ▪ Sterile Mullkompressen bei Bedarf ▪ Sterile Stieltupfer (groß) bei Bedarf ▪ Sterile Schlitzkompresse ▪ Stretchpflaster von der Rolle ▪ Verbandschere ▪ Abwurfbeutel	Sie stellen sicher, dass alle notwendigen Materialien vorhanden sind und vermeiden unnötige Arbeitswege. ! Produkte müssen mit Sondenmaterial kompatibel sein. ! Kontrollieren Sie Sterilisationsdatum, Verfallsdatum, Unversehrtheit der Verpackung und Siegelnähte sowie Öffnungsdatum.
Durchführung		
Anwesenheitstaste	Schalten Sie beim Betreten des Zimmers die Anwesenheitstaste ein.	Die Anwesenheitstaste markiert am Gang die Anwesenheit der Pflegeperson im Zimmer.

Handlung	Beschreibung	Begründung/Hinweise
Arbeitsplatz	Desinfizieren Sie die Arbeitsfläche und stellen Sie das Tablett ab.	Alle Materialien sind gut erreichbar, ein störungsfreier Ablauf ist möglich.
Händehygiene	Führen Sie eine hygienische Händedesinfektion durch.	Indikation 1 der hygienischen Händedesinfektion wird eingehalten.
Identifikation	Stellen Sie die Identität des Patienten mittels der 2-Merkmale-Methode fest.	Die Patientensicherheit wird durch die Anwendung der 2-Merkmale-Methode erhöht.
Information	Erklären Sie Anlass und Vorgehen der Intervention.	Informationen fördern Akzeptanz und Vertrauen.
Positionierung	Bringen Sie das Bett auf Arbeitshöhe. Positionieren Sie den Patienten mit einem um etwa 30 Grad erhöhten Oberkörper.	Rückenschonendes Arbeiten ist gewährleistet.
Händehygiene	Führen Sie eine hygienische Händedesinfektion durch. Ziehen Sie Einmalhandschuhe an.	Indikation 2 der hygienischen Händedesinfektion wird eingehalten. Einmalhandschuhe dienen dem Selbstschutz.
Alten Verband entfernen	Legen Sie die Einmalunterlage unter die Sonde. Entfernen Sie den äußeren Verband und entsorgen Sie diesen.	
Halteplatte öffnen	Öffnen Sie die äußere Halteplatte und lösen Sie die Sonde aus der Halteplatte. Ziehen Sie die Halteplatte ca. 10 cm je nach Sondenlänge zurück. Kontrollieren Sie den Sondenschlauch und die Haut auf Pflasterreste.	Manche Platten lassen sich als Ganzes entfernen. Legen Sie diese dann auf einem sterilen Tupfer ab. Sondenschlauch und Stoma können nun sorgfältig gereinigt werden.
Händehygiene	Ziehen Sie die Einmalhandschuhe aus und führen Sie eine hygienische Händedesinfektion durch. Ziehen Sie erneut Einmalhandschuhe an.	Indikationen 2 und 3 der hygienischen Händedesinfektion werden eingehalten. Die Einmalhandschuhe dienen dem Selbstschutz.
Sterile Materialien vorbereiten	Öffnen Sie die steril verpackte Pinzette und die sterilen Kompressen/Stieltupfer. Tränken Sie die Kompressen.	
Einstichstelle und Sonde reinigen mit steriler Pinzette	Reinigen Sie die Einstichstelle (Stoma) und Sonde in folgender Reihenfolge: Einstichstelle (Stoma), Sondenschlauch, Halteplatte. Nehmen Sie die Kompressen mit der sterilen Pinzette oder die Stieltupfer und reinigen Sie die Einstichstelle von innen nach außen. Reinigen Sie nun den Sondenschlauch von der Einstichstelle weg und abschließend die Halteplatte. Inspizieren Sie die Einstichstelle auf Entzündungszeichen, Hypergranulation und Sekretabsonderungen. Inspizieren Sie die Sonde (Ansätze, Schlauch, Halteplatte) und vermerken Sie Auffälligkeiten.	Die Non-Touch-Technik dient der Vorbeugung von Infektionen. Das Prinzip beinhaltet, dass entweder mit unsterilen Handschuhen und sterilen Instrumenten oder sterilen Handschuhen gearbeitet werden muss. ! Pro Wischgang ist jeweils eine neue Kompresse/ein Stieltupfer zu verwenden. ! Bei Entzündungszeichen ist die Ärztin/der Arzt zu informieren. Veränderungen an der Sonde müssen beachtet werden. Sie können einen Sondenwechsel notwendig machen.

SITUATION AUS DER PRAXIS

Handlung	Beschreibung	Begründung/Hinweise
Ggf. Pflasterreste entfernen	Entfernen Sie die Pflasterreste mithilfe physiologischer Kochsalzlösung oder steriler Kompressen, die mit Hautdesinfektionsmittel getränkt sind.	Verwenden Sie nicht Wundbenzin oder Acetate, da dadurch das Sondenmaterial angegriffen wird.
Sonde mobilisieren	Schieben Sie die Sonde ca. 2–3 cm in den Stomakanal und drehen Sie diese um 180/360 Grad. Ziehen Sie die Sonde anschließend bis zum spürbaren Widerstand leicht zurück.	Die Mobilisation verhindert das Einwachsen der inneren Halteplatte in die Mageninnenwand (Buried-Bumper-Syndrom). ! Die Mobilisation der Sonde darf nur bei der PEG-Sonde durchgeführt werden.
Neuen Verband anlegen	Öffnen Sie die Packung der sterilen Schlitzkompresse und legen Sie die Kompresse zur Vermeidung einer feuchten Kammer zwischen Haut und Halteplatte. Schieben Sie die Halteplatte zurück und fixieren Sie die Sonde mit leichtem Spielraum (5–10 mm) in der äußeren Halteplatte. Decken Sie die äußere Halteplatte mit einer sterilen Kompresse ab und fixieren Sie diese mit einem Stretchpflaster. Sichern Sie die Sonde, indem Sie diese in einem Bogen nach oben führen und mit einem Fixierpflaster fixieren.	! Halten Sie die Non-Touch-Technik ein.
Händehygiene	Ziehen Sie die Einmalhandschuhe aus und führen Sie eine hygienische Händedesinfektion durch.	Indikation 3 der hygienischen Händedesinfektion wird eingehalten.
NACHBEREITUNG		
Positionierung	Unterstützen Sie den Patienten bei der Positionierung. Decken Sie den Patienten zu und stellen Sie das Bett auf Ausgangshöhe zurück.	Das Wohlbefinden und die Sicherheit des Patienten sind gewährleistet.
Arbeitsplatz	Entsorgen Sie das Material, desinfizieren Sie die Arbeitsfläche und machen Sie einen abschließenden „Rundumblick“.	! Rufanlage in Reichweite!
Händehygiene	Führen Sie eine hygienische Händedesinfektion durch.	Indikation 4 der hygienischen Händedesinfektion wird eingehalten.
Anwesenheitstaste	Schalten Sie die Anwesenheitstaste aus.	Wenn Sie das Licht nicht ausschalten, besteht die Gefahr, dass ein Alarm ausgelöst wird.
Material	Ergänzen Sie das Material, reinigen und desinfizieren Sie das Tablett.	Vollständig einsatzbereite Pflegeartikel erhöhen die Effizienz der Tätigkeit und die Qualität in der Durchführung.

Handlung	Beschreibung	Begründung/Hinweise
Dokumentation	Führen Sie die Dokumentation entsprechend den Vorgaben durch.	Eine vollständige Dokumentation gewährleistet den Informationsfluss und dient der Qualitätssicherung.

Reflektieren Sie die praktische Umsetzung der durchgeführten Pflegehandlungen!
Kriterien und Fragen zur Selbst- und Fremdreflexion sind als Kopiervorlage in der TRAUNER-DigiBox vorhanden.

AUFGABEN ZUR VERTIEFUNG

Verbandwechsel einer PEG-Sonde

Herr Petrov hat heute zum ersten Mal bewusst den Verbandwechsel der PEG-Sonde miterlebt. Er ist überrascht, wie viele Schritte zur korrekten Versorgung notwendig sind. Herr Petrov ist beruhigt, da er erfahren hat, dass diese Form des Verbandwechsels zu Hause nicht mehr notwendig ist. Seine Gattin wird im Rahmen einer Mikroschulung von einer DGKP über den korrekten Umgang mit der PEG-Sonde eingeschult.

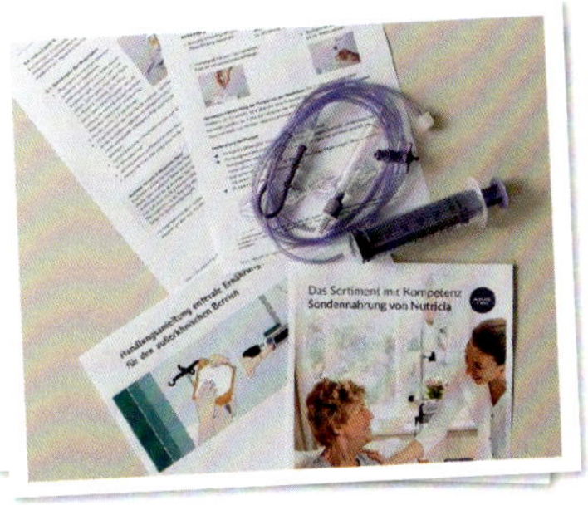

1. Erläutern Sie die wichtigsten Punkte, die bei der Pflege einer PEG-Sonde zu beachten sind.

2. Anhand welcher Kriterien ist zu erkennen, dass die innere Halteplatte einer PEG-Sonde eingewachsen ist?

3. Denken Sie an Ihr Praktikum in der Hauskrankenpflege und beschreiben Sie, wie sich der Umgang mit der PEG-Sonde im häuslichen Umfeld gestaltet.

AUFGABEN ZUM WISSENSTRANSFER

Transferaufgabe – Schwerpunkt Kinder

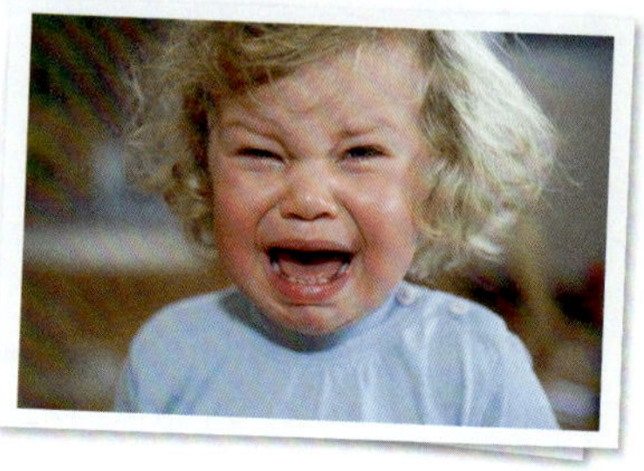

Frau Elisabeth Kramer und ihre Tochter Anna, 18 Monate alt, werden stationär betreut. Anna verweigert seit Monaten aufgrund von rezidivierenden, sehr schmerzhaften Mund- und Rachenentzündungen die orale Nahrungsaufnahme vollständig. Um einer Mangelernährung vorzubeugen, musste eine PEG-Sonde angelegt werden. Anna soll nun einen Stomabutton erhalten.

1. Beschreiben Sie die Vor- und Nachteile eines Stomabuttons im Vergleich zu einer herkömmlichen PEG-Sonde.

2. Erläutern Sie die pflegerischen Interventionen bei einem eineinhalbjährigen Kind im Vergleich zum Erwachsenen.

3. Schildern Sie, nach welchen Kriterien eine Entwöhnung von der Sondenernährung bei Kindern auf der Mutter-Kind-Station unterstützt/durchgeführt wird.

Transferaufgabe – Schwerpunkt Gastroenterologie

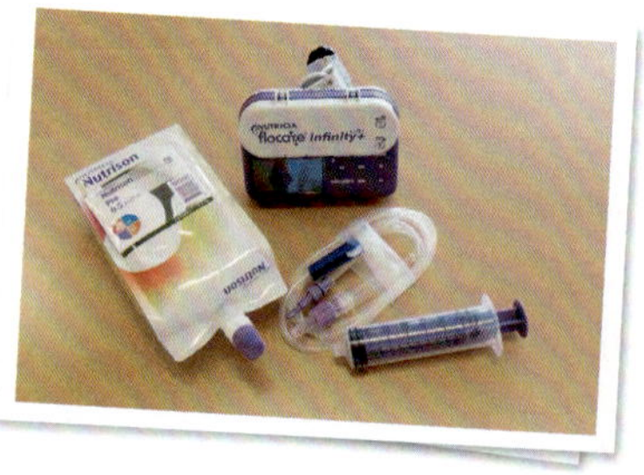

Um den Energiebedarf bei Frau Michaela Huber zu decken, ist es notwendig, die Ernährung über eine nasogastrale Sonde durchzuführen. Frau Huber ist 25 Jahre alt und leidet an Colitis ulcerosa. Für die künstliche Ernährung bei chronisch-entzündlichen Darmerkrankungen wird niedermolekulare Trink- oder Sondennahrung empfohlen. Die Verabreichung der Sondennahrung erfolgt mittels Ernährungspumpe.

1. Legen Sie dar, wie sich die Ernährung im symptomfreien Intervall im Vergleich zum akuten Schub einer chronisch-entzündlichen Darmerkrankung gestaltet.

2. Erläutern Sie pflegerische Schwerpunkte bei einer liegenden nasogastralen Sonde.

3. In der Praxis werden unterschiedliche Ernährungspumpen verwendet. Nennen Sie beachtenswerte Punkte im Umgang mit Ernährungspumpen.

Periphere Venenverweilkanüle (PVVK)

Die Tätigkeiten der Pflegefachassistenz umfassen im Rahmen der Mitwirkung bei Diagnostik und Therapie das Anlegen und Pflegen von peripheren Venenverweilkanülen. Ein peripher-venöser Zugang ist die Voraussetzung für eine intravenöse Infusion. Beim Anlegen einer Venenverweilkanüle ist hygienisches und strukturiertes Arbeiten äußerst wichtig.

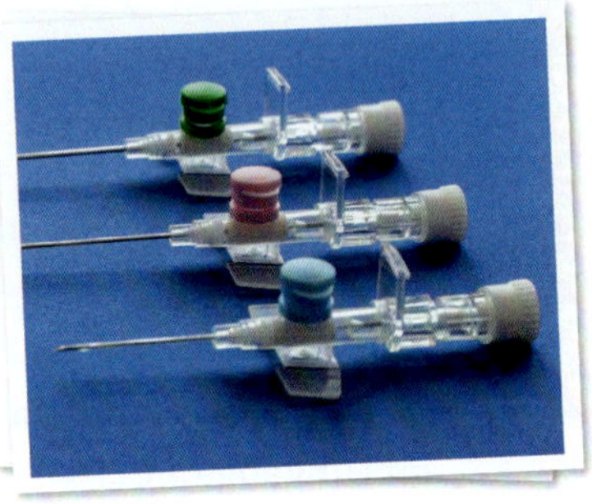

KOMPETENZEN

Lernziele

- Die/Der Auszubildende hält die Durchgängigkeit des peripher-venösen Gefäßzuganges (peripher-venöser Verweilkanüle = PVVK) aufrecht.
- Die/Der Auszubildende führt einen Verbandwechsel bei einem peripher-venösen Gefäßzugang durch oder entfernt diese bei Indikation.
- Die/Der Auszubildende kann eine peripher-venöse Venenverweilkanüle fachgerecht legen.
- Die/Der Auszubildende hält Standards im Umgang mit dem peripher-venösen Gefäßzugang durchgehend ein.

Periphere Venenverweilkanüle

Wissen

Die/Der Auszubildende ...

- beschreibt die Vorbereitung, Vorgehensweise und Nachbereitung der Venenpunktion mittels Verweilkanüle.
- kennt die Grundregeln und Hygienebestimmungen im Umgang mit einem peripher-venösen Gefäßzugang und kann diese erläutern.
- kennt die Gefahren und Komplikationen bei einem liegenden peripher-venösen Gefäßzugang.

Fertigkeiten

Die/Der Auszubildende ...

- hält die Durchgängigkeit aufrecht.
- legt und entfernt eine PVVK.
- informiert die Patientin/den Patienten klar und verständlich über das Vorgehen.
- erkennt eine Phlebitis, dokumentiert diese und leitet die Beobachtungen entsprechend weiter.
- beherrscht die Technik der Durchführung eines aseptischen Verbandwechsels.

Haltungen

Die/Der Auszubildende ...

- ist sorgfältig im Umgang mit dem peripher-venösen Gefäßzugang.
- ist gewissenhaft im Umgang mit Punktionsstellen.
- beobachtet die Einstichstelle verantwortungsbewusst auf Entzündungszeichen.
- reflektiert das eigene Handeln
- begegnet der Patientin/dem Patienten in den unterschiedlichen Settings mit Respekt, wertschätzend und mit Empathie.

WissensCheck

Frage 1 Wie oft kontrollieren Sie die Einstichstelle der Verweilkanüle und den Verband?

- ☐ 1 x täglich
- ☐ Nie
- ☐ Nur bei Beschwerden der Patientin/des Patienten

Frage 2 Ordnen Sie den fünf Kardinalsymptomen der Entzündung die deutsche Bezeichnung zu:

Wärme ▪ Schmerz ▪ Schwellung ▪ Funktionseinschränkung ▪ Rötung

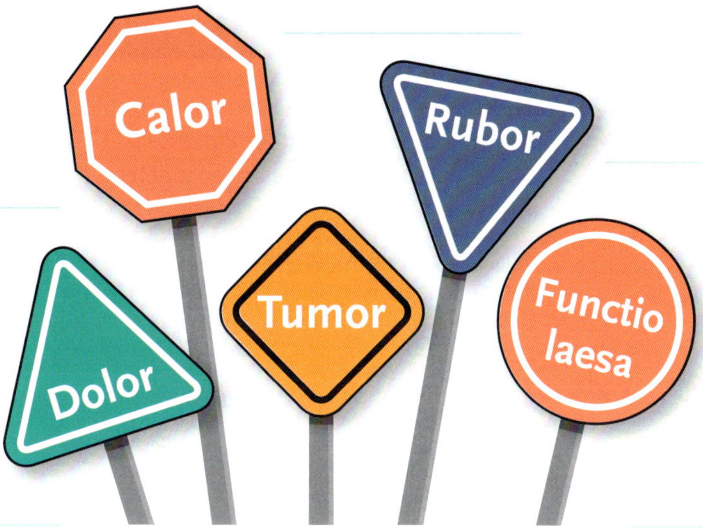

Frage 3 Muss eine PVVK bei Vorliegen von Entzündungszeichen (auch nur von einem) sofort entfernt werden?

☐ Ja ☐ Nein

Frage 4 Erläutern Sie den Begriff Thrombophlebitis und die Ursachen.

Frage 5 Warum darf ein „verstopfter Venenzugang" nicht freigespült werden?

Frage 6 Wonach richtet sich die Auswahl der PVVK-Größe?

SITUATION AUS DER PRAXIS

Herr Seegras braucht einen venösen Zugang

Herr Gottfried Seegras, 54 Jahre alt, wird für die geplante Operation am rechten Knie (Totalendoprothese) stationär aufgenommen. Im Rahmen des Aufnahmeprozederes ist vorgesehen, einen venösen Zugang zu legen. Sie sind PFA in Ausbildung, absolvieren Ihr Praktikum in der Zentralaufnahme und werden beauftragt, bei Herrn Seegras einen venösen Zugang zu legen.

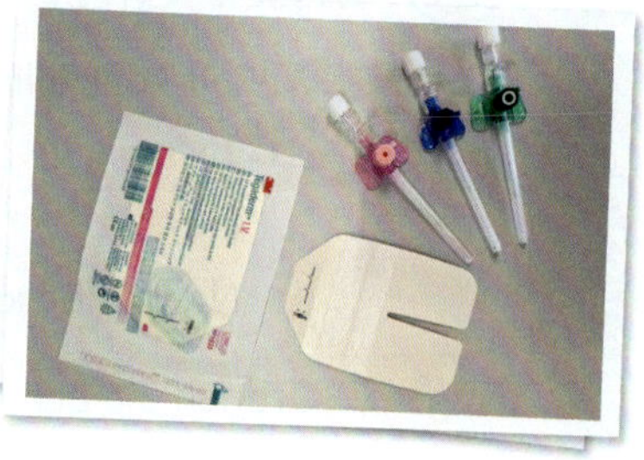

Handlungsablauf – Legen einer peripheren Venenverweilkanüle

Handlung	Beschreibung	Begründung/Hinweise
Vorbereitung		
Sich informieren	Informieren Sie sich in der Patientendokumentation über die angeordnete Intervention.	Information und Kontrolle erhöhen die Patientensicherheit und vermeiden Verwechslungen.
Material	Bereiten Sie die Materialien auf einem desinfizierten Tablett vor: ▪ Hände- und Flächendesinfektionsmittel ▪ Alkoholisches Hautdesinfektionsmittel ▪ 2 Packungen sterile Tupfer à 2 Stück ▪ Venenverweilkanüle ▪ PVVK Folienverband ▪ Nadelabwurfbehälter ▪ Einmalhandschuhe ▪ Einmalunterlage ▪ Stauschlauch ▪ Fertigspüllösung ▪ Luer-Lock-Verschluss ▪ Ggf. 3-Wege-Hahn	Sie stellen sicher, dass alle notwendigen Materialien vorhanden sind und vermeiden unnötige Arbeitswege.
Durchführung		
Anwesenheitstaste	Schalten Sie beim Betreten des Zimmers die Anwesenheitstaste ein.	Die Anwesenheitstaste markiert am Gang die Anwesenheit der Pflegeperson im Zimmer.
Arbeitsplatz	Desinfizieren Sie die Arbeitsfläche und stellen Sie das Tablett ab.	Alle Materialien sind gut erreichbar, ein störungsfreier Ablauf ist möglich.
Händehygiene	Führen Sie eine hygienische Händedesinfektion durch.	Indikation 1 der hygienischen Händedesinfektion wird eingehalten.
Identifikation	Stellen Sie die Identität des Patienten mittels der 2-Merkmale-Methode fest	Die Patientensicherheit wird durch die Anwendung der 2-Merkmale-Methode erhöht.
Information	Erklären Sie den Anlass und das Vorgehen der Intervention.	Informationen fördern Akzeptanz und Vertrauen.
Positionierung	Bringen Sie das Bett auf Arbeitshöhe. Legen Sie die Einmalunterlage ein und positionieren Sie den betreffenden Arm.	

Handlung	Beschreibung	Begründung/Hinweise
Vene stauen	Legen Sie etwa 10 cm oberhalb der Punktionsstelle den Stauschlauch oder eine Blutdruckmanschette mit max. 30–40 mmHg an.	Die Stauung darf nicht zu straff sein. Der Radialispuls muss gut tastbar bleiben.
Vene lokalisieren	Lokalisieren Sie am Unterarm oder am Handrücken eine Vene. Palpieren Sie die geplante Punktionsstelle.	! Gute Venensituationen zeichnen sich durch eine oberflächliche Lage, einen sichtbaren Verlauf und einen ausreichenden Füllungszustand aus.
Stauung lösen	Lösen Sie die Stauung wieder.	! Der Stauschlauch darf nicht länger als eine Minute angelegt werden, es besteht die Gefahr der Hämolyse.
Händehygiene	Führen Sie eine hygienische Händedesinfektion durch und ziehen Sie Einmalhandschuhe an.	Indikation 2 der hygienischen Händedesinfektion wird eingehalten. Die Einmalhandschuhe dienen dem Selbstschutz.
Injektionsstelle vorbereiten	Tränken Sie den sterilen Tupfer mit einem Hautdesinfektionsmittel und desinfizieren Sie die Punktionsstelle.	! Beachten Sie die Einwirkzeit laut Herstellerangaben.
Venenverweilkanüle und Verband vorbereiten	Öffnen Sie die Verpackung der Verweilkanüle und des Folienverbandes mittels Peel-off-Technik. Öffnen und entlüften Sie die Fertigspüllösung.	
Haut straffen	Stauen Sie die Vene erneut. Spannen Sie die Haut mit dem Daumen nach unten (L-Griff).	Die Haut rutscht nicht weg und die Vene kann fixiert werden.
Venenverweilkanüle einführen	Fixieren Sie die Kanüle mit Zeige- und Mittelfinger am Zuspritzport und am Ende der Kanüle mit dem Daumen. Schieben Sie die Verweilkanüle in einem flachen Winkel von ca. 30 Grad zügig in die Vene.	
Stauung lösen	Öffnen Sie den Stauschlauch, nachdem sich der Konus am Kanülenende mit Blut gefüllt hat. Legen Sie ggf. einen sterilen Tupfer unter.	! Ein untergelegter steriler Tupfer saugt das Blut auf, das beim Entfernen des Stahlmandrins austreten kann.
Vorschieben der Venenverweilkanüle	Ziehen Sie den Stahlmandrin ca. 1 cm zurück. Schieben Sie den Katheter vollständig in die Vene. Komprimieren Sie die punktierte Vene ca. 3 cm hinter der Einstichstelle. Entfernen Sie den Stahlmandrin und entsorgen Sie diesen direkt im Nadelabwurfbehälter.	
Spülen der Venenverweilkanüle	Konnektieren Sie die Spüllösung mit der Kanüle und spülen Sie diese.	! Die Konnektion muss unter Wahrung der Asepsis erfolgen.
Entfernen der Spüllösung	Diskonnektieren Sie die Spüllösung und verschließen Sie die PVVK mit einem sterilen Luer-Lock-Verschluss.	

SITUATION AUS DER PRAXIS

Handlung	Beschreibung	Begründung/Hinweise
Fixierung der Venenverweilkanüle – Verband anlegen	Fixieren Sie die „Flügel" der Kanüle mit sterilen Pflasterstreifen. Lösen Sie das Schutzpapier vom Applikationsrahmen des Folienverbandes ab und legen Sie den U-förmigen Einschnitt um den Zuspritzport herum. Modellieren Sie den Verband so, dass sich die Ecken des U-förmigen Einschnittes leicht überlappen. Entfernen Sie den Applikationsrahmen.	! Die Punktionsstelle muss mit dem transparenten Teil des Verbandes abgedeckt sein.
Händehygiene	Ziehen Sie die Einmalhandschuhe aus und führen Sie eine hygienische Händedesinfektion durch.	Indikation 3 der hygienischen Händedesinfektion wird eingehalten.
NACHBEREITUNG		
Positionierung	Unterstützen Sie den Patienten bei der Positionierung. Decken Sie den Patienten zu, stellen Sie das Bett auf Ausgangshöhe zurück und machen Sie einen abschließenden „Rundumblick".	Das Wohlbefinden und die Sicherheit des Patienten sind gewährleistet. ! Rufanlage in Reichweite!
Arbeitsplatz	Entsorgen Sie das Material und desinfizieren Sie die Arbeitsfläche.	
Händehygiene	Führen Sie eine hygienische Händedesinfektion durch.	Indikation 4 der hygienischen Händedesinfektion wird eingehalten.
Anwesenheitstaste	Schalten Sie die Anwesenheitstaste aus.	Wenn Sie das Licht nicht ausschalten, besteht die Gefahr, dass ein Alarm ausgelöst wird.
Dokumentation	Führen Sie die Dokumentation den Vorgaben entsprechend durch.	Eine vollständige Dokumentation gewährleistet den Informationsfluss und dient der Qualitätssicherung.

Reflektieren Sie die praktische Umsetzung der durchgeführten Pflegehandlungen!
Kriterien und Fragen zur Selbst- und Fremdreflexion sind als Kopiervorlage in der TRAUNER-DigiBox vorhanden.

AUFGABEN ZUR VERTIEFUNG

PUNKTION BEI SCHLECHTER VENENSITUATION

Im Rahmen der Information über die Anlage einer Venenverweilkanüle erzählt Ihnen Herr Seegras, dass es bei ihm immer schwierig war, eine Vene zu punktieren. Bei der Auswahl eines passenden Anlageortes bemerken auch Sie die schlechten Venenverhältnisse.

1. Überlegen Sie, welche Maßnahmen Sie in der Praxis an dieser Stelle ergreifen würden.

2. Woran erkennen Sie, dass Sie eine Vene nicht korrekt getroffen haben, und wie reagieren Sie in diesem Fall?

AUFGABEN ZUM WISSENSTRANSFER

Transferaufgabe – Schwerpunkt kachektische Menschen

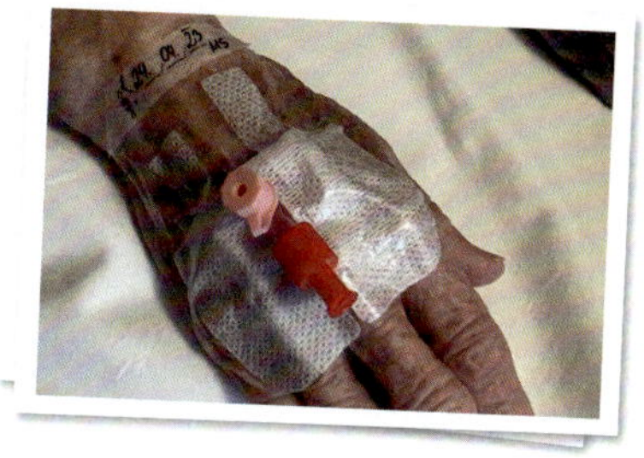

Frau Maria Tischler, 84 Jahre alt, ist aufgrund einer chronischen Pankreasinsuffizienz und der damit verbundenen geringen Nährstoffaufnahme des Körpers mangelernährt und dehydriert. Damit die verordnete Infusionstherapie eingeleitet werden kann, wird das Anlegen einer PVVK an Sie als PFA delegiert.

1. Welche Herausforderungen stellen sich Ihnen beim Anlegen eines PVVK bei kachektischen Menschen?

1. Welche Komplikationen haben Sie beim Anlegen einer PVVK in der Praxis beobachtet? Welche Handlungen wurden gesetzt?

SITUATION AUS DER PRAXIS

Herr Seegras braucht einen venösen Zugang

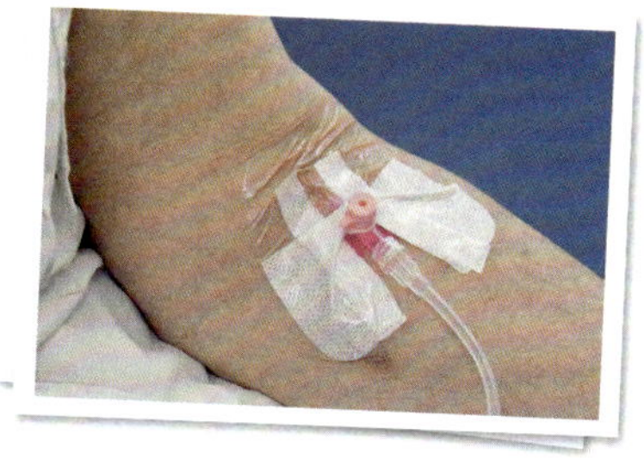

Herr Gottfried Seegras, 54 Jahre alt, ist aufgrund einer Operation am Knie (Totalendoprothese) seit zwei Tagen in stationärer Behandlung. Er hat einen peripher-venösen Gefäßzugang (PVVK) in der linken Cubita. Über diesen Zugang bekommt er zweimal täglich eine Kurzinfusion mit einem Analgetikum, im Bedarfsfall ist die Gabe einer zusätzlichen Dosis möglich. Sie unterstützen Herrn Seegras bei der Positionierung im Bett und beobachten dabei, dass sich etwas Blut im Bereich der PVVK-Einstichstelle, unterhalb des Folienverbandes, angesammelt hat. Sie nehmen einen Verbandwechsel an der PVVK vor.

Handlungsablauf – Verbandwechsel eines peripher-venösen Zuganges inklusive Entfernung einer PVVK

Handlung	Beschreibung	Begründung/Hinweise
Vorbereitung		
Sich informieren	Informieren Sie sich in der Patientendokumentation über den Status der PVVK und die aktuelle intravenöse Therapie.	Information und Kontrolle erhöhen die Patientensicherheit und vermeiden Verwechslungen. ! Das Anlagedatum einer PVVK muss in der medizinischen Patientendokumentation vermerkt werden, somit kann die Liegedauer überprüft werden. Der Wechsel des Folienverbandes ist nach Hersteller bzw. Institutionsstand umzusetzen.
Material	Bereiten Sie die Materialien auf einem desinfizierten Tablett vor: ■ Hände- und Flächendesinfektionsmittel ■ Lösung zur Wunddesinfektion ■ Sterile Tupfer oder sterile Stieltupfer ■ Sterile Pinzette ■ PVVK-Folienverband ■ 1 steriler Verschlusskonus ■ Fertigspüllösung ■ Ggf. neuer 3-Wege-Hahn ■ Einmalhandschuhe ■ Ggf. Einmalunterlage ■ Abwurfbeutel	Sie stellen sicher, dass alle notwendigen Materialen vorhanden sind und vermeiden unnötige Arbeitswege. ! Die Einstichstelle der PVVK sollte mit einem octenidin- oder chlorhexidinhaltigen Antiseptikum behandelt werden.
Durchführung		
Anwesenheitstaste	Schalten Sie beim Betreten des Zimmers die Anwesenheitstaste ein.	Die Anwesenheitstaste markiert am Gang die Anwesenheit der Pflegeperson im Zimmer.
Arbeitsplatz	Desinfizieren Sie die Arbeitsfläche und stellen Sie das Tablett ab.	Alle Materialien sind gut erreichbar, ein störungsfreier Ablauf ist möglich.
Händehygiene	Führen Sie eine hygienische Händedesinfektion durch.	Indikation 1 der hygienischen Händedesinfektion wird eingehalten.
Identifikation	Stellen Sie die Identität des Patienten mittels der 2-Merkmale-Methode fest.	Die Patientensicherheit wird durch die Anwendung der 2-Merkmale-Methode erhöht.
Information	Erklären Sie Anlass und Vorgehen der Intervention.	Informationen fördern Akzeptanz und Vertrauen.
Positionierung	Bringen Sie das Bett auf Arbeitshöhe. Legen Sie ggf. die Einmalunterlage ein und positionieren Sie den betreffenden Arm.	Rückenschonendes Arbeiten ist gewährleistet.
Händehygiene	Führen Sie eine hygienische Händedesinfektion durch.	Indikation 2 der hygienischen Händedesinfektion wird eingehalten.

Handlung	Beschreibung	Begründung/Hinweise
Material vorbereiten	Bereiten Sie die Materialien unter Einhaltung der Asepsis vor. Öffnen Sie die Verpackungen und tränken Sie die Tupfer. Öffnen und entlüften Sie die Fertigspüllösung.	
Aseptischer Verbandwechsel	Ziehen Sie Einmalhandschuhe an. Desinfizieren Sie die Konnektionsstelle der PVVK und spülen Sie die PVVK. Entfernen Sie die Fertigspüllösung und verschließen Sie die PVVK mit dem Konus, ohne diesen an der Konnektionsstelle zu berühren. **Verbandwechsel:** Entfernen Sie den kontaminierten Folienverband und entsorgen Sie diesen. Fixieren Sie die PVVK mit einem Finger am Zuspritzport. Desinfizieren Sie die Einstichstelle mit den getränkten Tupfern und der Pinzette ODER dem getränkten Stieltupfer. Inspizieren Sie die Einstichstelle. Fixieren Sie einen „Flügel" der PVVK mittels sterilem Pflasterstreifen. Fixieren Sie den zweiten „Flügel" der PVVK mit dem zweiten Pflasterstreifen. Lösen Sie das Schutzpapier vom Applikationsrahmen des Folienverbandes ab und legen Sie den U-förmigen Einschnitt um den Zuspritzport herum. Modellieren Sie den Verband so an, dass sich die Ecken des U-förmigen Einschnitts leicht überlappen. Entfernen Sie den Applikationsrahmen.	Die Einmalhandschuhe dienen dem Selbstschutz. **!** Wird bei einer PVVK eine lokale Infektion an der Einstichstelle beobachtet, muss die PVVK sofort entfernt werden. **!** Die Punktionsstelle muss mit dem transparenten Teil des Verbandes abgedeckt sein.
Händehygiene	Ziehen Sie die Einmalhandschuhe aus und führen Sie eine hygienische Händedesinfektion durch.	Indikation 3 der hygienischen Händedesinfektion wird eingehalten.
DURCHFÜHRUNG – ENTFERNEN EINER PVVK		
Material	Bereiten Sie die Materialien auf einem desinfizierten Tablett vor: ■ Einmalhandschuhe ■ Sterile Tupfer (ca. 5 x 5 cm) ■ Fixierpflaster	Sie stellen sicher, dass alle notwendigen Materialien vorhanden sind und vermeiden unnötige Arbeitswege.

SITUATION AUS DER PRAXIS

Handlung	Beschreibung	Begründung/Hinweise
Durchführung	Ziehen Sie Einmalhandschuhe an. Nehmen Sie den Folienverband ab und entsorgen Sie diesen. Legen Sie die trockenen, sterilen Tupfer auf die Einstichstelle und ziehen Sie die Kanüle langsam heraus. Drücken Sie sofort den Tupfer leicht auf die Einstichstelle. Beobachten Sie die Einstichstelle weiter (1–2 min.), ist keine Nachblutung sichtbar, fixieren Sie die sterilen Tupfer mit einem Fixierpflaster.	! Die Kompression mit den sterilen Tupfern soll ca. 1 min. andauern, um ein Nachbluten zu verhindern. ! Die Einstichstelle ist auf Entzündungszeichen hin zu beobachten – diese sind zu dokumentieren und weiterzuleiten.
Händehygiene	Ziehen Sie die Einmalhandschuhe aus und führen Sie eine hygienische Händedesinfektion durch.	Indikation 3 der hygienischen Händedesinfektion wird eingehalten.
NACHBEREITUNG		
Positionierung	Unterstützen Sie den Patienten bei der Positionierung. Decken Sie den Patienten zu, stellen Sie das Bett auf Ausgangshöhe zurück und machen Sie einen abschließenden „Rundumblick“.	Das Wohlbefinden und die Sicherheit des Patienten sind gewährleistet. ! Rufanlage in Reichweite!
Arbeitsplatz	Entsorgen Sie das Material und desinfizieren Sie die Arbeitsfläche.	
Händehygiene	Führen Sie eine hygienische Händedesinfektion durch.	Indikation 4 der hygienischen Händedesinfektion wird eingehalten.
Anwesenheitstaste	Schalten Sie die Anwesenheitstaste aus.	Wenn Sie das Licht nicht ausschalten, besteht die Gefahr, dass ein Alarm ausgelöst wird.
Dokumentation	Führen Sie die Dokumentation den Vorgaben entsprechend durch.	Eine vollständige Dokumentation gewährleistet den Informationsfluss und dient der Qualitätssicherung.

Reflektieren Sie die praktische Umsetzung der durchgeführten Pflegehandlungen! Kriterien und Fragen zur Selbst- und Fremdreflexion sind als Kopiervorlage in der TRAUNER-DigiBox vorhanden.

AUFGABEN ZUR VERTIEFUNG

Der Folienverband ist blutig

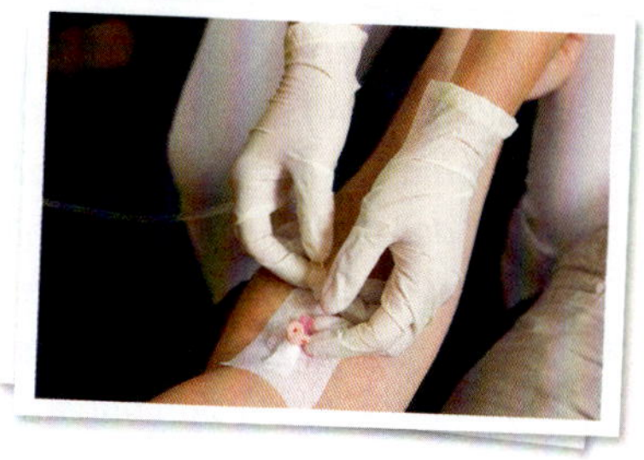

Herr Seegras hat von Ihnen um die Mittagszeit einen neuen Verband an der PVVK bekommen. Es ist jetzt später Nachmittag und wiederum, bei der Hilfestellung zum Positionswechsel im Bett, beobachten Sie eine blutige Veränderung unter dem neuen Folienverband der PVVK. Sie versuchen im Gespräch mit Herrn Seegras, die Ursache dafür herauszufinden. Unter anderem erzählt er, dass der Blutdruck am linken Arm gemessen wurde.

1. Erläutern Sie wichtige Aspekte, die Herr Seegras und die Pflegepersonen in Bezug auf Blutdruckkontrolle und liegender PVVK wissen/beachten sollten.

2. Es ist wichtig, 3-Wege-Hähne mit Line oder anderen Verlängerungssystemen an die PVVK anzuschließen. Was wird dadurch reduziert/verhindert?

3. Nennen Sie die Ursachen für eine Thrombophlebitis und die Folgen von wiederkehrenden Infektionen der oberflächlichen Venen.

AUFGABEN ZUM WISSENSTRANSFER

Transferaufgabe – Schwerpunkt ältere Menschen

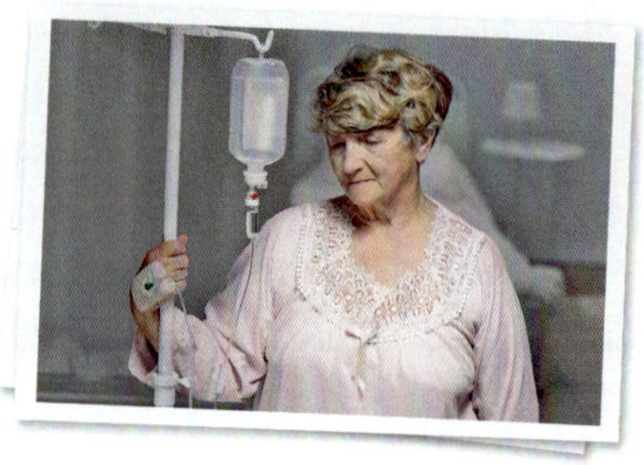

Frau Roberta Großklein, 88 Jahre alt, ist seit zwei Wochen stationär im Krankenhaus auf der Internen Station. Aufnahmegrund war eine ausgeprägte Pneumonie. Sie hat eine PVVK am rechten Unterarm, die noch zweimal täglich für das Infundieren von Antibiotika verwendet wird. Zusätzlich bekommt Frau Großklein immer wieder Flüssigkeit über die Venen, da sie rasch zu einer Exsikkose neigt. Die PVVK liegt seit fünf Tagen, das Infundieren der Medikamente in einer Kurzinfusion dauert oft eineinhalb Stunden. Die verantwortlichen Pflegepersonen meiden das Herausnehmen der PVVK, da Frau Großklein sehr „schlechte" Venen hat.

1. Führen Sie mögliche Gründe an, warum bei Frau Großklein das Legen einer neuen PVVK schwierig sein könnte.

2. Gibt es aktuell Gründe für das Entfernen der PVVK bei Frau Großklein?

3. Denken Sie an Ihre letzten Praktika, was konnten Sie im Umgang mit „schlecht" funktionierenden PVVK's beobachten? Vergleichen Sie diese Beobachtungen mit den Aussagen von SOP's oder Standards zum Thema PVVK.

Phlebologischer Kompressionsverband (PKV) Medizinische Thromboseprophylaxestrümpfe (MTPS)

Der phlebologische Kompressionsverband (PKV) ist als Therapie bei phlebologischen und lymphologischen Erkrankungen unerlässlich. Die Anwendung erfordert spezielle Kenntnisse in Bezug auf Diagnostik und Kontraindikation, aber auch in der Technik der Anlage als Wechsel- oder Dauerverband. Die medizinischen Thromboseprophylaxestrümpfe (MTPS) werden zur Thromboseprophylaxe, abgestimmt auf die Risikofaktoren, eingesetzt. Sie erfordern ein korrektes Abmessen, eine sachgerechte Anwendung und eine umfassende Information an die Pflegeempfängerinnen und -empfänger.

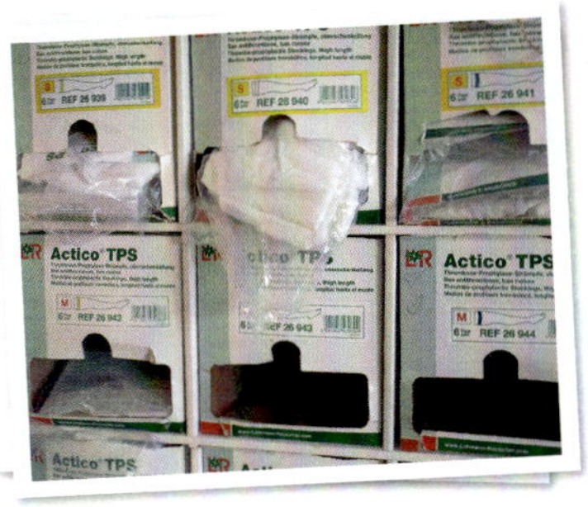

Lernziele

- Die/Der Auszubildende kennt die Indikationen und Kontraindikationen eines phlebologischen Kompressionsverbands und medizinischer Thromboseprophylaxestrümpfe.
- Die/Der Auszubildende ist sich der Notwendigkeit des PKV im Kontext venöser, chronischer Erkrankungen und der MTPS im Kontext präventiver Maßnahmen bewusst.
- Die/Der Auszubildende übernimmt Verantwortung für die Durchführung von PKV und MTPS.

PKV – MTPS

Wissen	Fertigkeiten	Haltungen
Die/Der Auszubildende ...	**Die/Der Auszubildende ...**	**Die/Der Auszubildende ...**
■ kennt die anatomischen Grundlagen des venösen und arteriellen Gefäßsystems. ■ erläutert die Indikationen und die Kontraindikationen für den PKV und die MTPS. ■ beschreibt die Wirkungen unterschiedlicher Wickeltechniken und kennt deren Vor- und Nachteile. ■ zählt die für den PKV benötigten Materialien vollständig auf. ■ unterscheidet die Begriffe Arbeits- und Ruhedruck und weiß über die Auswirkungen Bescheid. ■ beschreibt den Gebrauch und die Anwendung der MTPS. ■ benennt die Faktoren der Virchowschen Trias im Zusammenhang mit einer Thrombose.	■ bereitet alle Materialien für die Anlage des Bindenverbands vollständig vor. ■ legt den PKV korrekt an. ■ wählt passende MTPS aus. ■ beherrscht unterschiedliche Wickeltechniken (z. B. den modifizierten Pütterverband). ■ beobachtet und analysiert das Befinden der Patientin/des Patienten nach der Intervention. ■ beherrscht die Anziehtechnik von MTPS und setzt mögliche Anziehhilfen ein.	■ erkennt die Ressourcen der Patientin/des Patienten bei der Anlage des PKV. ■ zeigt sich in der Handlung verantwortungsbewusst. ■ geht auf eine mögliche mangelnde Compliance, bezugnehmend auf das Tragen des PKV, ein. ■ motiviert die Patientin/den Patienten und steigert ihre/seine Adhärenz. ■ achtet auf die persönlichen Anliegen und die individuellen Bedürfnisse der Pflegeempfängerin/des Pflegeempfängers. ■ begegnet der Patientin/dem Patienten in den unterschiedlichen Settings mit Respekt, Wertschätzung und Empathie.

WissensCheck – PKV

Frage 1 Was wird als chronisch venöse Insuffizienz bezeichnet? Nennen Sie mögliche Ursachen und Auswirkungen.

Frage 2 Welche Anwendungsarten einer venösen Kompressionstherapie kennen Sie?

Frage 3 Nennen Sie Indikationen für einen phlebologischen Kompressionsverband.

Frage 4 Der phlebologische Kompressionsverband kann als Wechselverband oder als Dauerverband angelegt werden. Wie unterscheiden sich diese beiden Anwendungsarten?

- ☐ Beim Wechselverband wird täglich zwischen Spiral- und Kornährentechnik gewechselt.
- ☐ Der Wechselverband wird abends abgewickelt und täglich neu angelegt.
- ☐ Beim Wechselverband wird bis zum Vorfuß eine Kurzzugbinde und ab dem Knöchel eine Langzugbinde verwendet.
- ☐ Der Dauerverband muss mindestens fünf Tage durchgehend getragen werden.
- ☐ Der Dauerverband wird 24 Stunden getragen und unterstützt Tag und Nacht den venösen Rückfluss.

Frage 5 Welche Bindenmaterialien werden für einen phlebologischen Kompressionsverband bevorzugt verwendet?

Frage 6 Die Kompressionsstärke beim Bindenverband vom PKV muss ...

- ☐ gleichbleibend sein.
- ☐ von distal nach proximal kontinuierlich abnehmen.
- ☐ von distal nach proximal kontinuierlich zunehmen.

Frage 7 Kompressionsstrümpfe und -verbände sind kontraindiziert bei ...

- ☐ lokalen Defekten, Nekrosen und Verletzungen.
- ☐ peripher arteriellen Durchblutungsstörungen.
- ☐ Varizzen.
- ☐ Beinödemen.
- ☐ Personen über 75 Jahren.
- ☐ Hyperkeratosen beim diabetischen Fuß.
- ☐ schweren Neuropathien.

Frage 8 Eine Kompressionstherapie wird u. a. bei einem bestehenden venösen Ulcus cruris verordnet. Kreuzen Sie die richtigen Antworten an:

- ☐ Ein Ulcus cruris ist die Folge einer langjährigen venösen Insuffizienz.
- ☐ Ein Ulcus cruris heilt rasch ab.
- ☐ Die Wundbehandlung eines Ulcus cruris ist nur mit einer entsprechenden Kompressionstherapie effektiv und erfolgreich.
- ☐ Patientinnen und Patienten mit Ulcus cruris sollen viel gehen, die Beine regelmäßig hochlagern und möglichst wenig sitzen.

WissensCheck – MTPS

Frage 1 Definieren Sie die Merkmale einer Thrombose. Kreuzen Sie die richtigen Antworten an:

- ☐ Eine Thrombose entsteht immer in einem arteriellen Gefäß.
- ☐ Bei einer Thrombose ist der Innenraum eines Gefäßes durch ein Blutgerinnsel verengt oder komplett verschlossen.
- ☐ Expositionelle Risikofaktoren sind erworbene Einflüsse.
- ☐ Dispositionelle Risikofaktoren sind akute Einflüsse.
- ☐ Die gefährlichste Komplikation einer Thrombose ist der Myokardinfarkt.
- ☐ Von Thrombosen sind vor allem die Becken- und tiefen Beinvenen betroffen.
- ☐ Besonders Personengruppen im Alter von über 65 Jahren sind von Thrombosen betroffen.

Frage 2 Eine Thrombose entsteht durch das Zusammenspiel von drei wesentlichen Faktoren. Wie wird die gesamte Trias genannt und welche einzelnen Faktoren spielen eine Rolle?

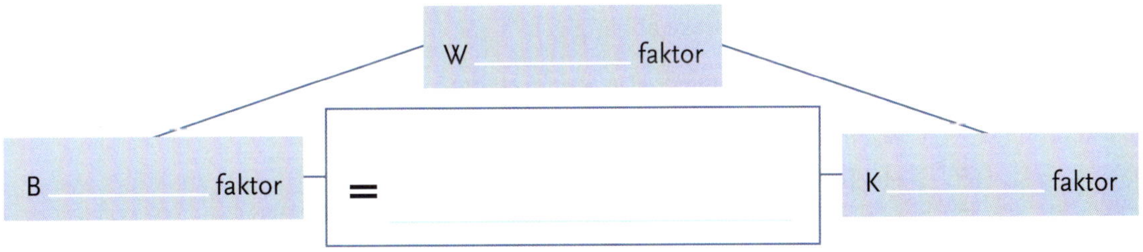

Frage 3 Benennen Sie die Auswirkungen der drei Faktoren und ordnen Sie mögliche expositionelle und dispositionelle Risikofaktoren aus den angeführten Begriffen den Kästchen zu:

Thrombophilie ▪ Tumorerkrankung ▪ Herzinsuffizienz ▪ Exsikkose ▪ Hypertonie ▪ Gefäßentzündungen ▪ Rauchen ▪ Immobilität ▪ Verletzungen ▪ Operationen ▪ Hormonelle Kontrazeption

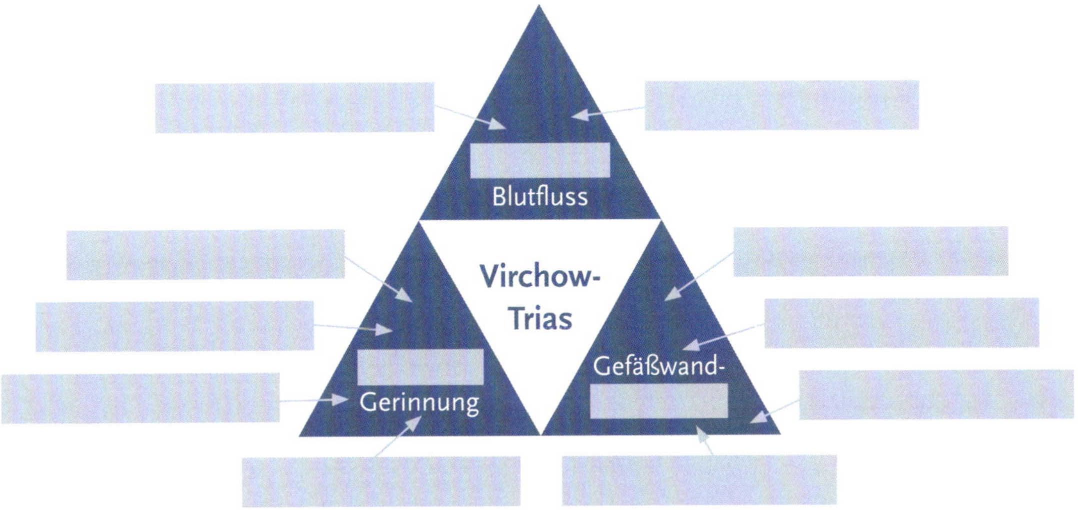

ABFRAGE VON VORWISSEN

Frage 4 Was ist die Indikation für die Anwendung von MTPS?

- ☐ Erhöhter Blutdruck
- ☐ Venöse periphere Ödeme
- ☐ Nach Operationen
- ☐ Venöses Ulcus cruris
- ☐ Arterielle Durchblutungsstörung

Frage 5 Nennen Sie, neben den MTPS, weitere Basismaßnahmen zur Thromboseprophylaxe.

Frage 6 MTPS müssen Tag und Nacht getragen werden.

☐ Richtig ☐ Falsch

Frage 7 Wie hoch ist der durchschnittliche Kompressionsdruck im Fußfesselbereich bei MTPS?

- ☐ 18 mmHg
- ☐ 25 mmHg
- ☐ 30 mmHg

Frage 8 Das Anziehen der MTPS bedarf einer ärztlichen Anordnung.

- ☐ Richtig
- ☐ Falsch
- ☐ Ist von der Diagnose abhängig.

Frage 9 Wie wird das Thromboserisiko eingeschätzt?

- ☐ Nach Grad 1–4
- ☐ Hoch/Niedrig/Mittel
- ☐ Von A bis D

Frage 10 Welche Kontraindikationen für das Tragen von MTPS gibt es?

Frage 11 Die MTPS sind auf liegende Patientinnen und Patienten ausgerichtet, die in ihrer Mobilität eingeschränkt sind. Welcher Druck wird dadurch beeinflusst?

- ☐ Arbeitsdruck
- ☐ Ruhedruck
- ☐ Physiologischer Mitteldruck

SITUATION AUS DER PRAXIS

Frau Schwarz und ihre ödematösen Beine ...

Frau Berta Schwarz, 66 Jahre alt, wurde vor fünf Tagen auf der Internen Station aufgenommen. Seit mehr als drei Jahren besteht eine chronisch venöse Insuffizienz (CVI) aufgrund von Varikosis. Aktuell sind ihre Beine ödematös und ein phlebologischer Kompressionsverband ist angeordnet.

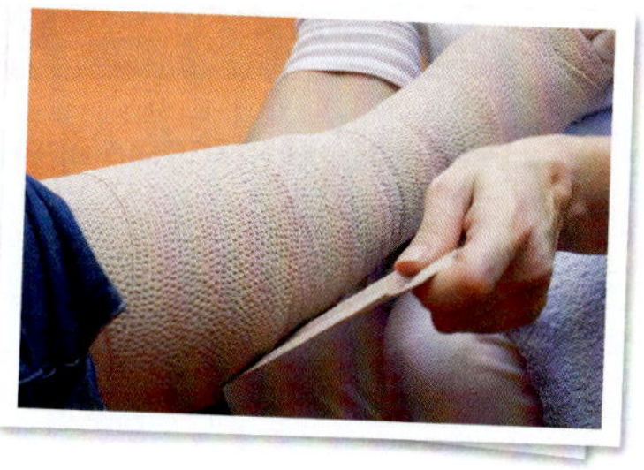

Handlungsablauf – Anlage phlebologischer Kompressionsverband (angelehnt an den modifizierten Pütterverband)

Handlung	Beschreibung	Begründung/Hinweise
Vorbereitung		
Sich informieren	Informieren Sie sich in der Patientinnendokumentation über die Indikation und die angeordnete Intervention.	Information und Kontrolle erhöhen die Patientinnensicherheit und vermeiden Verwechslungen.
Material	Bereiten Sie für jedes Bein die Materialien vor: ■ Synthetische Wattebinde ■ Schlauchverband (8–10 cm, je nach Breite des Fußes) ■ Je 2 Streifen ca. 4 cm langes Fixierpflaster ■ Je ein bis zwei Kurzzug- oder Mittelzugbandagen 8 cm und/oder 10 cm	Sie stellen sicher, dass alle notwendigen Materialien vorhanden sind und vermeiden unnötige Arbeitswege. ! Der Durchmesser des Schlauchverbands und die Anzahl der Bandagen orientieren sich am Umfang und an der Länge des Beines.
Durchführung		
Anwesenheitstaste	Schalten Sie beim Betreten des Zimmers die Anwesenheitstaste ein.	Das Anwesenheitslicht markiert am Gang die Anwesenheit der Pflegeperson im Zimmer.
Arbeitsplatz	Legen Sie das Material griffbereit ab.	Alle Materialien sind gut erreichbar, ein störungsfreier Ablauf ist möglich.
Händehygiene	Führen Sie eine hygienische Händedesinfektion durch.	Indikation 1 der hygienischen Händedesinfektion wird eingehalten.
Identifikation	Stellen Sie die Identität der Patientin mittels der 2-Merkmale-Methode fest.	Die Patientinnensicherheit wird durch die Anwendung der 2-Merkmale-Methode erhöht.
Information	Erklären Sie Anlass und Vorgehen der Intervention. Informieren Sie die Patientin über eine angeordnete Ruhezeit von 10–15 Minuten vor der Verbandanlage.	Informationen fördern Akzeptanz und Vertrauen. Das Bein kann im Ruhezustand abschwellen.
Positionierung	Bringen Sie das Bett auf Arbeitshöhe. Positionieren Sie das Bein der Patientin. Legen Sie evtl. einen Polster unter den Oberschenkel des zu bandagierenden Beines.	Ein rückenschonendes Arbeiten ist gewährleistet.
Schlauchverband abmessen	Messen Sie den Schlauchverband bei der liegenden Patientin von den Zehen über die Ferse zum Knie ab. Schneiden Sie den Schlauchverband in 2,5- bis 3-facher Länge ab.	Diese Länge des Schlauchverbandes ist notwendig, um den Verband über die Kompressionsbinden geben zu können.

Handlung	Beschreibung	Begründung/Hinweise
Schlauchverband anlegen	Ziehen Sie den Schlauchverband über die Ferse hin an. Fordern Sie die Patientin auf, den übrigen Schlauchverband zu halten und dabei den Fuß im rechten Winkel zu positionieren.	Durch die Flexposition des Fußes werden eine physiologische Mittelstellung und rechtwinkelige Positionierung vom Sprunggelenk erreicht.
Watteverband anlegen	Wickeln Sie den Watteverband locker zirkulär über die Wade bis ca. 2 cm unter die Kniekehle.	Die Unterpolsterung ermöglicht eine gleichmäßige Druckverteilung entsprechend dem Laplace-Gesetz.
Bindentour am Großzehengrundgelenk	Setzen Sie mit der Wickelung am Großzehengrundgelenk mit der ersten Bindentour von innen nach außen an, lassen Sie dabei die Zehen frei.	Die Binde muss so in die Hand genommen werden, dass der aufgerollte Teil oben liegt und nach außen zeigt. Der Fuß muss in einem 90°-Winkel zum Oberschenkel zeigen.
Bindentour an Mittelfuß und Ferse	Wickeln Sie die Binde mit 1–2 Touren um den Mittelfuß, führen Sie die Binde über den Außenknöchel zum Achillessehnenansatz, gehen Sie dabei über die Ferse weiter zum Innenknöchel, zum Rist und zum Außenknöchel. Schließen Sie den unteren Teil der Ferse ein. Gehen Sie erneut über den Innenknöchel, den Rist und den Außenknöchel zur Ferse, schließen Sie nun den oberen Teil der Ferse ein und gehen Sie weiter über den Innenknöchel zum Rist. Umschließen Sie den Vorfuß.	Durch die Verwendung einer 8 cm- und einer 10 cm-Binde ist je nach Größe und Umfang des Beines ein Anmodelieren des Verbandes möglich. ! Die Binde darf nur in Abrollrichtung gleichmäßig angezogen werden und nie den Kontakt mit der Haut verlieren.
Bindentour bis zur Kniekehle und retour	Führen Sie die Binde der Unterschenkelform angepasst steil kniewärts. Ca. 2 cm unter der Kniekehle legen Sie die Binde einmal um den Unterschenkel und führen Sie die restliche Binde mit leichtem Zug wieder nach unten. Fixieren Sie das Bindenende mit Pflasterstreifen.	Die dabei entstehenden Lücken werden mit der zweiten Binde geschlossen.
Gegenläufige Bindentour	Setzen Sie die Binde von außen nach innen parallel zu den Zehengrundgelenken an und wickeln Sie 1–2 Bindentouren von außen nach innen. Umschließen Sie den Vorfuß mit 1–2 Touren, schließen Sie die halbe Ferse ein und gehen Sie danach weiter zum Unterschenkel. Folgen Sie der Unterschenkelform kniewärts und schließen Sie die Lücken der ersten Binde. Ca. 2 cm unter der Kniekehle legen Sie die Binde einmal um den Unterschenkel und führen Sie die restliche Binde mit leichtem Zug wieder nach unten; schließen Sie dabei letzte Lücken.	! Der Druck, den der Verband ausübt, muss im Fersenbereich am stärksten sein und bis zum Knie hin abnehmen.

SITUATION AUS DER PRAXIS

Handlung	Beschreibung	Begründung/Hinweise
Verband fixieren	Fixieren Sie den fertigen Verband mit den vorbereiteten Pflasterstreifen.	
Schlauchverband	Stülpen Sie den übrigen Schlauchverband über die Kompressionsbinden, sodass die Zehen sichtbar bleiben. Fixieren Sie diesen mit einem breiten Pflasterstreifen.	
Nachbereitung		
Positionierung	Unterstützen Sie die Patientin bei der Positionierung. Decken Sie die Patientin zu, stellen Sie das Bett in Ausgangshöhe zurück und machen Sie einen abschließenden „Rundumblick“.	Das Wohlbefinden und die Sicherheit der Patientin sind gewährleistet. ! Rufanlage in Reichweite!
Händehygiene	Führen Sie eine hygienische Händedesinfektion durch.	Indikation 4 der hygienischen Händedesinfektion wird eingehalten.
Anwesenheitstaste	Schalten Sie die Anwesenheitstaste aus.	Wenn Sie das Licht nicht ausschalten, besteht die Gefahr, dass ein Alarm ausgelöst wird.
Dokumentation	Führen Sie die Dokumentation den Vorgaben entsprechend durch.	Eine vollständige Dokumentation gewährleistet den Informationsfluss.

Reflektieren Sie die praktische Umsetzung der durchgeführten Pflegehandlungen!
Kriterien und Fragen zur Selbst- und Fremdreflexion sind als Kopiervorlage in der TRAUNER-DigiBox vorhanden.

AUFGABEN ZUR VERTIEFUNG

Die Beine von Frau Schwarz sehen anders aus …

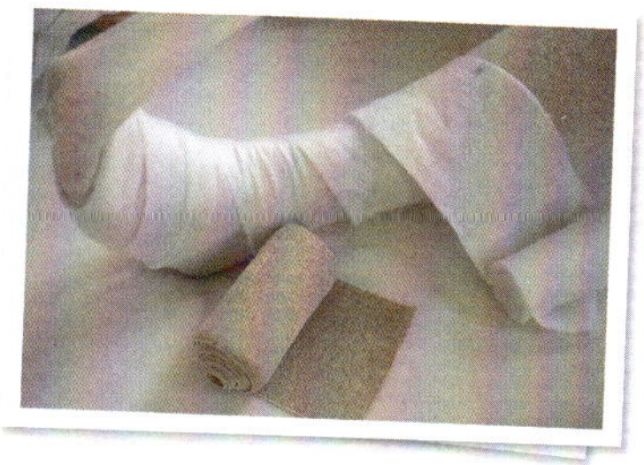

Nachdem Sie bei Frau Schwarz bereits einige Tage einen phlebologischen Kompressionsverband angelegt haben, fällt Ihnen auf, dass die Beine immer noch sehr ödematös sind. Sie beobachten auch rotbraune Verfärbungen der Hautvenen, die wie „Besenreiser“ aussehen. Die Patientin klagt über ein deutliches Spannungsgefühl und mäßig starke Schmerzen in beiden Beinen. Sie beraten die Patientin dahingehend, dass sie mindestens dreimal am Tag für 20 Minuten am Gang spazieren soll. Leider berichtet sie über mangelnde Motivation und geringen eigenen Antrieb.

1. Nennen Sie Begründungen, warum Frau Schwarz einen phlebologischen Kompressionsverband tragen soll.

AUFGABEN ZUR VERTIEFUNG

2. Recherchieren Sie in der Literatur und vergleichen Sie den modifizierten Verband nach Pütter mit dem phlebologischen Verband nach Fischer.

3. Definieren Sie wesentliche Aspekte, die Sie bei der Pflege von Patientinnen und Patienten, die einen Kompressionsverband tragen, zu beachten haben.

SITUATION AUS DER PRAXIS

MTPS zur Thromboseprophylaxe

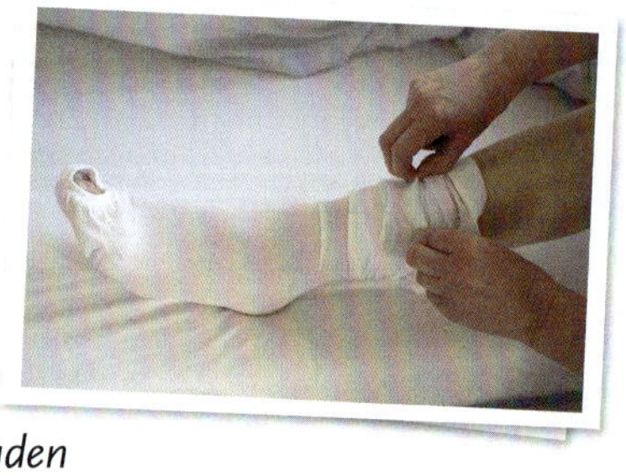

Anton Edders, 60 Jahre alt, spürt seit einigen Monaten immer wieder einen starken Schmerz im linken Knie. Zuerst dachte er an eine Thrombose, so wie er sie vor Jahren schon einmal hatte. Vielleicht ist es aber auch sein Übergewicht, das ihm zunehmend diese Probleme beim Gehen macht. Er sucht, nachdem trotz Eincremen und Schonhaltung keine Besserung eintritt, seinen Hausarzt auf. Dr. Andreas Hahn äußert den Verdacht, dass der Meniskus einen Knorpelschaden hat. Infolgedessen weist er Herrn Edders auf die Unfallstation des nächstgelegenen Krankenhauses ein. Um eine genaue Diagnosestellung zu erhalten, ist für heute eine Arthroskopie vorgesehen. Sie bereiten, gemeinsam mit der zuständigen Diplompflegerin Julia Wolfinger, den Patienten für die Operation vor. Dabei erhalten Sie präoperativ den Auftrag, MTPS anzupassen und anzuziehen.

Handlungsablauf – Anziehen der medizinischen Thromboseprophylaxestrümpfe

Handlung	Beschreibung	Begründung/Hinweise
Vorbereitung		
Sich informieren	Informieren Sie sich in der Patientendokumentation über die Indikation und die genaue ärztliche Anordnung.	Information und Kontrolle erhöhen die Patientensicherheit und vermeiden Verwechslungen.
Material	Bereiten Sie unterschiedliche MTPS-Strümpfe sowie ein Maßband oder eine Schablone vor.	Die gezielte Größenauswahl durch Abmessen der Beine ermöglicht eine korrekte Kompression.
Durchführung		
Anwesenheitstaste	Schalten Sie beim Betreten des Zimmers die Anwesenheitstaste ein.	Die Anwesenheitstaste markiert am Gang die Anwesenheit der Pflegeperson im Zimmer.
Arbeitsplatz	Legen Sie das Material griffbereit ab.	Alle Materalien sind gut erreichbar, ein störungsfreier Ablauf ist möglich.
Händehygiene	Führen Sie eine hygienische Händedesinfektion durch.	Indikation 1 der hygienischen Händedesinfektion wird eingehalten.

Handlung	Beschreibung	Begründung/Hinweise
Identifikation	Stellen Sie die Identität des Patienten mittels der 2-Merkmale-Methode fest.	Die Patientensicherheit wird durch die Anwendung der 2-Merkmale-Methode erhöht.
Information	Erklären Sie Anlass und Vorgehen der Intervention. Fordern Sie den Patienten auf, sich mind. 10–15 Minuten hinzulegen.	Informationen fördern Akzeptanz und Vertrauen. Das Bein muss in Ruheposition gemessen werden, um ein Abschwellen möglicher Ödeme zu erreichen.
Positionierung	Bringen Sie das Bett auf Arbeitshöhe. Positionieren Sie die Beine des Patienten bequem. Entfernen Sie ggf. vorhandene Kleidungsstücke.	Rückenschonendes Arbeiten ist gewährleistet.
MTPS anpassen	Nehmen Sie das Maßband und bestimmen Sie den Umfang der Wade an der dicksten Stelle. Messen Sie von der Ferse bis zur Gesäßfalte die Länge des Beines. Wählen Sie anschließend den passenden Strumpf aus.	! Der Fuß muss einen 90-Grad-Winkel zum Bein bilden. Es sollten zuerst die Umfang- und dann die Längenmaße gemessen werden. Die Auswahl der richtigen Größe ist entscheidend für die Auswirkung des Drucks auf das Bein. ! Der Anpressdruck beträgt ca. 18 mmHg im Fußfesselbereich und nimmt von distal nach proximal ab.
MTPS anlegen	Nehmen Sie den ausgewählten Strumpf und greifen Sie mit der Hand hinein, halten Sie dabei den Fersenteil fest. Stülpen Sie den Strumpf an der Ferse über Ihren eigenen Unterarm und ziehen Sie ihn hoch. Ziehen Sie den Strumpf über den Vorfuß, schieben Sie ihn schrittweise über die Ferse weiter bis zum Oberschenkel.	Der Fersenteil wird umgestülpt, damit der Strumpf leichter hochzuschieben ist. ! Das Haftband liegt unterhalb der Gesäßfalte, die Naht ist nach außen gerichtet, die Zehen sind sichtbar. Kontrollieren Sie, ob der Strumpf faltenfrei sitzt.
NACHBEREITUNG		
Positionierung	Unterstützen Sie den Patienten bei der Positionierung. Decken Sie den Patienten zu, stellen Sie das Bett auf Ausgangshöhe zurück und machen Sie einen abschließenden „Rundumblick“.	Das Wohlbefinden und die Sicherheit des Patienten sind gewährleistet. ! Rufanlage in Reichweite!
Händehygiene	Führen Sie eine hygienische Händedesinfektion durch.	Indikation 4 der hygienischen Händedesinfektion wird eingehalten.
Anwesenheitstaste	Schalten Sie die Anwesenheitstaste aus.	Wenn Sie das Licht nicht ausschalten, besteht die Gefahr, dass ein Alarm ausgelöst wird.
Dokumentation	Führen Sie die Dokumentation den Vorgaben entsprechend durch.	Eine vollständige Dokumentation gewährleistet den Informationsfluss und dient der Qualitätssicherung.

Reflektieren Sie die praktische Umsetzung der durchgeführten Pflegehandlungen! Kriterien und Fragen zur Selbst- und Fremdreflexion sind als Kopiervorlage in der TRAUNER-DigiBox vorhanden.

AUFGABEN ZUR VERTIEFUNG

Herr Edders möchte die Strümpfe nicht mehr tragen ...

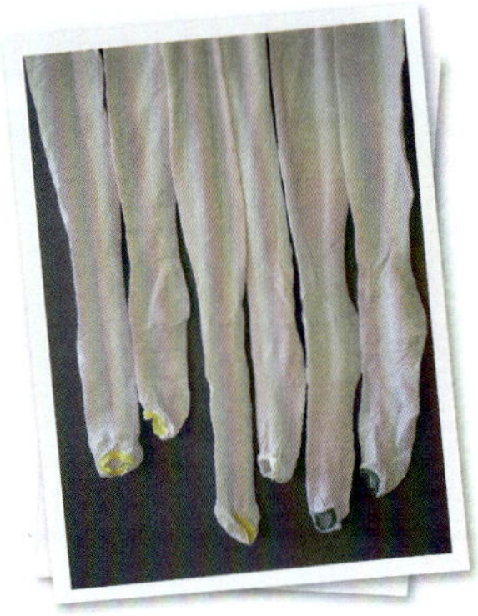

Herr Edders liegt nun seit über einer Woche auf der Unfallchirurgischen Station, er darf morgen nach Hause. Die Arthroskopie ist gut verlaufen, der Schaden am Knorpel wurde behoben. Die Wunde am Knie ist gut verheilt. Die MTPS, die er täglich vom Pflegepersonal angezogen bekam, sollte Herr Edders aber noch einige Tage tragen. Ebenso muss er sich die Heparinspritze noch bis Ende nächster Woche verabreichen. Beim Abschlussgespräch kommuniziert Herr Edders, dass er die MTPS auf keinen Fall mehr tragen möchte. Es tut ihm doch nichts weh, daher können diese „weißen Strümpfe" weggelassen werden. Außerdem sind sie so eng, erzeugen einen starken Juckreiz und sehen gar nicht attraktiv aus.

1. Nennen Sie expositionelle (akute) und dispositionelle (angeborene oder durch Lebensumstände erworbene) Risikofaktoren, die zur Entstehung einer Thrombose beitragen.

2. Zählen Sie weitere Maßnahmen auf, die bei Patientinnen und Patienten mit einem ermittelten Thromboserisiko neben der Anlage von MTPS durchgeführt werden können.

3. Definieren Sie wesentliche Aspekte, die beim Tragen von MTPS unbedingt beachtet werden müssen.

AUFGABEN ZUM WISSENSTRANSFER

Transferaufgabe – Schwerpunkt Geriatrie

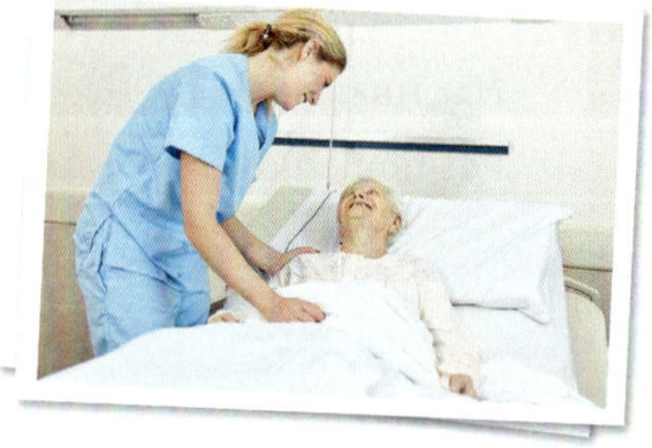

Frau Margit Ambach, 82 Jahre alt, lebt mit ihrer Tochter im selben Haus. Nachdem sie seit mehr als einer Woche an starken Durchfällen leidet, wurde sie am Samstagnachmittag von ihrem Schwiegersohn ins Krankenhaus gebracht. Sie klagt über starke Kopfschmerzen und ist sehr geschwächt. Ihr Hautturgor ist reduziert und die Mundschleimhaut sehr trocken. Die Patientin ist bei der Aufnahme zeitlich und örtlich desorientiert. Es werden MTPS und eine s.c.-Injektion eines niedermolekularen Heparins verordnet.

1. Zählen Sie die Auswirkungen auf, die eine reduzierte Flüssigkeitsaufnahme auf das venöse System von Frau Ambach haben können.

2. Führen Sie mögliche Gründe an, warum für Frau Ambach eine erhöhte Thrombosegefahr besteht.

3. Erinnern Sie sich an eine Patientin/einen Patienten im letzten Praktikum, welcher/welchem medizinische Thromboseprophylaxestrümpfe verordnet wurden. Was haben Sie bei der Körperpflege beachtet?

Transferaufgabe – Schwerpunkt Hauskrankenpflege

Herr August Heberlein, 84 Jahre alt, erlitt vor sechs Jahren eine Phlebothrombose und klagt seither über Beinödeme. Seine Haut ist sehr dünn und empfindlich. Nun ist es schon mehr als acht Monate her, dass die Stelle am rechten Außenknöchel nicht mehr vollständig verheilt ist. Er hat sich damals an der Bettkante angestoßen. Seither ist er in Behandlung und erhält dreimal pro Woche einen Verbandwechsel von der zuständigen Pflegeperson. Der Hausarzt Dr. Franz Mangold hat zudem eine Kompressionstherapie mit Kurzzugbandagen verordnet.

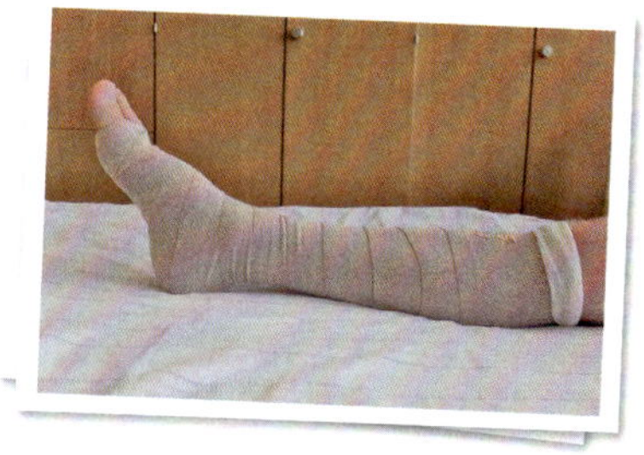

1. Benennen Sie denkbare Gründe, warum bei Herrn Heberlein eine Kompressionstherapie verordnet wird.

2. Nachdem Herr Heberlein zwei Tage keinen Besuch vom diplomierten Pflegepersonal erhält, führt seine Tochter Maria den Verbandwechsel durch. Wie instruieren Sie Frau Heberlein in der Durchführung vom PKV? Beschreiben Sie die einzelnen Schritte.

3. Führen Sie jene Informationen und Beobachtungskriterien zur Wunde an, die Sie an den gehobenen Dienst für Gesundheits- und Krankenpflege weitergeben müssen.

Subkutane Injektion

Unter einer subkutanen Injektion wird das Einspritzen von Medikamenten in steriler und gelöster Form in die Subkutis verstanden. Die Verabreichung von Medikamenten im Allgemeinen ist eine sehr verantwortungsvolle Aufgabe, die das Wohlergehen und die Sicherheit der Patientin/des Patienten unmittelbar beeinflussen. Pflegepersonen müssen über die Wirkung und Nebenwirkungen des zu verabreichenden Medikamentes Bescheid wissen und die Hygienebestimmungen bei der Vorbereitung, Durchführung und Nachbereitung korrekt umsetzen. Den Pflegepersonen obliegt es weiter, die Wirkung des Medikamentes zu beobachten, zu dokumentieren und weiterzuleiten.

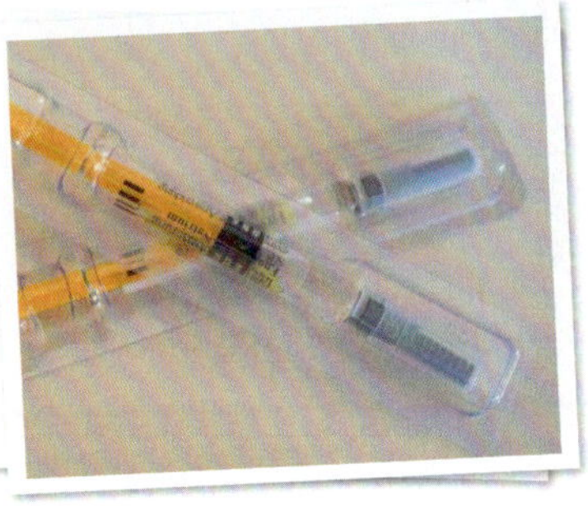

KOMPETENZEN

Lernziele

- Die/Der Auszubildende ist sich der Bedeutung der Verabreichung von subkutanen Medikamenten bewusst, sie/er kennt die Wirkung und Nebenwirkungen der zu verabreichenden Medikamente.
- Die/Der Auszubildende bereitet Medikamente zur subkutanen Injektion (Insulin und blutgerinnungshemmende Arzneimittel) vor und verabreicht diese.
- Die /Der Auszubildende hält Standards für das Vorbereiten, Verabreichen und Nachbereiten von subkutanen Injektionen durchgehend ein.

Subkutane Injektion

Wissen	Fertigkeiten	Haltungen
Die/Der Auszubildende ...	**Die/Der Auszubildende ...**	**Die/Der Auszubildende ...**
■ kann die Grundlagen und die Nebenwirkungen der Insulintherapie erklären. ■ kennt die Grundlagen und die Nebenwirkungen der blutgerinnungshemmenden Arzneimittel. ■ erläutert die Grundprinzipien der subkutanen Verabreichungsform. ■ kann die 6-R-Regel benennen. ■ beschreibt die Sicherheits- und Hygienebestimmungen zum Thema subkutane Medikamentenverabreichung. ■ kennt die rechtlichen Rahmenbedingungen für die subkutane Injektion.	■ wendet durchgehend die 6-R-Regel an. ■ hält die Hygienerichtlinien in der Vorbereitung, Durchführung und Nachbereitung der subkutanen Injektion ein. ■ beherrscht die Verabreichung mittels Pen oder Fertigspritze. ■ verabreicht das Medikament an einer zuvor korrekt ausgewählten Injektionsstelle. ■ führt Maßnahmen zum Eigenschutz durch. ■ informiert die Patientin/den Patienten klar und situationsgerecht über Wirkung und Nebenwirkungen. ■ beobachtet und analysiert die Wirkung der Therapie.	■ zeigt sich verantwortungsbewusst in der Vorbereitung, Durchführung und Nachbereitung von subkutanen Injektionen. ■ ist sorgfältig im Umgang mit und bei der Verabreichung von Injektionen. ■ reflektiert das eigene Handeln. ■ beobachtet die Patientin/den Patienten verantwortungsbewusst auf Veränderungen in Bezug auf die Therapie. ■ achtet auf Anliegen und Bedürfnisse der Patientin/des Patienten. ■ begegnet der Patientin/dem Patienten in den unterschiedlichen Settings mit Respekt, Wertschätzung und Empathie.

ABFRAGE VON VORWISSEN

WissensCheck

Frage 1 Beschriften Sie die einzelnen Hautschichten korrekt (Epidermis/Subkutis/Dermis):

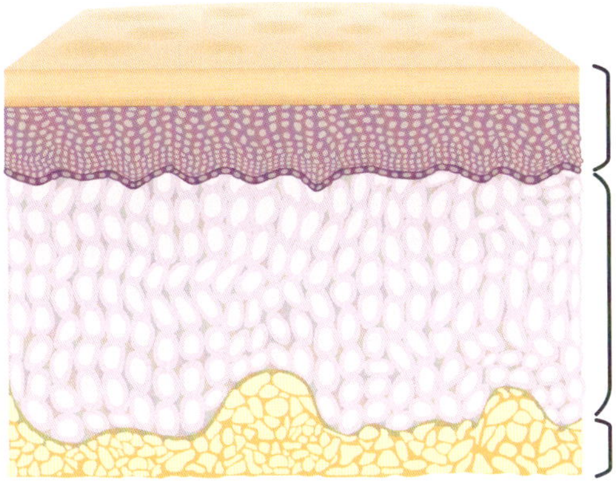

Frage 2 Haben Sie als Pflegeperson im Rahmen einer s.c.-Injektion immer eine Hautdesinfektion durchzuführen?

☐ Ja ☐ Nein

Frage 3 Was ist unter dem Begriff Antikoagulation zu verstehen?

Frage 4 Bei der s.c.-Injektion wird immer in einem Winkel von 90 Grad injiziert.

☐ Richtig ☐ Falsch

Frage 5 Die häufigsten Stichverletzungen im medizinischen Bereich entstehen bei der Entsorgung gebrauchter Kanülen. Mit welchen Maßnahmen können Sie Stichverletzungen vermeiden?

Frage 6 Zeichnen Sie auf der Abbildung die zu bevorzugenden Injektionsstellen für Insulin ein.

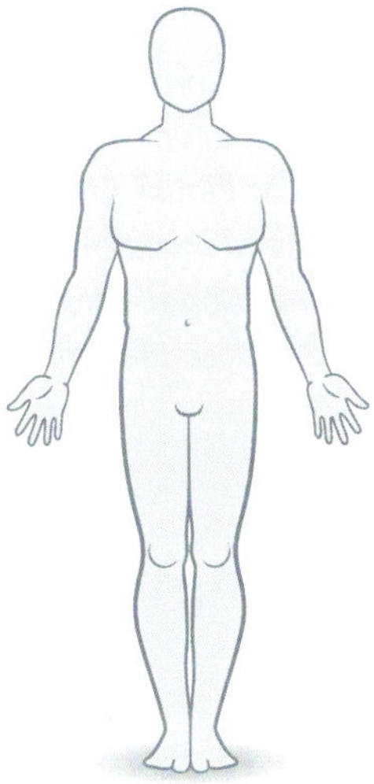

ABFRAGE VON VORWISSEN

Frage 7 Insulinarten werden nach ihrer Wirkdauer unterschieden. Nennen Sie die drei Hauptgruppen.

Frage 8 Beschreiben Sie die Vorgehensweise bei einer Hypoglykämie.

Frage 9 Welche Komplikationen können bei der Verabreichung von subkutanen Injektionen auftreten?

Frage 10 Niedermolekulare Heparine sind Medikamente zur ...

- ☐ therapeutischen Heparinisierung.
- ☐ prophylaktischen Heparinisierung.

Frage 11 Was ist vor der Verwendung eines Insulinpens zu beachten?

SITUATION AUS DER PRAXIS

Verabreichung von subkutanen Injektionen

Frau Klara Birkenrain, 67 Jahre alt, ist nach einer Operation am rechten Unterschenkel stationär im Krankenhaus. Sie ist Diabetikerin und spritzt seit drei Monaten zweimal täglich ein Mischinsulin. Zu Hause übernimmt die Insulininjektion ihre Tochter Anna. Für die subkutane Injektion steht der Patientin ein Insulinpen zur Verfügung. Zur medikamentösen Thromboseprophylaxe ist laut Verordnung einmal täglich ein Low-dose-Heparin subkutan zu verabreichen.

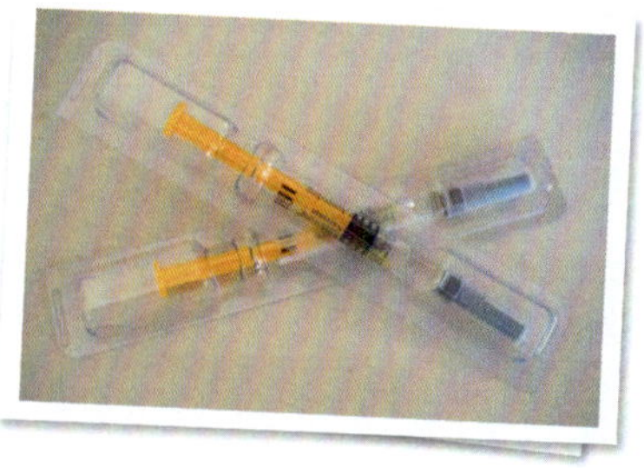

Handlungsablauf – Injektion von Heparin mittels Fertigspritze und Insulin mittels Pen

Handlung	Beschreibung	Begründung/Hinweise
Vorbereitung		
Sich informieren	Informieren Sie sich in der Patientinnendokumentation über die angeordnete Injektion. Prüfen Sie diese mittels der 6-R-Regel.	Die Information und Kontrolle erhöht die Patientinnensicherheit und vermeidet Verwechslungen.
Material (Low-dose-Heparin mittels Fertigspritze)	Bereiten Sie die Materialien auf einem desinfizierten Tablett vor: ■ Hände- und Flächendesinfektionsmittel ■ Fertigspritze Low-dose-Heparin ■ Alkoholisches Hautdesinfektionsmittel ■ Unsterile Tupfer ■ Nadelabwurfbehälter ■ Einmalhandschuhe	Sie stellen sicher, dass alle notwendigen Materialien vorhanden sind und vermeiden unnötige Arbeitswege.
Material (Insulin mittels Pen)	Bereiten Sie die Materialien auf einem desinfiziertem Tablett vor: ■ Hände- und Flächendesinfektionsmittel ■ Insulinpen mit passender Injektionsnadel (Funktionskontrolle, ggf. neue Zylinderampulle) ■ Alkoholisches Hautdesinfektionsmittel ■ Unsterile Tupfer ■ Nadelabwurfbehälter ■ Ggf. Nadel-Remover ■ Einmalhandschuhe	Sie stellen sicher, dass alle notwendigen Materialien vorhanden sind und vermeiden unnötige Arbeitswege. ! Nadel-Remover werden vor allem im Rahmen der Hauskrankenpflege zum Schutz vor Stichverletzungen verwendet.
Durchführung		
Anwesenheitstaste	Schalten Sie beim Betreten des Zimmers die Anwesenheitstaste ein.	Die Anwesenheitstaste markiert am Gang die Anwesenheit der Pflegeperson im Zimmer.
Arbeitsplatz	Desinfizieren Sie die Arbeitsfläche und stellen Sie das Tablett ab.	Alle Materialien sind gut erreichbar, ein störungsfreier Ablauf ist möglich.
Händehygiene	Führen Sie eine hygienische Händedesinfektion durch.	Indikation 1 der hygienischen Händedesinfektion wird eingehalten.
Identifikation	Stellen Sie die Identität der Patientin mittels der 2-Merkmale-Methode fest.	Die Patientinnensicherheit wird durch die Anwendung der 2-Merkmale-Methode erhöht.
Information	Erklären Sie Anlass und Vorgehen der Intervention.	Informationen fördern Akzeptanz und Vertrauen.
Positionierung	Bringen Sie das Bett auf Arbeitshöhe.	Rückenschonendes Arbeiten ist gewährleistet.

Handlung	Beschreibung	Begründung/Hinweise
DURCHFÜHRUNG – FERTIGSPRITZE (Z. B. LOW-DOSE-HEPARIN)		
Händehygiene	Führen Sie eine hygienische Händedesinfektion durch und ziehen Sie Einmalhandschuhe an.	Indikation 2 der hygienischen Händedesinfektion wird eingehalten. Die Einmalhandschuhe dienen dem Selbstschutz.
Injektionsstelle vorbereiten	Tränken Sie den Tupfer mit einem Hautdesinfektionsmittel. Öffnen Sie die Packung der Fertigspritze. Wählen Sie eine geeignete Injektionsstelle am Oberschenkel oder am Bauch aus und desinfizieren Sie diese.	! Beachten Sie die Einwirkzeit laut Herstellerangaben. ! Die Injektionsstellen müssen gewechselt werden. Die Injektionsstelle ist auf Lipodystrophien, Ödeme, Verhärtungen oder Schmerzempfindlichkeit zu prüfen. Hautstellen mit Narbenbereichen, Hämatomen, Verletzungen oder Infektionen sind zu vermeiden.
	Entfernen Sie die Schutzkappe der Fertigspritze. Bilden Sie mit Ihrem Daumen und Zeigefinger eine Hautfalte und führen Sie die Injektionsnadel zügig im Winkel von 45–90 Grad ein.	! Bei der Hautfaltenbildung ist darauf zu achten, dass die Haut zusammengedrückt (nicht zu fest) und nicht nur angehoben wird. Dadurch wird eine unbeabsichtigte intramuskuläre Injektion vermieden.
Medikament injizieren	Injizieren Sie das Arzneimittel langsam durch Herunterdrücken des Spritzenkolbens. Ziehen Sie die Injektionsnadel rasch zurück und aktivieren Sie das Nadelsicherheitssystem.	! Bei einer max. Kanülenlänge von 12 mm wird ein 90-Grad-Winkel, bei einer Länge von 12–25 mm ein 45-Grad-Winkel angesetzt.
Fertigspritze entsorgen	Entsorgen Sie die Fertigspritze direkt in die Kanülensicherheitsbox. Wischen Sie die Einstichstelle ggf. mit einem trockenen unsterilen Tupfer ab.	
Händehygiene	Ziehen Sie die Einmalhandschuhe aus und führen Sie eine hygienische Händedesinfektion durch.	Indikation 3 der hygienischen Händedesinfektion wird eingehalten.
DURCHFÜHRUNG – PEN (Z. B. INSULIN)		
Händehygiene	Führen Sie eine hygienische Händedesinfektion durch und ziehen Sie Einmalhandschuhe an.	Indikation 2 der hygienischen Händedesinfektion wird eingehalten. Die Einmalhandschuhe dienen dem Selbstschutz.
Injektionsstelle auswählen	Tränken Sie den Tupfer mit einem Hautdesinfektionsmittel. Wählen Sie eine Injektionsstelle nach Injektionsschema aus und desinfizieren Sie diese.	! Beachten Sie die Einwirkzeit laut Herstellerangaben. ! Die Injektionsstellen müssen gewechselt werden. Die Injektionsstelle ist auf Lipodystrophien, Ödeme, Verhärtungen oder Schmerzempfindlichkeit zu prüfen. Hautstellen mit Narbenbereichen, Hämatomen, Verletzungen oder Infektionen sind zu vermeiden.

SITUATION AUS DER PRAXIS

Handlung	Beschreibung	Begründung/Hinweise
Pen vorbereiten	Setzen Sie die Spezialkanüle auf den Pen auf. Führen Sie einen „Air-Shot" durch, indem Sie 2 IE einstellen, den Pen mit der Kanüle nach oben halten und den Dosierknopf völlig durchdrücken. Stellen Sie die angeordnete Insulindosis lt. schriftlicher AVO in der medizinischen Dokumentation am Pen ein.	Die Funktionstüchtigkeit des Pens ist überprüft und die Nadel mit Insulin gefüllt. Schwenken Sie den Pen bei Misch- und Verzögerungsinsulinen ca. 20-mal.
Injektionsstelle vorbereiten	Bilden Sie mit Daumen und Zeigefinger eine Hautfalte und führen Sie die Injektionsnadel zügig im Winkel von 90 Grad ein. Halten Sie den Pen dabei stabil in der Hand, um ein Verrutschen zu vermeiden.	**!** Bei der Hautfaltenbildung ist darauf zu achten, dass die Haut zusammengedrückt (nicht zu fest) und nicht nur abgehoben wird. Dadurch wird eine unbeabsichtigte intramuskuläre Injektion vermieden.
Medikament injizieren	Legen Sie den Daumen auf den Dosierknopf und applizieren Sie das Insulin, indem Sie den Knopf bis zum Anschlag eindrücken. Belassen Sie die Kanüle noch ca. 5–10 Sekunden im Stichkanal. Ziehen Sie die Injektionsnadel rasch zurück. Nutzen Sie ggf. den Nadel-Remover und entsorgen Sie die Kanüle direkt im Nadelabwurfbehälter. Wischen Sie die Einstichstelle ggf. mit einem trockenen unsterilen Tupfer ab.	Ein Rückfluss des Medikaments beim Herausziehen wird vermieden. **! Injektion mit Sicherheits-Pen-Nadeln:** Air-Shot durchführen, Pen mit der ganzen Hand greifen – Daumen noch nicht auf den Dosierknopf legen, eine ca. 3 cm breite Hautfalte bilden. Die Pen-Nadel zügig und vollständig senkrecht einstechen, erst jetzt den Daumen auf den Dosierknopf legen. Die Nadel ist vollständig in die Haut eingedrungen, wenn das weiße Gehäuse die Hautoberfläche berührt und ein deutliches „KLICK" zu hören ist.
Händehygiene	Ziehen Sie die Einmalhandschuhe aus und führen Sie eine hygienische Händedesinfektion durch.	Indikation 3 der hygienischen Händedesinfektion wird eingehalten.
NACHBEREITUNG		
Positionierung	Unterstützen Sie die Patientin bei der Positionierung. Decken Sie die Patientin zu und stellen Sie das Bett auf Ausgangshöhe zurück.	Das Wohlbefinden und die Sicherheit der Patientin sind gewährleistet.
Arbeitsplatz	Entsorgen Sie das Material, desinfizieren Sie die Arbeitsfläche und machen Sie einen abschließenden „Rundumblick".	**!** Rufanlage in Reichweite!
Händehygiene	Führen Sie eine hygienische Händedesinfektion durch.	Indikation 4 der hygienischen Händedesinfektion wird eingehalten.
Anwesenheitstaste	Schalten Sie die Anwesenheitstaste aus.	Wenn Sie das Licht nicht ausschalten, besteht die Gefahr, dass ein Alarm ausgelöst wird.

Handlung	Beschreibung	Begründung/Hinweise
Dokumentation	Führen Sie die Dokumentation den Vorgaben entsprechend durch.	Eine vollständige Dokumentation gewährleistet den Informationsfluss und dient der Qualitätssicherung.

Reflektieren Sie die praktische Umsetzung der durchgeführten Pflegehandlungen! Kriterien und Fragen zur Selbst- und Fremdreflexion sind als Kopiervorlage in der TRAUNER-DigiBox vorhanden.

Handlungsablauf – Aufziehen von Arzneimitteln aus Ampullen zur subkutanen Injektion

Handlung	Beschreibung	Begründung/Hinweise
Vorbereitung		
Sich informieren	Informieren Sie sich in der Patientinnendokumentation über die angeordnete Injektion. Prüfen Sie diese mittels der 6-R-Regel.	Information und Kontrolle erhöhen die Patientinnensicherheit und vermeiden Verwechslungen.
Material	Bereiten Sie die Materialien auf einer desinfizierten Arbeitsfläche vor: ■ Hände- und Flächendesinfektionsmittel ■ Alkoholisches Hautdesinfektionsmittel ■ Unsterile Tupfer ■ Einmalhandschuhe ■ Medikament: Glas-/Stechampulle ■ Aufziehkanüle ■ Kanüle zur subkutanen Injektion ■ Einwegspritze in entsprechender Größe ■ Etikett mit Patientinnendaten ■ Nadelabwurfbehälter	
Sicherheit gewährleisten	Kontrollieren Sie die Ampulle und die steril verpackten Materialien auf Unversehrtheit, Trübung, Verfärbung, Sterilität und Verfalldatum.	Die Kontrolle des Medikaments und der Verpackung erhöht die Patientinnensicherheit.
Durchführung – Ampulle öffnen		
Arbeitsplatz	Desinfizieren Sie die Arbeitsfläche.	
Händehygiene	Führen Sie eine hygienische Händedesinfektion durch. Ziehen Sie ggf. Einmalhandschuhe an.	Indikation 2 der hygienischen Händedesinfektion wird eingehalten.

Handlung	Beschreibung	Begründung/Hinweise
Glasampulle öffnen	Entfernen Sie die Flüssigkeit aus dem Ampullenhals durch leichtes Klopfen. Halten Sie die Ampulle am Ampullenhals mit einem Tupfer mit Zeigefinger und Daumen umschlossen. Brechen Sie den Ampullenhals mit Druck nach hinten ab. Stellen Sie die Ampulle auf der Arbeitsfläche ab. Entsorgen Sie den Ampullenhals im Nadelabwurfbehälter.	Die Menge des Medikaments im Ampullenhals ist Teil der Dosis in der Ampulle. ! Der Tupfer dient dem Selbstschutz – er schützt vor Verletzungen. Es gibt verschiedene Arten von Ampullen. Die jeweilige Bruchstelle ist unterschiedlich markiert.
Stechampulle öffnen	Entfernen Sie den Verschluss von der Ampulle. Desinfizieren Sie den Gummistopfen, halten Sie die Einwirkzeit ein.	Auf die Desinfektion kann verzichtet werden, wenn die Sterilität des Gummistopfens in den Herstellerangaben garantiert wird. ODER: ! Beachten Sie zur Desinfektion des Gummistopfens die Vorgaben des Herstellers.
Spritze vorbereiten	Öffnen Sie die Verpackungen von Spritze, Aufziehkanüle und Kanüle zur subkutanen Injektion mittels Peel-off-Technik und konnektieren Sie die Kanüle mit der Spritze, ohne die Ansatzkonen zu berühren.	
DURCHFÜHRUNG – MEDIKAMENT AUFZIEHEN		
Medikament aus der Glasampulle aufziehen	Nehmen Sie die Spritze und entfernen Sie die Schutzkappe der Kanüle. Führen Sie die Kanüle in die leicht schräg gehaltene Ampulle ein, ohne den Rand der Ampulle zu berühren. Ziehen Sie das verordnete Medikament aus der Ampulle auf, indem Sie den Kolben der Spritze nach hinten ziehen.	! Der Schliff der Kanüle sollte nach unten zeigen. Durch das Schräghalten der Ampulle kann die ganze Flüssigkeit herausgezogen werden. ! Auch die Aufziehkanüle muss entleert werden.
Medikament aus der Stechampulle aufziehen	Stellen Sie die Ampulle vor sich ab, stechen Sie mit der vorbereiteten Spritze in die Ampulle ein, ziehen Sie das verordnete Medikament aus der Ampulle auf, indem Sie diese leicht schräg nach oben halten und den Kolben der Spritze nach hinten ziehen.	! Kommt es zu einem Unterdruck in der Ampulle, wird Luft (Menge des Medikamentenvolumens) vorab in die Ampulle gespritzt. ! Bei der Insulininjektion mittels Einmalspritze ist darauf zu achten, dass die dafür vorgesehenen Spritzen verwendet werden (z. B. U_100 IE-Insulinspritzen).
Entlüften der Spritze	Entlüften Sie die Spritze, indem Sie diese senkrecht nach oben halten und die Luft langsam aus der Spritze hinausdrücken.	! In der Spritze darf keine Luft verbleiben.

SITUATION AUS DER PRAXIS

Handlung	Beschreibung	Begründung/Hinweise
Kanülenwechsel durchführen	Entfernen Sie die Aufziehkanüle und konnektieren Sie die Kanüle zur subkutanen Injektion mit der Spritze, ohne die Ansatzkonen zu berühren.	! Die Aufziehkanüle wird keinesfalls weiterverwendet.
Injektionslösung beschriften	Kleben Sie das vorbereitete Etikett mit den Patientinnendaten auf die Spritze.	Die Beschriftung erhöht die Patientinnensicherheit und vermeidet Verwechslungen.
NACHBEREITUNG		
Arbeitsplatz	Entsorgen Sie das Material und desinfizieren Sie die Arbeitsfläche.	
Händehygiene	Führen Sie eine hygienische Händedesinfektion durch.	Indikation 3 der Händehygiene wird eingehalten.

AUFGABEN ZUR VERTIEFUNG

LOW-DOSE-HEPARIN – WIRKUNG

Für Frau Birkenrain ist die Entlassung aus dem Krankenhaus geplant. Sie soll sich zu Hause das Low-dose-Heparin weiter verabreichen. Sie ist davon allerdings wenig begeistert. Die Tochter von Frau Birkenrain wurde bereits eingeschult und hat ihrer Mutter im Beisein einer Pflegeperson die erste Injektion verabreicht. Im Rahmen der Körperpflege ergibt sich ein Gespräch, in dem Frau Birkenrain die Sinnhaftigkeit der Injektion bezweifelt, vor allem, weil sie jetzt schon mehr auf den Beinen ist.

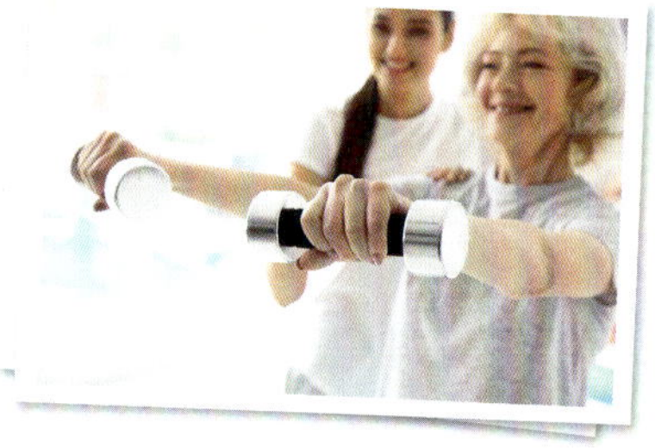

1. Listen Sie die Risikofaktoren auf, die für die Entstehung einer Thrombose bei Frau Birkenrain relevant sind. Nennen Sie die allgemeinen Ursachen für die Entstehung einer Thrombose.

2. Nennen Sie wichtige Punkte, die ein Informationsgespräch mit Frau Birkenrain beinhalten soll, damit sie sich das Low-dose-Heparin zu Hause verlässlich injiziert.

3. Erläutern Sie weitere Maßnahmen zur Thromboseprophylaxe, die Frau Birkenrain zu Hause selbstständig durchführen kann, um die medikamentöse Prophylaxe zu unterstützen.

AUFGABEN ZUR VERTIEFUNG

Blaue Flecken am Bauch

Frau Birkenrain hat sich von der Operation gut erholt. Sie bringen der Patientin das Frühstück ans Bett und beobachten Sie dabei, wie sie das Insulin vor dem Essen verabreicht. Dabei stellen Sie fest, dass Frau Birkenrain mehrere bläulich verfärbte Hautareale hat.

1. Was muss Frau Birkenrain in Bezug auf Spritzstellen und Insulin wissen?

2. Nennen Sie Maßnahmen, die im Fall einer Hypoglykämie zu setzen sind.

3. Beschreiben Sie, was Menschen mit Diabetes mellitus Typ 2 in Bezug auf ihre Ernährung beachten sollten.

AUFGABEN ZUM WISSENSTRANSFER

Transferaufgabe – Schwerpunkt Pflege von Kindern und Jugendlichen

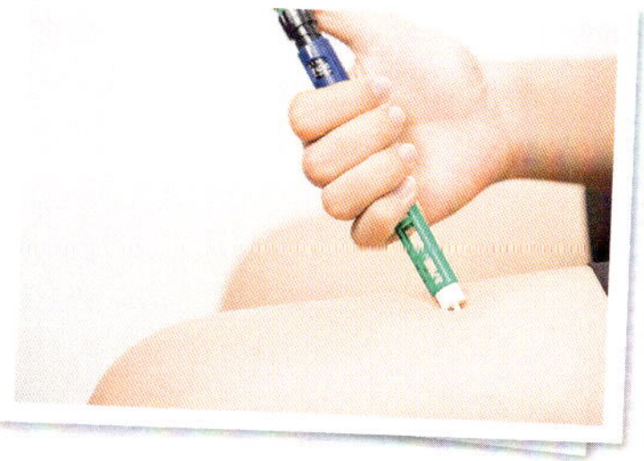

Michael Herbst ist 15 Jahre alt. Er ist Schüler und sportlich sehr aktiv. Seit einigen Wochen fühlt er sich sehr müde und schwach und ist unglaublich durstig. Als dieser Zustand sich verschlechtert, wird er mit der Rettung ins Krankenhaus eingeliefert, wo relativ rasch ein Diabetes mellitus Typ 1 diagnostiziert wird. Seitdem Michael Insulin bekommt, fühlt er sich langsam besser und hat nicht mehr so viel Durst. Er bekommt eine erste kurze Einschulung, wie Insulin mit dem Pen injiziert wird und was der Begriff Broteinheiten bedeutet.

1. Michael wurde zunehmend müder und schwächer. Erläutern Sie die mögliche Akutkomplikation, die in dieser Situation auftreten kann. Beschreiben Sie die Maßnahmen, die in dieser Situation dringend umzusetzen sind.

2. Beschreiben Sie, was Michael in Bezug auf Broteinheiten und Insulin beachten und wissen muss.

3. Mit welchen Formen der Insulintherapie und Insulinarten werden in der Praxis Menschen mit Diabetes mellitus Typ 1 häufig behandelt? Welche Informationen bekommen die Betroffenen, um einer Hypoglykämie vorzubeugen?

Transferaufgabe – Schwerpunkt Hauskrankenpflege

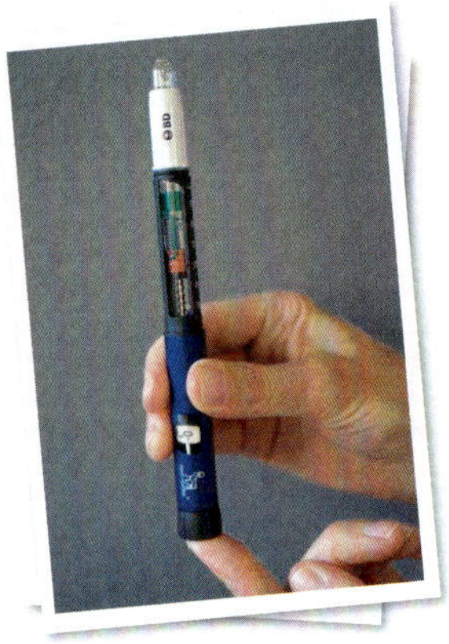

Frau Helga Pförtner, 78 Jahre alt, hat einen Diabetes mellitus Typ 2 und spritzt seit zwei Jahren zweimal täglich Mischinsulin. Sie wird jeden zweiten Tag von der Mobilen Pflege bei der Körperpflege (Duschen) unterstützt. Bei den Tätigkeiten rund um den Diabetes, wie Blutzuckermessung und Insulininjektion, bekommt Frau Pförtner Hilfe von ihrer Schwiegertochter. Im Rahmen des letzten Hausbesuches beobachten Sie bei der Körperpflege zwei knotenartige Hautverhärtungen im rechten Oberbauch. Laut Informationen von der DGKP wissen Sie, dass die Blutzuckerwerte seit einiger Zeit angestiegen sind. Als Sie die Schwiegertochter von Frau Pförtner zufällig beim Injizieren von Insulin beobachten, fällt Ihnen auf, dass sie keinen Air-Shot macht, bevor sie das Insulin injiziert.

1. Nennen Sie mögliche Gründe für das Ansteigen der Blutzuckerwerte bei Frau Pförtner.

2. Beschreiben Sie Aspekte, die Frau Pförtner und ihre Schwiegertochter in Bezug auf die Wirkung des Mischinsulins und das korrekte Verabreichen unbedingt wissen sollten.

3. Recherchieren Sie im Praxisfeld, welche Themen eine Schulung für Menschen mit Diabetes mellitus Typ 2, die Insulin spritzen, unbedingt beinhalten soll. Finden Sie Begründungen, warum eine Patientinnen-/Patientenschulung grundsätzlich so wichtig ist.

Transurethraler Blasenverweilkatheter

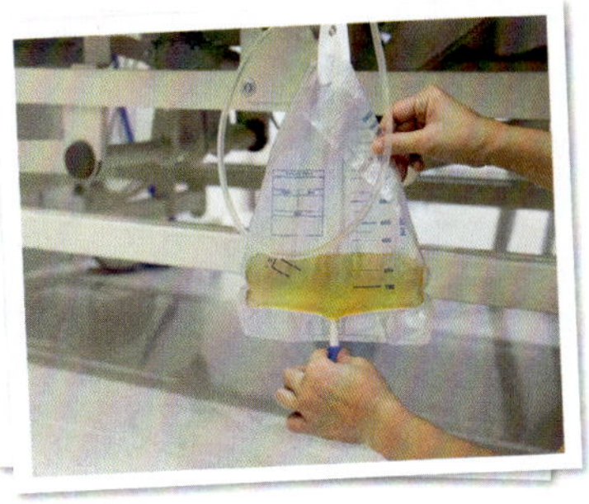

Das Ableiten des Harns aus der Harnblase kann aus unterschiedlichen Gründen erfolgen und ist in speziellen Situationen unverzichtbar. Eine strenge Indikationsstellung muss der Intervention immer vorausgehen, um katheterassoziierte Infektionen zu vermeiden. Einmalkatheter werden als kurzfristige Maßnahme, z. B. zu diagnostischen Zwecken, zum Einbringen von Kontrastmittel oder zur Gewinnung von sterilem Urin, gesetzt. Längerfristige Indikationen für den Blasenverweilkatheter, den Spülkatheter oder auch den suprapubischen Katheter sind z. B. eine akute Harnretention, bestimmte operative Eingriffe, eine genaue Bilanzierung der Ein- und Ausfuhr oder die Förderung der Wundheilung im Bereich des äußeren Genitales bei Harninkontinenz.

KOMPETENZEN

Lernziele

- Die/Der Auszubildende führt die Anlage eines transurethralen Blasenverweilkatheters, unter Beachtung hygienischer Richtlinien, korrekt durch.
- Die/Der Auszubildende hält Standards im Umgang mit dem transurethralen Blasenverweilkatheter durchgehend ein.
- Die/Der Auszubildende führt die täglichen pflegerischen Interventionen korrekt durch.
- Die/Der Auszubildende interpretiert Beobachtungen und setzt entsprechende Maßnahmen.

Transurethraler Blasenverweilkatheter

Wissen	Fertigkeiten	Haltungen
Die/Der Auszubildende ...	**Die/Der Auszubildende ...**	**Die/Der Auszubildende ...**
▪ kann die Anatomie und Physiologie des Harntraktes wiedergeben. ▪ erläutert die Gründe zur Anlage eines Blasenverweilkatheters. ▪ kennt Werte zur Harndiagnostik. ▪ beschreibt die Vorgehensweise bei der Anlage eines Blasenverweilkatheters. ▪ kennt die hygienischen Richtlinien. ▪ kennt die rechtlichen Rahmenbedingungen.	▪ informiert die Patientin/den Patienten verständlich und klar. ▪ hält sich an die hygienischen Richtlinien. ▪ bereitet das Material für die Anlage eines Blasenverweilkatheters vollständig vor. ▪ setzt das Einmalmaterial wirtschaftlich ein. ▪ beherrscht die Technik der Anlage eines Blasenverweilkatheters.	▪ handelt nach dem Prinzip der Ressourcenförderung. ▪ zeigt Verständnis für Angst und Unsicherheit der Patientin/des Patienten/der Angehörigen. ▪ ist bei der Handlung aufmerksam und konzentriert. ▪ akzeptiert Wünsche und Bedürfnisse der Patientin/des Patienten. ▪ achtet auf den Eigenschutz. ▪ begegnet der Patientin/dem Patienten in den unterschiedlichen Settings mit Respekt, Wertschätzung und Empathie.

WissensCheck

Frage 1 Ordnen Sie die jeweilige Funktion dem richtigen Organ zu:

1. **Nieren**	a) Urinreservoir
2. **Ureter**	b) Urinproduktion
3. **Musculus sphincter internus**	c) Ableiten des Urins vom Nierenbecken in die Blase
4. **Urethra**	d) Willkürliche Blasenentleerung
5. **Harnblase/Blase**	e) Unwillkürliche Blasenentleerung
6. **Musculus sphincter externus**	f) Ableiten des Urins von der Blase nach außen.

Frage 2 Die Katheterisierung der Harnblase erfolgt nur bei klarer Indikation.

☐ Richtig ☐ Falsch

Frage 3 Welche diagnostischen und therapeutischen Indikationen für die transurethrale Harnableitung kennen Sie? Ordnen Sie die Begriffe richtig zu:

Blasenentleerungsstörung ▪ Gewinnung von Urinproben ▪ Prä-, intra- oder postoperativ ▪ Harnabflussbehinderung ▪ Einbringen von Kontrastmittel ▪ Blasenspülung und Blaseninstillation ▪ Restharnbestimmung ▪ Konstante Beurteilung der Blasenfunktion ▪ Exakte Überwachung der Harnausscheidung ▪ Bestimmung des Blasendrucks

Diagnostische Indikationen	Therapeutische Indikationen
▪	▪
▪	▪
▪	▪
▪	▪
▪	▪

Frage 4 Das Legen eines transurethralen Blasenkatheters erfolgt unter strengen aseptischen Bedingungen.

☐ Richtig ☐ Falsch

Frage 5 Welche Kathetergrößen werden empfohlen?

Frau: ______________

Mann: ______________

Frage 6 Was bedeutet der Begriff Miktion? Kreuzen Sie die richtige Antwort an:

☐ Miktion ist die willkürliche, schmerzlose Entleerung der Blase von ungefähr 200–400 ml Urin im Strahl bei einem Erwachsenen.

☐ Miktion ist die Fähigkeit, die Blase willkürlich zu entleeren und den Urin bis zu diesem Zeitpunkt zu halten.

Frage 7 Weshalb muss der Urinauffangbeutel unterhalb des Blasenniveaus befestigt werden?

____

____

ABFRAGE VON VORWISSEN

Frage 8 Anästhesierendes Gleitgel wird bei der Frau nicht verwendet.

☐ Richtig ☐ Falsch

Frage 9 Welche Flüssigkeiten sind zum Blocken des Katheterballons geeignet? Mit wie viel Milliliter füllen Sie den Ballon?

Frage 10 Nennen Sie jene Teile, die ein geschlossenes Urinsammelsystem aufweisen muss, um den hygienischen Anforderungen zu entsprechen.

SITUATION AUS DER PRAXIS

Frau Moser/Herr Moser hat keine Kontrolle über ihre/seine Harnblase ...

Frau Moser/Herr Moser, 73 Jahre alt, hat vor einer Woche einen Schlaganfall erlitten und seither immer wieder Schwierigkeiten mit der Harnausscheidung. Es kommt laufend zu unfreiwilligen Harnverlusten mit plötzlichem, nur schwer unterdrückbarem Harndrang. Aufgrund dieser für die Patientin/den Patienten aktuell sehr belastenden Situation wurde die Anlage eines transurethralen Blasenverweilkatheters ärztlich angeordnet.

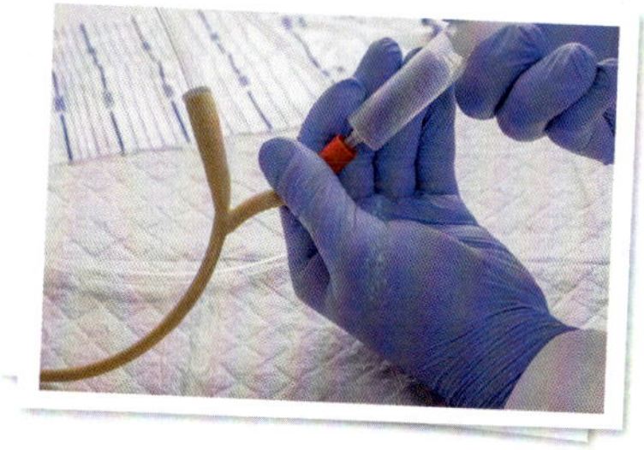

Handlungsablauf – Legen eines transurethralen Blasenverweilkatheters mit Assistenz

Handlung	Beschreibung	Assistenz	Begründung/Hinweise
VORBEREITUNG			
Sich informieren	Informieren Sie sich in der Dokumentation über die angeordnete Intervention.		Information und Kontrolle erhöhen die Sicherheit und vermeiden Verwechslungen.
Material	Bereiten Sie die Materialien auf einem desinfizierten Tablett vor: ■ Hände- und Flächendesinfektionsmittel ■ Materialien zur Intimpflege ■ Einmalunterlage ■ Einmalhandschuhe ■ Ggf. Einmalschutzschürze ■ 2 Paar sterile Handschuhe (1 Paar als Reserve) ■ 1 Katheterset – enthält regulär folgende Materialien: ▸ Schale mit 4–6 Kugeltupfern ▸ Abdecktuch mit Schlitz ▸ Anatomische Pinzette ▸ Nierentasse/Auffangschale ■ 2 Blasenverweilkatheter in adäquater Größe und Art (1 Stk. als Reserve)		Sie stellen sicher, dass alle notwendigen Materialien vorhanden sind und vermeiden unnötige Arbeitswege. **!** Überprüfen Sie bei allen sterilen Materialien das Ablaufdatum und die Unversehrtheit der Verpackung. **!** Kathetersets können unterschiedlich bestückt sein.

Handlung	Beschreibung	Assistenz	Begründung/Hinweise
	■ Aqua destillata oder Glycerinlösung zum Befüllen des Katheterballons ■ Gleitmittel ■ Steriles Urinsammelsystem ■ Schleimhautdesinfektionsmittel ■ Abwurfbeutel ■ Sichtschutz		
DURCHFÜHRUNG			
Anwesenheitstaste	Schalten Sie beim Betreten des Zimmers die Anwesenheitstaste ein.		Die Anwesenheitstaste markiert am Gang die Anwesenheit der Pflegeperson im Zimmer.
Arbeitsplatz	Desinfizieren Sie die Arbeitsfläche und stellen Sie das Tablett ab.	Stellen Sie die Materialien für die Intimpflege am Fußende des Patientinnen-/Patientenbettes ab und stellen Sie einen Sichtschutz auf.	Alle Materialien sind gut erreichbar, ein störungsfreier Ablauf ist möglich. Die Intimsphäre der Patientin/des Patienten ist gewahrt.
Händehygiene	Führen Sie eine hygienische Händedesinfektion durch.	Führen Sie eine hygienische Händedesinfektion durch.	Indikation 1 der hygienischen Händedesinfektion wird eingehalten.
Identifikation	Stellen Sie die Identität mittels der 2-Merkmale-Methode fest.		Die Patientinnen-/Patientensicherheit wird mittels der 2-Merkmale-Methode erhöht.
Information	Erklären Sie Anlass und Vorgehen der Intervention.		Informationen fördern Akzeptanz und Vertrauen.
Positionierung		Bringen Sie das Bett auf Arbeitshöhe. Unterstützen Sie die Patientin/den Patienten dabei, sich bequem in Rückenlage zu positionieren.	! Rückenschonendes Arbeiten ist gewährleistet.
Händehygiene	Ziehen Sie ggf. eine Einmalschutzschürze an. Führen Sie eine hygienische Händedesinfektion durch.	Führen Sie eine hygienische Händedesinfektion durch.	Indikation 2 der hygienischen Händedesinfektion wird eingehalten.
Sterile Arbeitsfläche vorbereiten	Entfernen Sie die Außenverpackung des Kathetersets und öffnen Sie das sterile Katheterset unter Einhaltung der Asepsis.		
Sterile Handschuhe anziehen	Entfernen Sie die Außenverpackung der sterilen Handschuhe und ziehen Sie die sterilen Handschuhe unter Einhaltung der Asepsis an.		

SITUATION AUS DER PRAXIS

Handlung	Beschreibung	Assistenz	Begründung/Hinweise
Materialien auf der sterilen Fläche vorbereiten	Lassen Sie sich die Materialien von Ihrer Assistenz steril anreichen. Organisieren Sie sich die Materialien auf der sterilen Arbeitsfläche.	Reichen Sie Gleitmittel und Katheter steril an. Tränken Sie die Kugeltupfer. Legen Sie das Urinsammelsystem und die Lösung zum Befüllen des Katheterballons bereit.	
Händehygiene		Ziehen Sie Einmalhandschuhe an.	Die Einmalhandschuhe dienen dem Selbstschutz.
Intimpflege		Legen Sie die Einmalunterlage ein und führen Sie die Intimpflege durch.	
Händehygiene		Ziehen Sie die Einmalhandschuhe aus und führen Sie eine hygienische Händedesinfektion durch.	Indikationen 3 der hygienischen Händedesinfektion wird eingehalten.
DURCHFÜHRUNG – LEGEN EINES TRANSURETHRALEN BLASENVERWEILKATHETERS BEI DER FRAU			
Abdecktuch ausbreiten	Legen Sie das Abdecktuch mit dem Schlitz nabelwärts so hin, dass die Harnröhre gut einsehbar und zugänglich ist.		! Achten Sie auf die Wahrung der Sterilität von Handschuhen und Abdecktuch.
Labien und Harnröhrenöffnung desinfizieren	Stellen Sie die sterile Schale mit den getränkten Tupfern auf das sterile Abdecktuch.		
	Spreizen Sie die Labien.		! Belassen Sie die Hand in dieser Position, bis der Katheter eingeführt ist.
	Nehmen Sie die sterile Pinzette in Ihre Arbeitshand und desinfizieren Sie zunächst die äußeren und dann die inneren Labien. Desinfizieren Sie mit einem weiteren Tupfer die äußere Harnröhrenöffnung und legen Sie den letzten Tupfer vor die Vagina.		! Verwenden Sie jeweils einen neuen Tupfer.
Gleitmittel auftragen	Tragen Sie das Gleitmittel zuerst auf die Katheterspitze und dann um die Harnröhrenöffnung auf.	Öffnen Sie das Urinsammelsystem. Belassen Sie die Konnektionsstelle in der Verpackung und bringen Sie den Urinsammelbeutel am Bett an.	! Das Gleitmittel vermeidet Schleimhautverletzungen der Harnröhre. Halten Sie die vorgegebene Einwirkzeit ein.

Handlung	Beschreibung	Assistenz	Begründung/Hinweise
Händehygiene		Ziehen Sie Einmalhandschuhe an.	Die Einmalhandschuhe dienen dem Selbstschutz.
Katheter greifen	Stellen Sie die sterile Auffangschale (Nierentasse) auf das sterile Abdecktuch. Greifen Sie den Katheter etwa 4–5 cm unterhalb der Katheterspitze mit Daumen und Zeigefinger Ihrer sterilen Arbeitshand und klemmen Sie das Ende über dem Handrücken zwischen Ringfinger und kleinem Finger fest.		
Katheter einführen	Führen Sie den Katheter in die Urethra ein, bis Urin fließt.		
Urinsammelsystem konnektieren	Schieben Sie den Katheter noch um weitere 3–4 cm vor und fixieren Sie den Katheter in dieser Position.	Konnektieren Sie den Katheter mit dem Urinsammelsystem.	Der Katheter liegt durch das Vorschieben weit genug in der Harnblase. Ein Füllen des Ballons in der Urethra wird verhindert.
Katheterballon blocken		Füllen Sie den Ballon über das Ventil mit der am Katheter angegebenen Menge Aqua destillata oder verwenden Sie die dem Katheter beigepackte Glycerinlösung.	
	Ziehen Sie den geblockten Katheter vorsichtig zurück, bis federnder Widerstand spürbar ist. Entfernen Sie den Tupfer vor der Vagina, die Auffangschale, das Abdecktuch und die Einmalunterlage.		Der Ballon liegt am Blasengrund.
Händehygiene	Ziehen Sie die (sterilen) Handschuhe aus und führen Sie eine hygienische Händedesinfektion durch.		Indikation 3 der hygienischen Händedesinfektion wird eingehalten.
Durchführung – Legen eines transurethralen Blasenverweilkatheters beim Mann			
Abdecktuch ausbreiten	Legen Sie das Abdecktuch mit dem Schlitz nabelwärts so hin, dass der Penis auf der sterilen Fläche liegt.		! Wahren Sie die Sterilität von Handschuhen und Abdecktuch.
Eichel und Harnröhrenöffnung desinfizieren	Stellen Sie die sterile Schale mit den getränkten Tupfern auf das sterile Abdecktuch.		! Belassen Sie die Hand in dieser Position, bis der Katheter eingeführt ist.
	Fassen Sie den Penisschaft, schieben Sie die Vorhaut zurück und spreizen Sie die Harnröhrenöffnung. Nehmen Sie die sterile Pinzette in Ihre Arbeitshand und desinfizieren Sie zunächst die Eichel kreisförmig und dann die Harnröhrenöffnung.		! Verwenden Sie jeweils einen neuen Tupfer.

Handlung	Beschreibung	Assistenz	Begründung/Hinweise
Gleitmittel auftragen	Tragen Sie zuerst etwas Gleitmittel auf die Katheterspitze auf. Injizieren Sie das restliche Gleitgel in die Harnröhre und komprimieren Sie die Harnröhrenöffnung so weit, dass kein Gleitgel mehr herausläuft.	Öffnen Sie das Urinsammelsystem. Belassen Sie die Konnektionsstelle in der Verpackung und bringen Sie den Urinsammelbeutel am Bett an.	! Das Gleitmittel vermeidet Schleimhautverletzungen der Harnröhre. Halten Sie die vorgegebene Einwirkzeit ein.
Händehygiene		Ziehen Sie Einmalhandschuhe an.	Die Einmalhandschuhe dienen dem Selbstschutz.
Katheter greifen	Stellen Sie die sterile Auffangschale (Nierentasse) auf das sterile Abdecktuch. Greifen Sie den Katheter etwa 4–5 cm unterhalb der Katheterspitze mit Daumen und Zeigefinger Ihrer sterilen Arbeitshand und klemmen Sie das Ende über dem Handrücken zwischen Ringfinger und kleinem Finger fest.		
Katheter einführen	Führen Sie den Katheter bei leicht gestrecktem, zur Decke gerichteten Penis ca. 10 cm in die Urethra ein. Sobald Widerstand spürbar ist, senken Sie den Penis nach unten Richtung Füße ab. Schieben Sie den Katheter weiter, bis Urin fließt.		! Physiologische Krümmung in der Harnröhre wird begradigt. ! Brechen Sie den Vorgang bei starkem Widerstand und/oder Schmerzen ab.
Urinsammelsystem konnektieren	Schieben Sie den Katheter noch um weitere 3–4 cm vor und fixieren Sie den Katheter in dieser Position mit der nicht führenden Hand.	Konnektieren Sie den Katheter mit dem Urinsammelsystem.	Der Katheter liegt durch das Vorschieben weit genug in der Harnblase. Ein Füllen des Ballons in der Urethra wird verhindert.
Katheterballon blocken		Füllen Sie den Ballon über das Ventil mit der am Katheter angegebenen Menge Aqua destillata oder verwenden Sie die dem Katheter beigepackte Glycerinlösung.	
	Ziehen Sie den geblockten Katheter vorsichtig zurück, bis federnder Widerstand spürbar ist. Entfernen Sie die Auffangschale, das Abdecktuch und die Einmalunterlage.		Der Ballon liegt am Blasengrund.
Händehygiene	Ziehen Sie die (sterilen) Handschuhe aus und führen Sie eine hygienische Händedesinfektion durch.		Indikation 3 der hygienischen Händedesinfektion wird eingehalten.

SITUATION AUS DER PRAXIS

Handlung	Beschreibung	Assistenz	Begründung/Hinweise
NACHBEREITUNG			
Positionierung	Unterstützen Sie die Patientin/den Patienten bei der Positionierung. Decken Sie die Patientin/den Patienten zu und stellen Sie das Bett auf Ausgangshöhe zurück.		Das Wohlbefinden und die Sicherheit der Patientin/des Patienten sind gewährleistet.
Arbeitsplatz	Entsorgen Sie das Material, desinfizieren Sie die Arbeitsfläche und machen Sie einen abschließenden „Rundumblick".	Entsorgen Sie die Materialien und entfernen Sie den Sichtschutz.	! Rufanlage in Reichweite!
Händehygiene	Führen Sie eine hygienische Händedesinfektion durch.	Führen Sie eine hygienische Händedesinfektion durch.	Indikation 4 der hygienischen Händedesinfektion wird eingehalten.
Anwesenheitstaste	Schalten Sie die Anwesenheitstaste aus.		Wenn Sie das Licht nicht ausschalten, besteht die Gefahr, dass ein Alarm ausgelöst wird.
Dokumentation	Führen Sie die Dokumentation den Vorgaben entsprechend durch.		Eine vollständige Dokumentation gewährleistet den Informationsfluss und dient der Qualitätssicherung.

Reflektieren Sie die praktische Umsetzung der durchgeführten Pflegehandlungen!
Kriterien und Fragen zur Selbst- und Fremdreflexion sind als Kopiervorlage in der TRAUNER-DigiBox vorhanden.

AUFGABEN ZUR VERTIEFUNG

BEI FRAU MOSER/HERRN MOSER MUSS NEUERLICH EIN BLASENVERWEILKATHETER GELEGT WERDEN …

Frau Moser/Herr Moser war letzte Nacht aufgrund von bisher ungeklärten Ursachen sehr unruhig und hat sich in diesem Zusammenhang den transurethralen Blasenverweilkatheter selbst entfernt. Aufgrund der gegebenen Umstände wird nach Rücksprache mit dem Arzt wieder ein transurethraler Blasenverweilkatheter gesetzt.

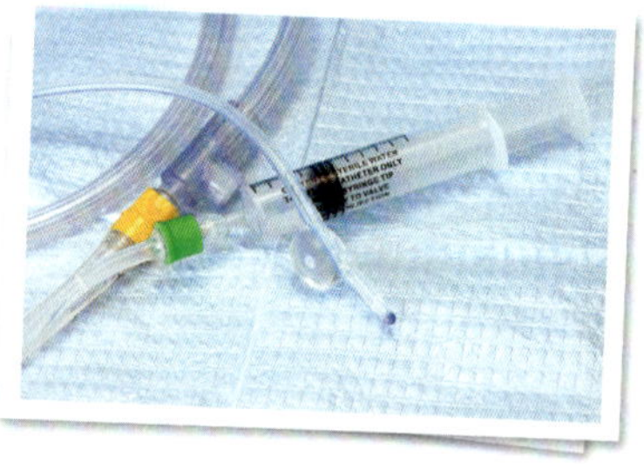

1. Erläutern Sie Komplikationen, die nach Selbstentfernung eines transurethralen Blasenverweilkatheters die Neuanlage erschweren.

AUFGABEN ZUR VERTIEFUNG

2. Beschreiben Sie Aspekte, die es bei der Anlage eines transurethralen Blasenverweilkatheters ohne Assistenz zu beachten gilt.

3. Nennen Sie jene Stellen, die bei einer transurethralen Harnableitung eine Eintrittspforte für Mikroben darstellen.

SITUATION AUS DER PRAXIS

Frau Moser/Herr Moser hat Fieber ...

Frau Moser/Herr Moser hat seit sechs Tagen einen transurethralen Blasenverweilkatheter. Heute ist Frau Moser/Herr Moser müde und matt. Nach der Kontrolle der Vitalparameter messen Sie die Temperatur. Diese beträgt 38,6 °C axillar. Sie geben die ermittelten Werte an die verantwortliche DGKP weiter. Nach Rücksprache mit der diensthabenden Ärztin/dem diensthabenden Arzt werden einige Untersuchungen angeordnet. Von den Ergebnissen hängt es ab, ob der Blasenverweilkatheter entfernt wird.

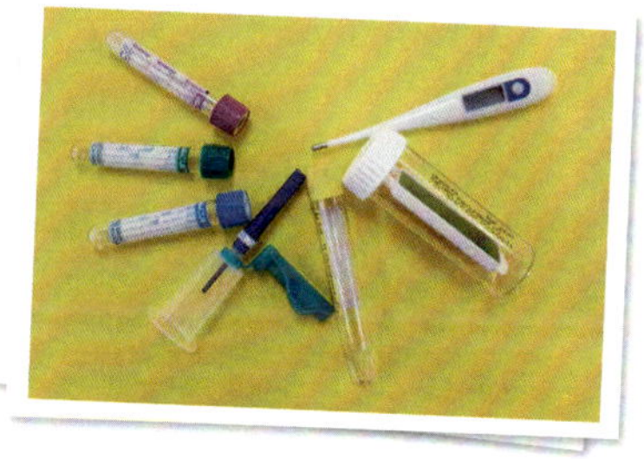

Handlungsablauf – Intimpflege und Reinigung des transurethralen Blasenverweilkatheters – Entfernung des transurethralen Blasenverweilkatheters

Handlung	Beschreibung	Begründung/Hinweise
Vorbereitung		
Sich informieren	Informieren Sie sich in der Patientinnen-/Patientendokumentation über die angeordneten Interventionen.	Information und Kontrolle erhöhen die Patientinnen-/Patientensicherheit und vermeiden Verwechslungen.
Material	Bereiten Sie die Materialien auf einer desinfizierten Arbeitsfläche/einem Tablett vor: **Reinigung des transurethralen Blasenverweilkatheters (bei Frau und Mann)** ■ Hände- und Flächendesinfektionsmittel ■ Materialien zur Intimpflege ■ 1 Einmalwaschlappen zur Reinigung des Katheters ■ Einmalhandschuhe ■ Ggf. Einmalschutzschürze	Sie stellen sicher, dass alle notwendigen Materialien vorhanden sind und vermeiden unnötige Arbeitswege.

Handlung	Beschreibung	Begründung/Hinweise
	Entfernung des transurethralen Blasenverweilkatheters (bei Frau und Mann) ■ 10-ml-Spritze ■ Einmalunterlage ■ Zellstoff ■ Einmalhandschuhe ■ Ggf. Einmalschutzschürze ■ Abwurfbeutel	
DURCHFÜHRUNG		
Anwesenheitstaste	Schalten Sie beim Betreten des Zimmers die Anwesenheitstaste ein.	Die Anwesenheitstaste markiert am Gang die Anwesenheit der Pflegeperson im Zimmer.
Arbeitsplatz	Desinfizieren Sie die Arbeitsfläche und stellen Sie das Tablett ab.	Alle Materialien sind gut erreichbar, ein störungsfreier Ablauf ist möglich.
Händehygiene	Führen Sie eine hygienische Händedesinfektion durch.	Indikation 1 der hygienischen Händedesinfektion wird eingehalten.
Identifikation	Stellen Sie die Identität der Patientin/des Patienten mittels der 2-Merkmale-Methode fest.	Die Patientinnen-/Patientensicherheit wird durch die Anwendung der 2-Merkmale-Methode erhöht.
Information	Erklären Sie Anlass und Vorgehen der Intervention.	Informationen fördern Akzeptanz und Vertrauen.
Positionierung	Bringen Sie das Bett auf Arbeitshöhe. Unterstützen Sie die Patientin/den Patienten, sich bequem in Rücklage zu positionieren.	Rückenschonendes Arbeiten ist gewährleistet.
DURCHFÜHRUNG – REINIGUNG DES BLASENVERWEILKATHETERS		
Händehygiene	Führen Sie eine hygienische Händedesinfektion durch. Ziehen Sie Einmalhandschuhe an.	Indikation 2 der hygienischen Händedesinfektion wird eingehalten. Einmalhandschuhe dienen dem Selbstschutz.
Reinigung des Blasenverweilkatheters	Reinigen Sie den Katheter mit leichten Drehbewegungen von proximal nach distal. Entsorgen Sie den Einmalwaschlappen.	! Die Reinigung des Katheters darf nur mit frischem Wasser durchgeführt werden. ! Entfernen Sie Verkrustungen und Sekret an der äußeren Harnröhrenöffnung vorsichtig. Vermeiden Sie einen Zug am Katheter!
Intimpflege	Nehmen Sie einen neuen Einmalwaschlappen und führen Sie die Intimpflege durch.	
Händehygiene	Ziehen Sie die Einmalhandschuhe aus und führen Sie eine hygienische Händedesinfektion durch.	Indikation 3 der hygienischen Händedesinfektion wird eingehalten.

Handlung	Beschreibung	Begründung/Hinweise
DURCHFÜHRUNG – ENTFERNEN DES BLASENVERWEILKATHETERS		
Händehygiene	Ziehen Sie Einmalhandschuhe an.	Die Einmalhandschuhe dienen dem Selbstschutz.
Katheter entfernen	Legen Sie die Einmalunterlage ein. Kontrollieren Sie am distalen Katheterende die maximale Füllmenge. Konnektieren Sie die Spritze mit dem Ventil des Katheterballons und aspirieren Sie die gesamte Flüssigkeit. Legen Sie die Spritze auf die Einmalunterlage. Nehmen Sie den Katheter mit dem Zellstoff in die Hand und bitten Sie die Patientin/den Patienten tief ein- und auszuatmen. Ziehen Sie während der Exspiration den Katheter langsam heraus.	Ein schmerzfreies und sicheres Entfernen des Katheters ist nur möglich, wenn der Ballon vollständig entleert ist. ! Kontrollieren Sie die Katheterspitze auf Ablagerungen. Diese können auf einen abgeheilten oder bestehenden Harnwegsinfekt hinweisen.
Katheter entsorgen	Stülpen Sie einen Einmalhandschuh über den Katheter und entsorgen Sie Katheter und Urinsammelsystem im Abwurfbeutel.	
Händehygiene	Ziehen Sie den anderen Einmalhandschuh aus und führen Sie eine hygienische Händedesinfektion durch.	Indikation 3 der hygienischen Händedesinfektion wird eingehalten.
NACHBEREITUNG		
Positionierung	Unterstützen Sie die Patientin/den Patienten bei der Positionierung. Decken Sie die Patientin/den Patienten zu und stellen Sie das Bett auf Ausgangshöhe zurück.	Das Wohlbefinden und die Sicherheit der Patientin/des Patienten sind gewährleistet.
Arbeitsplatz	Entsorgen Sie das Material, desinfizieren Sie die Arbeitsfläche und machen Sie einen abschließenden „Rundumblick“.	! Rufanlage in Reichweite!
Händehygiene	Führen Sie eine hygienische Händedesinfektion durch.	Indikation 4 der hygienischen Händedesinfektion wird eingehalten.
Anwesenheitstaste	Schalten Sie die Anwesenheitstaste aus.	Wenn Sie das Licht nicht ausschalten, besteht die Gefahr, dass ein Alarm ausgelöst wird.
Dokumentation	Führen Sie die Dokumentation den Vorgaben entsprechend durch.	Eine vollständige Dokumentation gewährleistet den Informationsfluss und dient der Qualitätssicherung.

Reflektieren Sie die praktische Umsetzung der durchgeführten Pflegehandlungen!
Kriterien und Fragen zur Selbst- und Fremdreflexion sind als Kopiervorlage in der TRAUNER-DigiBox vorhanden.

AUFGABEN ZUR VERTIEFUNG

Frau Moser/Herr Moser soll einen suprapubischen Katheter bekommen ...

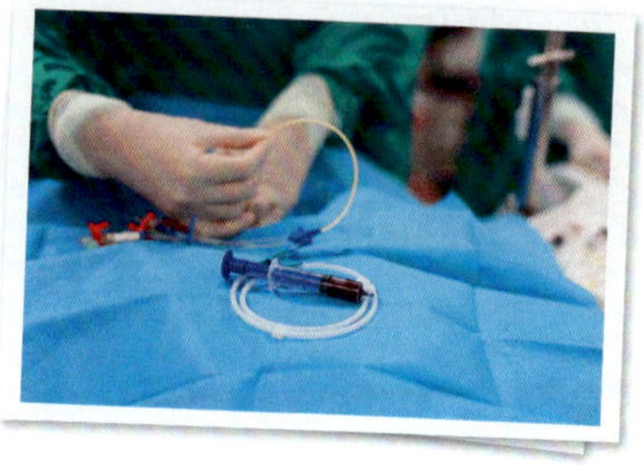

Die Ergebnisse der Harn- und Blutuntersuchungen haben den Verdacht eines Harnwegsinfekts bestätigt. Aufgrund der bestehenden Infektion und Harnentleerungsstörung wird bei Frau Moser/Herrn Moser die Anlage eines suprapubischen Katheters geplant.

1. Nennen Sie klinische Symptome sowie Blut- und Harnwerte, die auf einen Harnwegsinfekt hinweisen können.

2. Nennen Sie Komplikationen und Folgeerkrankungen, die bei einer katheterassoziierten Harnwegsinfektion auftreten können.

3. Definieren Sie den Begriff suprapubischer Katheter. Erklären Sie den Begriff näher.

AUFGABEN ZUM WISSENSTRANSFER

Transferaufgabe – Schwerpunkt Rehabilitation

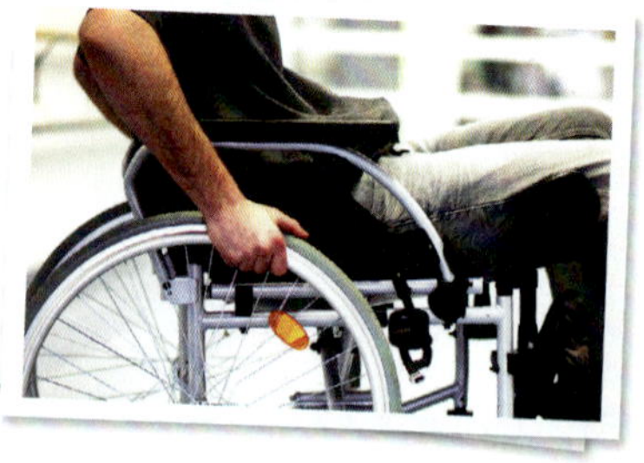

Herr Walter Ebner, 45 Jahre alt, leidet seit Jahren an Multipler Sklerose. Die Erkrankung ist in den letzten Monaten stark fortgeschritten und aufgrund dessen ein intermittierender Einmalkatheterismus notwendig. Im Rahmen der Rehabilitation werden von diplomierten Pflegepersonen Mikroschulungen zum Einmalkatheterismus durchgeführt. Ziel dieser Mikroschulungen ist es, dass der Patient diese Fertigkeit zu Hause korrekt und sicher durchführen kann.

1. Beschreiben Sie die Vorteile einer intermittierenden Katheterisierung gegenüber der Anlage eines Blasenverweilkatheters.

AUFGABEN ZUM WISSENSTRANSFER

2. Nennen Sie Punkte, die in Bezug auf Hygiene beim Einmalkatheterismus im häuslichen Umfeld einzuhalten sind.

3. Erläutern Sie Vor- und Nachteile, die bei der Anwendung von transurethralen Einmalkathetern gegeneinander abgewogen werden sollen.

TRANSFERAUFGABE – SCHWERPUNKT KINDER

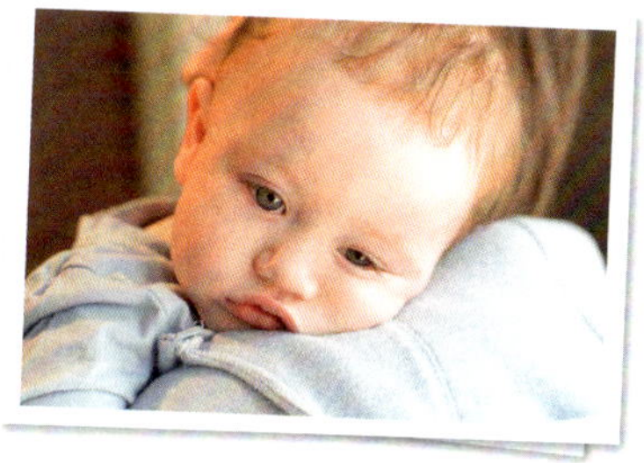

Frau Birgit Solar liegt mit ihrem drei Monate alten Säugling Anton auf der Kinderstation. Anton war bis vor einem Monat in seiner Entwicklung unauffällig. Seit ca. drei Wochen hat er immer wieder ungeklärte Fieberschübe. Die gemessene Temperatur lag zwischen 38,5 und 38,9 °C. Zur Abklärung muss der Harn untersucht werden.

1. Nennen Sie Ursachen und Symptome von Harnwegsinfektionen im Kindesalter.

2. Beschreiben Sie die Harngewinnung bei einem Säugling.

3. Reflektieren Sie den Praxisalltag. Welche Indikationen erfordern beim Säugling oder Kleinkind das Setzen eines transurethralen Blasenkatheters?

Wundversorgung

Die Versorgung von akuten und chronischen Wunden erfordert eine hohe pflegerische Kompetenz. Neben der korrekten Behandlung akuter und postoperativer Wunden steht vor allem die Unterstützung der Lebensaktivitäten bei Menschen mit chronischen Wunden im Zentrum pflegerischen Handelns. Das Wechseln von Wundauflagen und Wundverbänden obliegt in einfachen Versorgungssituationen der Pflege(fach)assistenz und wird mit dem Ziel der Förderung des Wundheilungsprozesses durchgeführt. Zur Wundversorgung gehören die Wundinspektion, der Verbandwechsel und die Wunddokumentation.

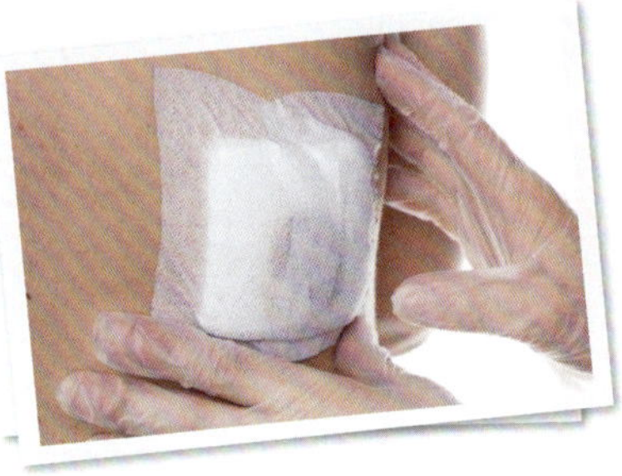

KOMPETENZEN

Lernziele

- Die/Der Auszubildende kennt die Entstehungsmechanismen von Wunden sowie physiologische Grundlagen und Einflussfaktoren der Wundheilung.
- Die/Der Auszubildende handelt beim Verbandwechsel hygienisch und leitet Beobachtungen im Kontext chronischer Wunden an die Pflegepersonen vom gehobenen Dienst weiter.
- Die/Der Auszubildende wirkt unterstützend bei der Übernahme der Lebensaktivitäten bei Menschen mit akuten und chronischen Wunden.

Wundversorgung

Wissen	Fertigkeiten	Haltungen
Die/Der Auszubildende ...	**Die/Der Auszubildende ...**	**Die/Der Auszubildende ...**
▪ beschreibt die Entstehung und die Symptomatik von akuten und chronischen Wunden. ▪ kennt die Physiologie der Wundheilung. ▪ erläutert die Einflussfaktoren und die Ursachen einer verzögerten Wundheilung. ▪ differenziert Wunden nach den Heilungsphasen und dem Keimgehalt. ▪ kann die Kriterien für die Wundbeobachtung nennen. ▪ nennt Indikation, Wirkung und Kontraindikation verschiedener Wundauflagen und Wundreinigungslösungen. ▪ kennt die hygienischen Prinzipien bei der Wundversorgung und beim aseptischen Verbandwechsel.	▪ bereitet das Material für den Verbandwechsel vollständig vor. ▪ führt den Verbandwechsel bei aseptischen und kontaminierten Wunden korrekt durch. ▪ beobachtet den Verlauf chronischer Wunden. ▪ hält die hygienischen Richtlinien beim Verbandwechsel ein. ▪ wendet Wundauflagen im Rahmen der einfachen Wundversorgung patienten- und bedarfsorientiert an. ▪ beobachtet den Allgemeinzustand der Patientin/des Patienten beim aseptischen Verbandwechsel. ▪ analysiert die Wirksamkeit und die Sicherheit der Wundauflagen.	▪ setzt sich mit der Situation der Patientin/des Patienten und den Veränderungen im Kontext der Wundversorgung auseinander. ▪ zeigt Verständnis für die belastende Situation der Patientin/des Patienten. ▪ achtet auf Anliegen und Bedürfnisse der Patientin/des Patienten. ▪ begründet die hygienischen Richtlinien beim Verbandwechsel. ▪ geht ökonomisch und verantwortungsbewusst mit Materialien und Gebrauchsgegenständen um. ▪ achtet auf den Eigenschutz. ▪ begegnet der Patientin/dem Patienten in den unterschiedlichen Settings mit Respekt, Wertschätzung und Empathie.

ABFRAGE VON VORWISSEN

WissensCheck

Frage 1 Der Heilungsverlauf einer Wunde hängt wesentlich von der Entstehungsursache, der Art und Tiefe sowie dem Infektionsrisiko ab. Wie heißen die einzelnen Wundheilungsphasen und wie lange dauern diese?

1. ______

2. ______

3. ______

Frage 2 Nennen Sie je drei Beispiele für eine ...

akute Wunde: ______

chronische Wunde: ______

Frage 3 Kreuzen Sie auf eine Wundheilung zutreffende korrekte Aussagen an:

- ☐ Eine Wundheilung kann durch das Eindringen von Krankheitserregern verzögert werden.
- ☐ Die Dauer der Wundheilungsstörungen sind von Grunderkrankung, Immunsystem und Alter abhängig.
- ☐ Wundinfektionen haben keinen Einfluss auf die Wundheilung.
- ☐ Jede Wunde, unabhängig von ihrer Ursache, heilt im gleichen Zeitraum.
- ☐ Das neu gebildete Narbengewebe unterscheidet sich durch fehlende Haar- und Schweißdrüsen von der intakten Haut.

Frage 4 Ordnen Sie die angeführten Wundformen mit Linien den zutreffenden Beschreibungen zu.

1. **Aseptische Wunden**	a) Septische Wunden, die klassische Entzündungszeichen zeigen und bei denen ein bakterielles Wachstum nachweisbar ist.
2. **Kolonisierte Wunden**	b) Wunden, die keine Entzündungszeichen aufweisen.
3. **Kontaminierte Wunden**	c) Wunden, in denen sich vermehrungsfähige Bakterien finden, die aber keinen Einfluss auf die Wundheilung haben.
4. **Infizierte Wunden**	d) Sekundär heilende Wunden, in denen sich Bakterien nicht vermehren, solange das Immunsystem intakt ist.

Frage 5 Nennen Sie allgemeine Prinzipien, die es vor der Wundversorgung im Hinblick auf die angeführten Aspekte zu beachten gibt.

Patientin/Patient: ______

Material: ______

Umgebung: ______

Hygiene: ______

Frage 6 Führen Sie unterschiedliche Wundauflagen für die Versorgung akuter bzw. postoperativer Wunden an.

Frage 7 Beschreiben Sie die Grundsätze einer primären und sekundären Wundheilung hinsichtlich der angeführten Aspekte.

	Primäre Wundheilung	**Sekundäre Wundheilung**
Entstehung		
Heilungsdauer		
Wundzustand		
Beispiel(e)		

Frage 8 Eine infizierte Wunde ist anhand der fünf signifikanten Entzündungszeichen zu erkennen. Führen Sie diese namentlich an.

1.
2.
3.
4.
5.

Frage 9 Was sind die Ziele eines aseptischen Verbandwechsels? Mehrfachnennungen sind möglich.

- ☐ Keimeinschleppung
- ☐ Vertrautmachung mit der Wunde
- ☐ Wundkontrolle
- ☐ Wundbeurteilung und Therapieanpassung
- ☐ Austestung neuer Verbandstoffe
- ☐ Verhinderung der Einschleppung von Keimen und Bakterien
- ☐ Infektionsprophylaxe

Frage 10 Was bedeutet der Begriff „Non-Touch-Technik" in der Wundversorgung?

Frage 11 Von welchen Faktoren ist eine Wundheilung abhängig?

- ☐ Blutdruck
- ☐ Körperoberfläche
- ☐ Alter
- ☐ Grunderkrankung
- ☐ Lebensstil

ABFRAGE VON VORWISSEN

Frage 12 Kreuzen Sie jene Kriterien an, die Sie bei der Wundversorgung beobachten und dokumentieren müssen:

- ☐ Wundtiefe
- ☐ Herzfrequenz
- ☐ Harnmenge/24 Stunden
- ☐ Wundschmerz
- ☐ Wundumgebung
- ☐ Wundrand
- ☐ Wundlokalisation
- ☐ Ernährungsverhalten
- ☐ Wundexsudat
- ☐ Wundgrund
- ☐ Hautfarbe
- ☐ Körpergewicht

SITUATION AUS DER PRAXIS

Eine Wunde am Ellbogen ...

Frau Karin Schwermann, 52 Jahre alt, leidet seit Monaten immer wieder an starken Knieschmerzen. Nun wurde sie vorgestern für weitere Untersuchungen und einer geplanten Arthroskopie am rechten Knie ins Krankenhaus eingewiesen. Nachdem Frau Schwermann allerdings einen Tag vor der geplanten Aufnahme aufgrund zunehmender Schmerzen vor ihrem Haus gestürzt ist, werden lediglich die präoperativen Untersuchungen durchgeführt. Erst einmal muss die Abschürfung am rechten Ellbogen abheilen. Die 0,5 x 1 cm große Wunde wird mit einer 0,9 %igen NaCl-Lösung gereinigt und mit einem Wundschnellverband versorgt.

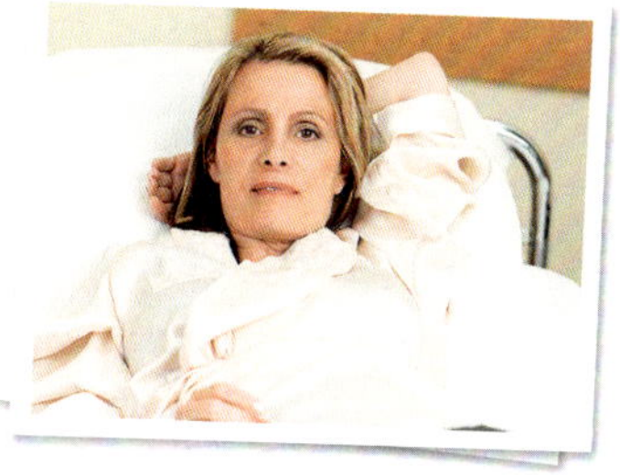

Handlungsablauf – Einfache Wundversorgung

Handlung	Beschreibung	Begründung/Hinweise
Vorbereitung		
Sich informieren	Informieren Sie sich im medizinischen Wunddokumentationsblatt über die Verbandtechnik und den Verlauf der Therapie.	Information und Kontrolle erhöhen die Patientinnensicherheit und vermeiden Verwechslungen.
Material	Bereiten Sie die Materialien auf einem desinfizierten Tablett vor: ■ Hände- und Flächendesinfektionsmittel ■ Lösung zur Wundreinigung/Wunddesinfektion ■ Einmalunterlage ■ Einmalhandschuhe (2 Paar) ■ 2 sterile Pinzetten ■ Sterile Mullkompressen ■ Wundschnellverband ODER ■ Wundkompresse mit Stretchpflaster ■ Abwurfbeutel oder ggf. Nierentasse als Abwurfbehälter	Sie stellen sicher, dass alle notwendigen Materialien vorhanden sind und vermeiden unnötige Arbeitswege. ! Kontrollieren Sie Verpackung und Verfallsdatum. Die Nierentasse soll nur bei Bedarf verwendet werden, da Instrumente direkt abgeworfen werden sollen.

Handlung	Beschreibung	Begründung/Hinweise
DURCHFÜHRUNG		
Anwesenheitstaste	Schalten Sie beim Betreten des Zimmers die Anwesenheitstaste ein.	Das Anwesenheitslicht markiert am Gang die Anwesenheit der Pflegeperson im Zimmer.
Arbeitsplatz	Desinfizieren Sie die Arbeitsfläche und stellen Sie das Tablett ab. Legen Sie einen Abwurfbeutel patientinnennahe ab. Schließen Sie das/die Fenster.	Alle Materialien sind gut erreichbar, ein störungsfreier Ablauf ist möglich.
Händehygiene	Führen Sie eine hygienische Händedesinfektion durch.	Indikation 1 der hygienischen Händedesinfektion wird eingehalten.
Identifikation	Stellen Sie die Identität der Patientin mittels der 2-Merkmale-Methode fest.	Die Patientinnensicherheit wird durch die Anwendung der 2-Merkmale-Methode erhöht.
Information	Erklären Sie Anlass und Vorgehen der Intervention.	Informationen fördern Akzeptanz und Vertrauen.
Positionierung	Bringen Sie das Bett auf Arbeitshöhe und positionieren Sie die Patientin. Entfernen Sie störende Kleidung. Legen Sie eine flüssigkeitsundurchlässige Bettunterlage ein.	Die Patientin ist schmerzfrei in Abhängigkeit der Wundlokalisation positioniert. Rückenschonendes Arbeiten ist gewährleistet.
Händehygiene	Führen Sie eine hygienische Händedesinfektion durch. Ziehen Sie Einmalhandschuhe an.	Indikation 2 der hygienischen Händedesinfektion wird eingehalten. Die Einmalhandschuhe dienen dem Selbstschutz.
Verband entfernen	Entfernen Sie den alten bestehenden Verband, begutachten Sie diesen und werfen Sie ihn kontaminationsfrei ab.	Die Exsudation der Wunde am Verband lässt Menge, Farbe, Konsistenz und Geruch einschätzen. **!** Bei Verwendung einer sterilen Verbandschere muss diese kontaminationsfrei abgeworfen werden.
Händehygiene	Ziehen Sie die Einmalhandschuhe aus und führen Sie die Händehygiene durch. Ziehen Sie erneut Einmalhandschuhe an.	Indikation 3 und 2 der hygienischen Händedesinfektion wird eingehalten.
Wunde reinigen	Öffnen Sie die steril verpackte Pinzette und eine Packung steriler Kompressen. Tränken Sie die Kompressen. Nehmen Sie die Kompresse mit der sterilen Pinzette und reinigen/desinfizieren Sie die Wunde in eine Richtung. Entsorgen Sie die Pinzette fachgerecht.	Die Non-Touch-Technik dient der Vorbeugung von Infektionen. Das Prinzip beinhaltet, dass entweder mit unsterilen Handschuhen und sterilen Instrumenten oder sterilen Handschuhen gearbeitet werden muss. **!** Pro Wischgang ist jeweils eine neue Kompresse zu verwenden.
Wunde inspizieren	Inspizieren Sie die Wunde.	**!** Beobachtungen betreffend der Wunde müssen weitergeleitet werden.

SITUATION AUS DER PRAXIS

Handlung	Beschreibung	Begründung/Hinweise
Wundkompresse/Wundschnellverband anbringen	**Wundkompresse:** Schneiden Sie ein entsprechend großes Stück Stretchpflaster von der Rolle ab. Öffnen Sie die Verpackung der Wundkompresse. Nehmen Sie die Auflage mit einer weiteren sterilen Pinzette und legen Sie sie auf die Wunde auf. Fixieren Sie die Wundkompresse mit dem Stretchpflaster. **Wundschnellverband:** Öffnen Sie den Wundschnellverband mittels Peel-off-Technik. Entfernen Sie die Schutzfolie und bringen Sie den Verband, ohne die sterile Wundauflage zu berühren, an.	
Händehygiene	Ziehen Sie die Einmalhandschuhe aus. Führen Sie eine hygienische Händedesinfektion durch.	Indikation 3 der hygienischen Händedesinfektion wird eingehalten.
Nachbereitung		
Positionierung	Unterstützen Sie die Patientin bei der Positionierung. Decken Sie die Patientin zu, stellen Sie das Bett auf Ausgangshöhe zurück und machen Sie einen abschließenden „Rundumblick“.	Das Wohlbefinden und die Sicherheit der Patientin sind gewährleistet. ! Rufanlage in Reichweite!
Arbeitsplatz	Entsorgen Sie das Material und desinfizieren Sie die Arbeitsfläche.	
Händehygiene	Führen Sie eine hygienische Händedesinfektion durch.	Indikation 4 der hygienischen Händedesinfektion wird eingehalten.
Anwesenheitstaste	Schalten Sie die Anwesenheitstaste aus.	Wenn Sie das Licht nicht ausschalten, besteht die Gefahr, dass ein Alarm ausgelöst wird.
Dokumentation	Führen Sie die Dokumentation den Vorgaben entsprechend durch.	Eine vollständige Dokumentation gewährleistet den Informationsfluss und dient der Qualitätssicherung.
Material aufbereiten	Ergänzen Sie das Material, reinigen und desinfizieren Sie das Tablett.	Vollständig einsatzbereite Pflegeartikel erhöhen die Effizienz der Tätigkeit und die Qualität in der Durchführung.

Reflektieren Sie die praktische Umsetzung der durchgeführten Pflegehandlungen!
Kriterien und Fragen zur Selbst- und Fremdreflexion sind als Kopiervorlage in der TRAUNER-DigiBox vorhanden.

AUFGABEN ZUR VERTIEFUNG

Versorgung postoperativer Wunden

Bei Frau Schwermann wurde gestern eine Operation am rechten Knie durchgeführt. Ein Verbandwechsel ist für morgen, den zweiten postoperativen Tag, geplant. Noch bevor Sie ins Zimmer gehen, um Frau Schwermann bei der Körperpflege zu unterstützen, läutet die Patientin. Sie ist verunsichert, weil der Verband durchgeblutet ist. Frau Schwermann äußert große Angst, dass mit der Wunde etwas nicht in Ordnung ist. Sie versuchen, Frau Schwermann zu beruhigen und halten dann mit der zuständigen Pflegeperson Rücksprache. Diese erteilt Ihnen den Auftrag, den Verband erst einmal zu erneuern und die Wunde weiter zu beobachten.

1. Benennen Sie Informationen, die im Vorfeld eines Verbandwechsels eingeholt und bei der Durchführung mitbedacht werden müssen.

2. Führen Sie Wundauflagen an, die Ihnen für die Versorgung der postoperativen Wunde zur Verfügung stehen.

3. Beschreiben Sie Möglichkeiten, wie Sie auf die Angst von Frau Schwermann eingehen können.

Wundheilungsstörung

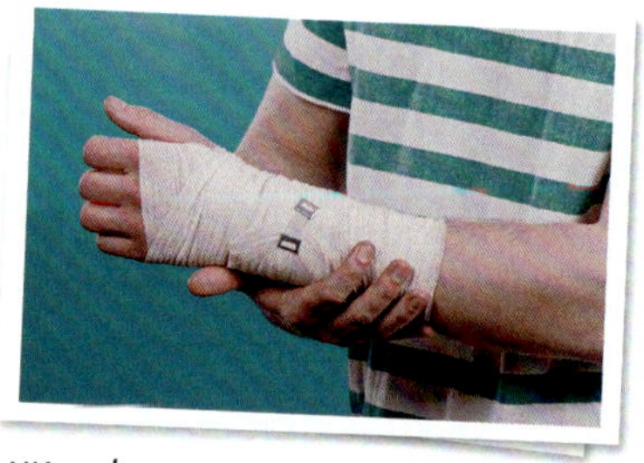

Herr Peter Steindl, 35 Jahre alt, liegt seit mehr als vier Tagen auf der Chirurgischen Station. Sie führen heute einen aseptischen Verbandwechsel am linken Unterarm durch, da sich die zuerst banal wirkende Abschürfung nun infiziert hat. Nachdem Sie den Verband geöffnet, das Wunddistanzgitter und den Wundschnellverband entfernt haben, bemerken Sie, dass der Wundgrund gelblich belegt und der Wundrand stark gerötet ist. Herr Steindl klagt zudem über starke Schmerzen im gesamten Unterarm, insbesondere aber im Bereich der Wunde.

1. Erläutern Sie die Unterschiede zwischen primärer und sekundärer Wundheilung bezugnehmend auf Zeit, Aussehen und Verlauf.

2. Zählen Sie Symptome auf, die in der Wundversorgung auf Wundheilungsstörungen hinweisen.

3. Nennen Sie jene Faktoren, welche die Wundheilung einerseits lokal und andererseits systemisch beeinflussen können.

AUFGABEN ZUM WISSENSTRANSFER

Transferaufgabe – Schwerpunkt Geriatrie

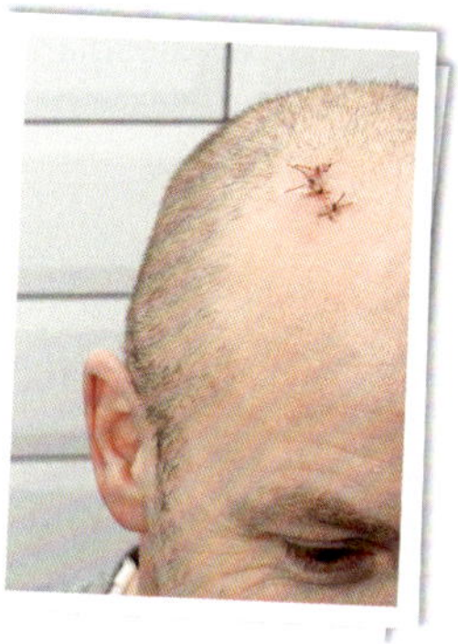

Im Nachtdienst auf der Internen Station übernehmen Sie Herrn Erwin Einböck von der Chirurgischen Ambulanz. Er ist im Altersheim „An der Traun" aus dem Bett gestürzt und hat sich eine Platzwunde auf der Stirn zugezogen, welche in der Ambulanz mit drei Nähten versorgt worden ist. Bei der Positionierung des Patienten fällt Ihnen auf, dass die rechte Ferse mit einer Mullkompresse und einer elastischen Binde versorgt ist. Sie öffnen den Verband und erkennen ein Druckgeschwür mit einem Durchmesser von ca. 2 cm Größe und mäßig starker Exsudation.

1. Beschreiben Sie, um welche beiden Wundarten es sich bei Herrn Einböck handelt.

2. Zählen Sie die Verbandstoffe auf, die Ihnen zur Versorgung des Dekubitus (Kategorie 2/Grad 2) zur Verfügung stehen.

3. Welche Lösungen zur Wundreinigung konnten Sie in der Praxis auf der Station anwenden? Setzen Sie sich mit diesen anhand der Produktbeschreibungen erneut auseinander. Haben Sie alle Lösungen korrekt angewendet?

Transferaufgabe – Schwerpunkt Kind

Sie erhalten vom gehobenen Dienst für Gesundheits- und Krankenpflege den Auftrag, bei Patrick einen aseptischen Verbandwechsel durchzuführen. Patrick ist neun Jahre alt und wurde vor drei Tagen wegen einer akuten Appendizitis auf die Chirurgische Station eingewiesen. Patrick hat Angst vor dem geplanten Verbandwechsel, nachdem die Abnahme vom Folienverband gestern sehr schmerzhaft war, außerdem möchte er am liebsten heute noch nach Hause. Die mit Klammern versorgte Wunde ist unauffällig.

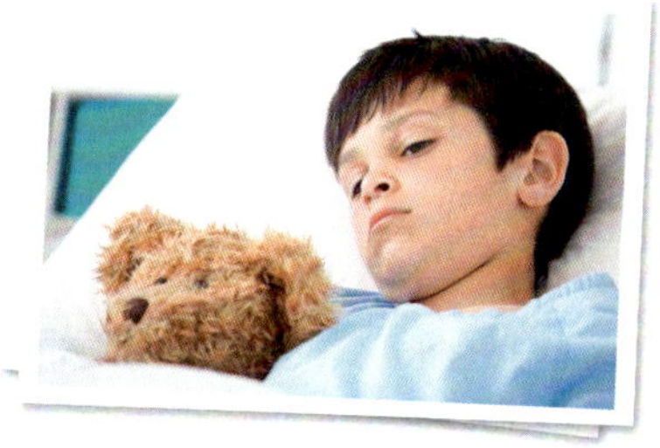

AUFGABEN ZUM WISSENSTRANSFER

1. Beschreiben Sie pflegerische Interventionen, um Schmerzen bei der Abnahme des Wundverbandes zu reduzieren.

2. Bei der Wundversorgung eines Kindes ergeben sich Unterschiede im Vergleich zum Erwachsenen. Führen Sie diese an.

3. Erinnern Sie sich an eine Situation im praktischen Pflegealltag. Wo haben Sie einen Folienverband angewendet und wie haben Sie diesen entfernt. Lesen Sie dazu eine beispielhafte Produktbeschreibung und reflektieren Sie, ob Sie den Verband korrekt angewendet haben.

Transferaufgabe – Schwerpunkt Psychiatrie

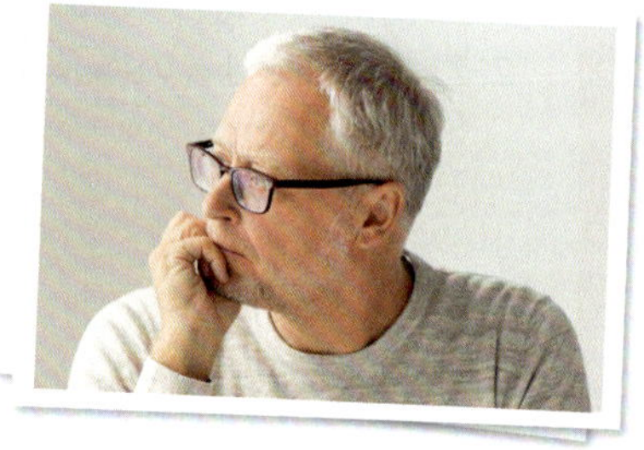

Herr Alfred Schwarz, 55 Jahre alt, lebt aufgrund seiner paranoiden Schizophrenie bereits seit vielen Jahren im Altenheim. Vor zwei Tagen stieß er mit dem rechten Bein beim Bettkasten an, worauf er ziemlich aggressiv wurde. Herr Schwarz klagt zusehends über starke Schmerzen, obwohl es nur zu einer kleinen Hautabschürfung (ca. 3 cm) gekommen ist. Dennoch benötigt er einen Verband. Dies gestaltet sich schwierig, da Herr Schwarz recht sensibel auf das Pflegepersonal reagiert und nur von einer ihm gut vertrauten Person betreut werden möchte.

1. Zeigen Sie Möglichkeiten auf, die Ihnen in der Pflegepraxis zur Verfügung stehen, um die Abschürfung am rechten Unterschenkel zu versorgen.

2. Erörtern Sie pflegerische und medizinische Interventionen, um die Schmerzen bei Herrn Schwarz zu reduzieren.

3. Erinnern Sie sich an Patientinnen und Patienten im stationären Bereich, die eine unzureichende Adhärenz zeigten. Welche Herausforderungen hatten sich Ihnen gestellt?

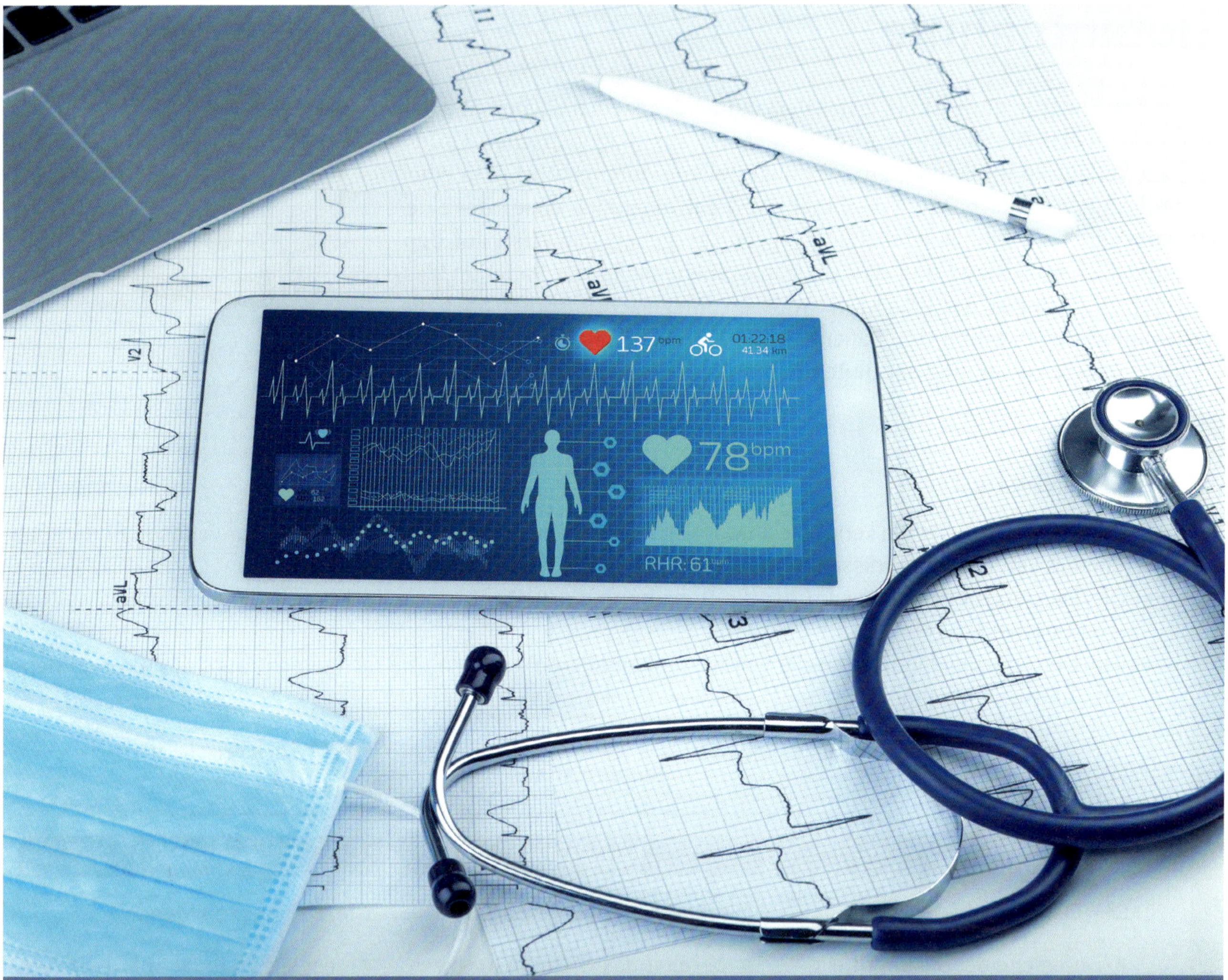

Diagnostische Interventionen

Blutentnahme

Die venöse Blutentnahme ist ein fester Bestandteil des medizinischen Alltags im Krankenhaus. Die Abnahme wird vorwiegend aus diagnostischen Gründen, zur Verlaufskontrolle oder zur Prognosestellung durchgeführt. Um eine Blutprobe aus dem Körper zu entnehmen, wird entweder eine Vene oder eine Kapillare punktiert. Die Untersuchungsergebnisse geben Hinweise auf den gesundheitlichen Zustand und das aktuelle Krankheitsbild der Patientin/des Patienten. Im Kontext der Präanalytik müssen Pflegefachpersonen über die Vorbereitung der Patientin/des Patienten, die korrekte Abnahmetechnik und die fachgerechte Versorgung der Blutentnahmeröhrchen Bescheid wissen.

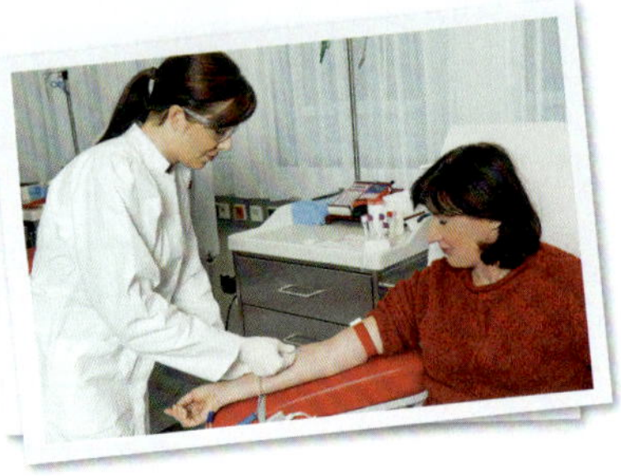

KOMPETENZEN

Lernziele

- Die/Der Auszubildende kennt die anatomischen und physiologischen Grundlagen zur venösen Blutentnahme und kann die Ergebnisse interpretieren.
- Die/Der Auszubildende weiß über die Bedeutung der Blutentnahme im Kontext diagnostischer Maßnahmen Bescheid.
- Die/Der Auszubildende kann die venöse und kapillare Blutentnahme fachgerecht durchführen und dabei situationsorientiert handeln.

Blutentnahme

Wissen	Fertigkeiten	Haltungen
Die/Der Auszubildende ...	**Die/Der Auszubildende ...**	**Die/Der Auszubildende ...**
■ unterscheidet die Begriffe „venöse" und „kapillare Blutentnahme" und zählt die Indikationen der beiden Techniken auf. ■ beschreibt die Vorbereitung, die Vorgehensweise und die Nachbereitung der venösen und kapillaren Blutentnahme beim Erwachsenen. ■ zählt positive und negative Einflussfaktoren zur Durchführung der venösen Blutentnahme auf. ■ nennt die unterschiedlichen Materialien zur venösen und kapillaren Blutentnahme. ■ benennt mögliche Fehlerquellen im Rahmen der Präanalytik. ■ kennt die hygienischen Richtlinien für eine Blutentnahme.	■ bereitet das Material für die venöse und kapillare Blutentnahme vollständig vor. ■ informiert die Patientin/den Patienten verständlich und bereitet sie/ihn auf die Blutentnahme vor. ■ führt die venöse und kapillare Blutentnahme im Rahmen der patientennahen Labordiagnostik beim Erwachsenen fachgerecht durch. ■ handelt situationsangepasst bei Auffälligkeiten vor, während und nach der Blutentnahme.	■ reagiert adäquat auf unterschiedliche Gefäßsituationen. ■ geht sorgfältig, ökonomisch und verantwortungsbewusst mit den Materialien um. ■ zeigt Verständnis für Angst und Unsicherheit der Patientin/des Patienten im Kontext der Blutentnahme. ■ ist bei der Handlung aufmerksam und konzentriert. ■ akzeptiert Bedürfnisse und Anliegen der Patientin/des Patienten. ■ achtet auf den Eigenschutz. ■ begegnet der Patientin/dem Patienten in den unterschiedlichen Settings mit Respekt, Wertschätzung und Empathie.

ABFRAGE VON VORWISSEN

WissensCheck

Frage 1 Welche allgemeinen Faktoren, bezogen auf die folgenden Aspekte, beeinflussen die Blutentnahme?

Zeitpunkt: ______

Nüchternheit: ______

Körperhaltung: ______

Frage 2 Wie viel Staudruck ist bei der Blutentnahme normal?

- ☐ Mehr als 120 mmHg
- ☐ 40 mmHg
- ☐ Zwischen Systole (120 mmHg) und Diastole (80 mmHg)
- ☐ Je schlechter die Venensituation, desto mehr Druck

Frage 3 Nennen Sie mögliche Indikationen für eine venöse Blutentnahme.

______

______

______

Frage 4 Kreuzen Sie kontraindizierte Punktionsstellen zur Blutentnahme an:

- ☐ Plegische Seite beim Schlaganfall
- ☐ Vorhandene Venenverweilkanüle am Arm
- ☐ Ellenbeuge
- ☐ Lymphödem
- ☐ Entzündete Gebiete
- ☐ Verhärtete Venen
- ☐ Shuntarm

Frage 5 Der Venenstau wird ...

- ☐ knapp über der Einstichstelle positioniert.
- ☐ immer über der Ellenbeuge positioniert.
- ☐ etwa 7,5 cm bis 10 cm über der Einstichstelle positioniert.
- ☐ knapp unter der Achsel positioniert.

Frage 6 Die korrekte Venenstauung dauert ...

- ☐ maximal zwei Minuten, da die Stauung sonst für die Patientin/den Patienten unangenehm wird.
- ☐ maximal fünf Minuten, wenn es das Prozedere verlangt.
- ☐ maximal eine Minute, da Parameter wie Kalium und Erythrozyten verändert sein können.

Frage 7 Der Venenstau wird ...

- ☐ gelöst, sobald Blut in das erste Blutentnahmeröhrchen fließt.
- ☐ gelöst, nachdem das letzte Blutentnahmeröhrchen gefüllt wurde.
- ☐ nach spätestens zwei Minuten gelöst.

ABFRAGE VON VORWISSEN

Frage 8 Nennen Sie mindestens vier Möglichkeiten, um schlecht tastbare Venen besser darzustellen.

1. ______________________________

2. ______________________________

3. ______________________________

4. ______________________________

Frage 9 Was wird unter Hämolyse verstanden? Kreuzen Sie die richtige Lösung an:

- ☐ Auflösung der roten Blutkörperchen
- ☐ Zu viele rote Blutkörperchen
- ☐ Zerstörung aller Blutkörperchen
- ☐ Verklumpung der Blutkörperchen

Frage 10 Welche Faktoren können bei der venösen Blutentnahme zu einer Hämolyse führen?

____

____

Frage 11 Führen Sie jene Körperstellen an, von denen Sie beim Erwachsenen Blut für eine kapillare Blutuntersuchung entnehmen können.

____

____

Frage 12 Eine Desinfektion der Punktionsstelle im Rahmen der kapillaren Blutentnahme ...

- ☐ muss immer erfolgen.
- ☐ hat nur im stationären Akut- und Langzeitpflegebereich zu erfolgen.
- ☐ ist nie erforderlich.

SITUATION AUS DER PRAXIS

Eine Blutentnahme zur Erstdiagnostik

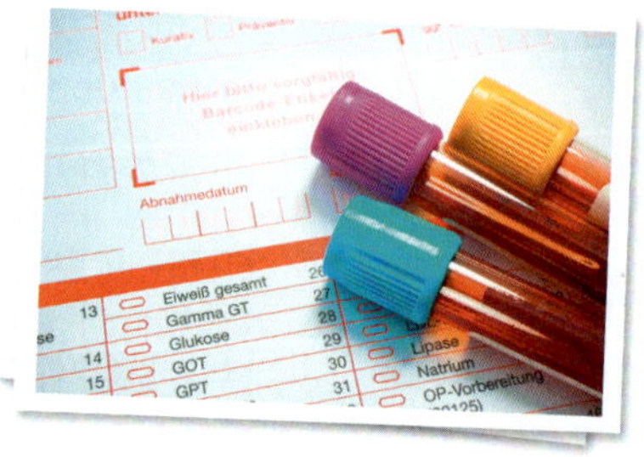

Frau Josefa Grabner, 53 Jahre alt, Mutter von vier Kindern, wurde letzte Nacht mit akuten Bauchschmerzen auf die Chirurgische Station eingewiesen. Sie hat in den letzten Tagen sehr wenig Nahrung und Flüssigkeit zu sich genommen, weil sie immer wieder von Krämpfen und anhaltender Übelkeit geplagt wurde. Frau Grabner äußert beim Anamnesegespräch, dass sie, außer zur Entbindung ihrer Kinder, noch nie im Krankenhaus war. Ihr wurde bisher erst einmal Blut abgenommen und zwar im Rahmen einer Vorsorgeuntersuchung vor drei Jahren durch ihren Hausarzt. Dieser meinte damals, dass ihre Venen „nicht allzu gut" seien. Sie erhalten vom diensthabenden Arzt in der Notaufnahme die Anordnung, eine venöse Blutentnahme für die Analyse des Blutbildes und die Bestimmung der Elektrolyte Natrium, Kalium und Magnesium durchzuführen.

Handlungsablauf – Venöse Blutentnahme

Handlung	Beschreibung	Begründung/Hinweise
Vorbereitung		
Sich informieren	Informieren Sie sich in der Patientinnendokumentation über die angeordneten Blutuntersuchungen.	Information und Kontrolle erhöhen die Patientinnensicherheit und vermeiden Verwechslungen.
Material	Bereiten Sie die Materialien auf einem desinfizierten Tablett vor: ■ Hände- und Flächendesinfektionsmittel ■ Einmalunterlage ■ Einmalhandschuhe ■ Hautdesinfektionsmittel ■ Unsterile Tupfer ■ Stauschlauch ■ Blutentnahmeröhrchen plus Adapter ■ Punktionskanülen ■ Einmalpflaster, Abwurfbeutel ■ Nadelabwurfbehälter	Sie stellen sicher, dass alle notwendigen Materialien vorhanden sind und vermeiden unnötige Arbeitswege. **!** Als Blutentnahmeröhrchen können Vacutainer oder Monovetten verwendet werden.
Röhrchen mit Patientinnendaten versehen	Bringen Sie das Etikett mit den Patientinnendaten auf den Röhrchen an.	**!** Die Röhrchen müssen korrekt mit dem Namen und den Daten der Patientin versehen werden. Verwechslungen werden vermieden.
Durchführung		
Anwesenheitstaste	Schalten Sie beim Betreten des Zimmers die Anwesenheitstaste ein.	Die Anwesenheitstaste markiert am Gang die Anwesenheit der Pflegeperson im Zimmer.
Arbeitsplatz	Desinfizieren Sie die Arbeitsfläche und stellen Sie das Tablett ab.	Alle Materialien sind gut erreichbar, ein störungsfreier Ablauf ist möglich.
Händehygiene	Führen Sie eine hygienische Händedesinfektion durch.	Indikation 1 der hygienischen Händedesinfektion wird eingehalten.
Identifikation	Stellen Sie die Identität der Patientin mittels der 2-Merkmale-Methode fest. Überprüfen Sie die Blutentnahmeröhrchen auf die korrekte Etikettierung.	Die Patientinnensicherheit wird durch die Anwendung der 2-Merkmale-Methode erhöht.
Information	Erklären Sie Anlass und Vorgehen der Intervention.	Informationen fördern Akzeptanz und Vertrauen.
Positionierung	Bringen Sie das Bett auf Arbeitshöhe. Legen Sie die Einmalunterlage ein. Positionieren Sie die betreffende Hand bzw. den betreffenden Arm in einer gestreckten Stellung.	Rückenschonendes Arbeiten ist gewährleistet.
Händehygiene	Führen Sie eine hygienische Händedesinfektion durch. Ziehen Sie Einmalhandschuhe an.	Indikation 2 der hygienischen Händedesinfektion wird eingehalten. Einmalhandschuhe dienen dem Selbstschutz.

Handlung	Beschreibung	Begründung/Hinweise
Material bereitlegen	Öffnen Sie die Verpackung und konnektieren Sie das Blutabnahmesystem.	
Vene stauen	Legen Sie etwa 10 cm oberhalb der Punktionsstelle den Stauschlauch an und schließen Sie diesen.	! Die Stauung darf nicht zu straff sein. Der Radialispuls muss gut tastbar bleiben.
Vene lokalisieren	Lokalisieren Sie an der Ellenbeuge, am Unterarm oder am Handrücken eine Vene. Palpieren Sie die geplante Punktionsstelle.	Gute Venensituationen zeichnen sich durch eine oberflächliche Lage, einen sichtbaren Verlauf und einen ausreichenden Füllungszustand aus.
Vene entstauen	Lösen Sie die Stauung wieder.	! Der Stauschlauch darf nicht länger als eine Minute angelegt werden, es besteht die Gefahr einer Hämolyse.
Hautdesinfektion	Tränken Sie den Tupfer mit einem Hautdesinfektionsmittel und desinfizieren Sie die Punktionsstelle.	! Beachten Sie die Einwirkzeit laut Herstellerangaben.
Vene stauen	Stauen Sie die Vene erneut mit dem Stauschlauch.	
Haut nach unten spannen	Spannen Sie die Haut der ausgewählten Punktionsstelle mit dem Daumen der nichtdominanten Hand mittels L-Griff nach unten.	Die Vene kann gut fixiert werden.
Vene punktieren	Schieben Sie die Kanüle mit Nadelschliff nach oben zeigend in einem flachen Winkel von ca. 30 Grad zügig in die Vene. Fixieren Sie die Kanüle mit der nicht-dominanten Hand.	Die Kanülenspitze liegt sicher im Blutgefäß.
Blut aspirieren	Konnektieren Sie das Blutabnahmeröhrchen/-system. Lösen Sie die Stauung wieder, sobald Blut fließt. Befüllen Sie das Röhrchen entsprechend der Markierung, diskonnektieren und schwenken Sie es unmittelbar danach. Schließen Sie ggf. weitere Röhrchen an und befüllen Sie diese.	Zu langes Stauen verfäscht die Werte. ! Beachten Sie die korrekte Abnahmereihenfolge entsprechend den unterschiedlichen Entnahmesystemen.
Kanüle entfernen	Legen Sie einen unsterilen Tupfer auf die Punktionsstelle, ziehen Sie die Kanüle zügig heraus und drücken Sie leicht auf die Punktionsstelle. Entsorgen Sie diese in den Nadelabwurfbehälter.	! Auf die Punktionsstelle sollte kein großer Druck ausgeübt werden.
Punktionsstelle komprimieren	Drücken Sie den Tupfer mindestens eine Minute lang an bzw. leiten Sie die Patientin dazu an. Der Arm bleibt gestreckt. Entsorgen Sie anschließend den Tupfer.	! Ist die Blutung gestoppt, kann ein hautfreundliches Pflaster auf die Punktionsstelle geklebt werden.
Händehygiene	Ziehen Sie die Einmalhandschuhe aus und führen Sie eine hygienische Händedesinfektion durch.	Indikation 3 der hygienischen Händedesinfektion wird eingehalten.

SITUATION AUS DER PRAXIS

Handlung	Beschreibung	Begründung/Hinweise
NACHBEREITUNG		
Positionierung	Unterstützen Sie die Patientin bei der Positionierung und stellen Sie das Bett auf Ausgangshöhe zurück.	Das Wohlbefinden und die Sicherheit der Patientin sind gewährleistet.
Arbeitsplatz	Entsorgen Sie das Material, desinfizieren Sie die Arbeitsfläche und machen Sie einen abschließenden „Rundumblick".	! Rufanlage in Reichweite!
Händehygiene	Führen Sie eine hygienische Händedesinfektion durch.	Indikation 4 der hygienischen Händedesinfektion wird eingehalten.
Anwesenheitstaste	Schalten Sie die Anwesenheitstaste aus.	Wenn Sie das Licht nicht ausschalten, besteht die Gefahr, dass ein Alarm ausgelöst wird.
Transport	Organisieren Sie einen unmittelbaren Transport der Blutentnahmeröhrchen ins Labor.	Zu lange Liegezeiten der Röhrchen können zu Veränderungen der Laborwerte führen.
Material	Ergänzen Sie das Material, reinigen und desinfizieren Sie das Tablett.	Vollständig einsatzbereite Pflegeartikel erhöhen die Effizienz der Tätigkeit und die Qualität in der Durchführung.
Dokumentation	Führen Sie die Dokumentation den Vorgaben entsprechend durch.	Eine vollständige Dokumentation gewährleistet den Informationsfluss und dient der Qualitätssicherung.

Reflektieren Sie die praktische Umsetzung der durchgeführten Pflegehandlungen!
Kriterien und Fragen zur Selbst- und Fremdreflexion sind als Kopiervorlage in der TRAUNER-DigiBox vorhanden.

AUFGABEN ZUR VERTIEFUNG

ANGST VOR EINER BLUTENTNAHME

Während Sie das Material für die Blutentnahme von Frau Grabner vorbereiten, äußert die Patientin große Unsicherheit. Sie hat Angst vor dem Nadelstich, da sie schon einmal beim Hausarzt bei einer Blutentnahme kollabiert ist. Demnach möchte sie von Ihnen wissen, ob und warum denn diese Blutentnahme überhaupt notwendig ist und worauf die zu untersuchenden Parameter schließen lassen. Nachdem ihre Venen nur schwer tastbar und nicht allzu prall gefüllt sind, stellt Frau Grabner die Frage, ob man das Blut denn nicht aus dem Finger entnehmen könnte.

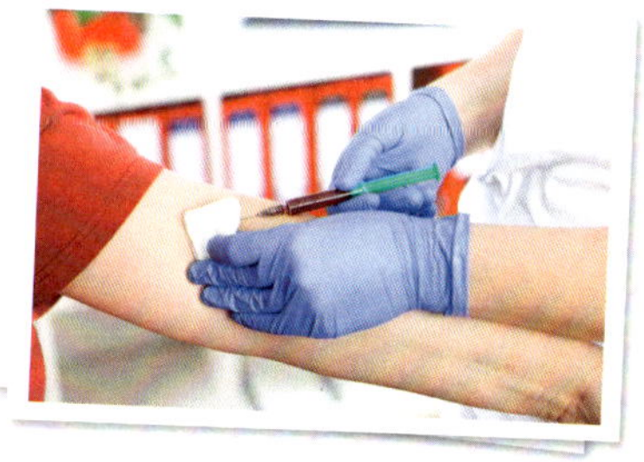

1. Geben Sie die Indikationen für eine kapillare Blutentnahme an.

AUFGABEN ZUR VERTIEFUNG

2. Zählen Sie beispielhafte Parameter auf, die aus dem venösen Blut bestimmt werden können.

3. Nennen Sie mögliche Fehlerquellen bei der venösen Blutentnahme, bezogen auf die angeführten Aspekte.

Auswahl der Blutentnahmeröhrchen:

Abnahmetechnik:

AUFGABEN ZUM WISSENSTRANSFER

Transferaufgabe – Schwerpunkt Gerontopsychiatrie

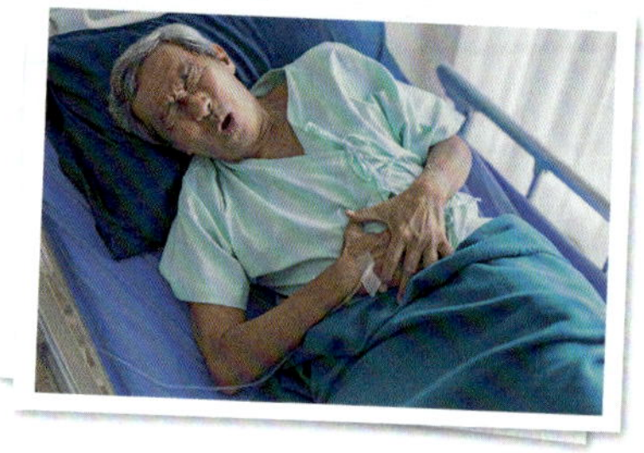

Herr Rudolf Kasberger, 89 Jahre alt, wurde vor fünf Tagen zur geplanten Hüftoperation auf der orthopädischen Station aufgenommen. Er ist zeitlich, örtlich und zur Person orientiert. Außer einem Diabetes Typ 2 sind keine Erkrankungen bekannt. Postoperativ zeigt der Patient aber starke kognitive und emotionale Bewusstseinsveränderungen. Er steigt, trotz noch einzuhaltender Bettruhe, aus dem Bett und kann den Anweisungen des Pflegepersonals kaum folgen. Als Reaktion schreit und spuckt er oder schlägt mit den Fäusten fest in die Matratze. Nachdem er postoperativ sehr wenig Harn ausgeschieden hat, sollen neben Blutzucker und Blutbild auch die Nierenwerte kontrolliert werden.

1. Beschreiben Sie jene Herausforderungen, die sich hinsichtlich der Blutentnahme bei Patientinnen und Patienten mit kognitiven Veränderungen ergeben.

2. Führen Sie Möglichkeiten an, um eventuell auftretende Schmerzen bei der Blutentnahme zu reduzieren.

3. Wie erleben Sie im praktischen Pflegealltag das Verhalten von Menschen mit demenziellen Veränderungen bei der Blutentnahme?

Transferaufgabe – Schwerpunkt chronische Erkrankungen

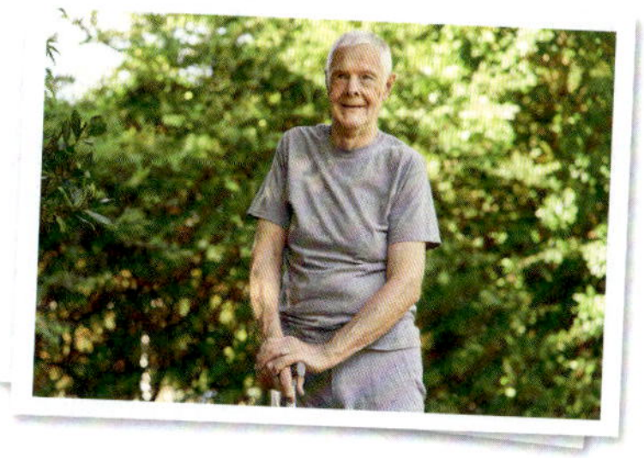

Herr Johann Kurpat hat vor einem Monat seinen 82. Geburtstag gefeiert. Er ist körperlich und geistig noch sehr fit, obwohl er seit über fünf Jahren dreimal wöchentlich über einen arteriovenösen Shunt am rechten Unterarm dialysiert wird. Nun ist er stationär, weil er an einer atypischen Pneumonie erkrankt ist. Nachdem er vor sechs Tagen mit 39,5 °C Fieber und erhöhten Entzündungswerten aufgenommen worden ist, geht es ihm heute wieder recht gut. Er darf nun nach der Dialyse wieder nach Hause gehen. Im Rahmen der Entlassung wird noch eine Blutentnahme für die Kontrolle der Entzündungswerte und des Blutbildes verordnet.

1. Was ist bei der Blutentnahme eines dialysepflichtigen Patienten im Hinblick auf Durchführung und Zeitpunkt zu beachten?

2. Beschreiben Sie mögliche Veränderungen des Gefäßsystems jüngerer Menschen gegenüber jenen eines Menschen im Alter von 82 Jahren.

3. Welchen chronischen Herz-Kreislauf- oder Stoffwechsel-Erkrankungen sind Sie in Ihrer Praxis begegnet? Welche Werte im Blut deuten auf mögliche Entzündungen hin?

Blutzuckerkontrolle

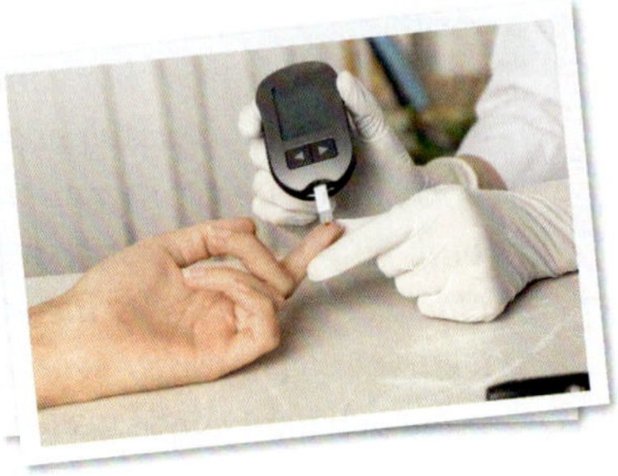

Die Mitwirkung an der medizinischen Diagnostik und Therapie ist ein wesentlicher Bestandteil der Pflege und erfordert eine enge Zusammenarbeit im interdisziplinären Team. Die Bedeutung der Maßnahmen wird in Zusammenhang von Krankheitsverlauf und Therapie gesehen. Unerlässlich bei der Betreuung von an Diabetes mellitus erkrankten Personen ist die Kenntnis über das Krankheitsbild. Die Interpretation der Blutzuckermesswerte muss unmittelbar erfolgen. Veränderungen der Normwerte müssen demnach rasch erkannt und entsprechende Maßnahmen gesetzt werden.

KOMPETENZEN

Lernziele

- Die/Der Auszubildende setzt sich mit der Betreuung von an Diabetes mellitus erkrankten Personen intensiv auseinander. Dazu gehören die Entstehungsmechanismen, die Symptome und die Maßnahmen der medizinischen Diagnostik und Therapie.
- Die/Der Auszubildende bereitet (ärztlich angeordnete) Maßnahmen der medizinischen Diagnostik und Therapie, die Kontrolle des Blutzuckerspiegels – unter Beachtung rechtlicher, hygienischer und administrativ erforderlicher Vorgaben – vor und führt die Kontrolle durch.
- Die/Der Auszubildende interpretiert die gemessenen Werte und setzt adäquate Maßnahmen zur Therapie.

Blutzuckerkontrolle

Wissen	Fertigkeiten	Haltungen
Die/Der Auszubildende ...	**Die/Der Auszubildende ...**	**Die/Der Auszubildende ...**
■ erläutert die Entstehungsmechanismen des Diabetes mellitus. ■ kennt die Blutzuckergrenzwerte. ■ erläutert Symptome und Vorgehensweise bei einer Stoffwechselentgleisung. ■ beschreibt die Vorgehensweise bei der kapillaren Blutentnahme. ■ kennt die hygienischen Richtlinien. ■ kennt die rechtlichen Rahmenbedingungen.	■ informiert die Patientin/den Patienten verständlich und klar. ■ hält sich an die hygienischen Richtlinien. ■ bereitet das Material für die kapillare Blutentnahme vollständig vor. ■ beherrscht die Technik der kapillaren Blutentnahme. ■ setzt das Einmalmaterial wirtschaftlich und nach den hygienischen Richtlinien ein. ■ hält die eigenen Aufgaben, Verantwortungen und Kompetenzen ein.	■ handelt nach dem Prinzip der Ressourcenförderung. ■ zeigt Verständnis für Angst und Unsicherheit der Patientin/des Patienten. ■ ist bei der Handlung aufmerksam und konzentriert. ■ akzeptiert Wünsche und Bedürfnisse der Patientin/des Patienten. ■ achtet auf den Eigenschutz. ■ begegnet der Patientin/dem Patienten in den unterschiedlichen Settings mit Respekt, Wertschätzung und Empathie.

ABFRAGE VON VORWISSEN

WissensCheck

Frage 1 Welche Pankreaszellen sind für die Insulinproduktion verantwortlich?

Frage 2 Erläutern Sie die folgenden Begriffe.

Hypoglykämie:

Hyperglykämie:

Frage 3 Bei einer Hypoglykämie wird als Erstmaßnahme die Zufuhr von schnell wirkenden Kohlenhydraten empfohlen (Traubenzucker, zuckerhältige Getränke etc.).

☐ Richtig ☐ Falsch

Frage 4 Ordnen Sie die angeführten Symptome entsprechend zu (1 = Hypoglykämie , 2 = Hyperglykämie):

Schweißausbruch		Herzklopfen	
Durst und Harndrang		Zittern, Angst	
Heißhunger		Übelkeit, Erbrechen	
Sehstörungen		Acetongeruch in der Atemluft	
Große Mengen Zucker und Ketone im Urin		Konzentrationsschwäche, Sprachstörungen	
Blässe, Gereiztheit, Kribbeln		Schwere, langsame Atmung	
Schläfrigkeit			

Frage 5 Welche Formen von Diabetes werden unterschieden?

Frage 6 Nennen Sie die Leitsymptome des Diabetes mellitus, die bei Typ 1 und Typ 2 auftreten können.

Frage 7 Die Häufigkeit der Blutzuckerkontrollen hängt von der Therapieform ab und wird von der Ärztin/dem Arzt angeordnet.

☐ Richtig ☐ Falsch

ABFRAGE VON VORWISSEN

Frage 8 Die Anleitung zur korrekten Durchführung der Blutzuckerkontrollen ist nicht die Aufgabe der Pflege.

☐ Richtig ☐ Falsch

Frage 9 Wie gehen Sie vor, wenn sich die Gewinnung eines Blutstropfens im Rahmen der Blutzuckerkontrolle schwierig gestaltet?

Frage 10 Messfehler entstehen durch ...

- ☐ Eincremen der Hände vor der Messung.
- ☐ ungewaschene Hände.
- ☐ starkes Pressen der Fingerbeere.
- ☐ sehr hohe oder sehr niedrige Umgebungstemperatur.
- ☐ falsche Lagerung der Teststreifen, falsche Codierung.
- ☐ das Tragen von Einmalhandschuhen bei der Messung.
- ☐ Verwendung von Hautdesinfektionsmittel mit Alkohol.

SITUATION AUS DER PRAXIS

Bei Frau Kunigunde Huber ist der Blutzucker erhöht ...

Frau Kunigunde Huber, 56 Jahre alt, leidet seit drei Jahren an Diabetes mellitus Typ 2. Seit einiger Zeit reichen Bewegung, eine angepasste Ernährung und orale Antidiabetika nicht mehr aus, um die Werte im Normbereich zu halten. Aufgrund der aktuellen Situation wird die Patientin zur Blutzuckereinstellung stationär aufgenommen. Im Zuge dessen werden auch einige Kontrolluntersuchungen durchgeführt sowie ein Blutzuckertagesprofil erstellt. Frau Huber klagt außerdem über eine zunehmende Sehschwäche.

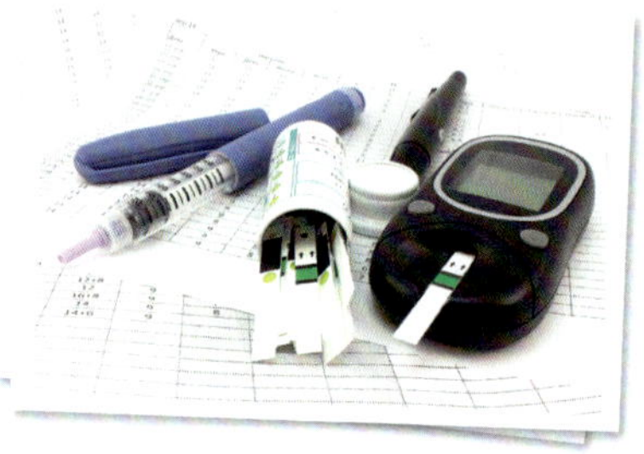

Handlungsablauf – Blutzuckerkontrolle

Handlung	Beschreibung	Begründung/Hinweise
Vorbereitung		
Sich informieren	Informieren Sie sich in der Patientinnendokumentation über Intervention und Anordnung.	Information und Kontrolle erhöhen die Patientinnensicherheit und vermeiden Verwechslungen.
Material	Bereiten Sie die Materialien auf einem desinfizierten Tablett vor: ▪ Hände- und Flächendesinfektionsmittel ▪ Einmalhandschuhe ▪ Hautdesinfektionsmittel ▪ Unsterile Tupfer ▪ BZ-Messgerät, Einmalstechhilfen und Teststreifen ▪ Nadelabwurfbehälter	Sie stellen sicher, dass alle notwendigen Materialien vorhanden sind und vermeiden unnötige Arbeitswege.

SITUATION AUS DER PRAXIS

Handlung	Beschreibung	Begründung/Hinweise
DURCHFÜHRUNG		
Anwesenheitstaste	Schalten Sie beim Betreten des Zimmers die Anwesenheitstaste ein.	Die Anwesenheitstaste markiert am Gang die Anwesenheit der Pflegeperson im Zimmer.
Arbeitsplatz	Desinfizieren Sie die Arbeitsfläche und stellen Sie das Tablett ab.	Alle Materialien sind gut erreichbar, ein störungsfreier Ablauf ist möglich.
Händehygiene	Führen Sie eine hygienische Händedesinfektion durch.	Indikation 1 der hygienischen Händedesinfektion wird eingehalten.
Identifikation	Stellen Sie die Identität der Patientin mittels der 2-Merkmale-Methode fest.	Die Patientinnensicherheit wird durch die Anwendung der 2-Merkmale-Methode erhöht.
Information	Erklären Sie Anlass und Vorgehen der Intervention.	Informationen fördern Akzeptanz und Vertrauen.
Positionierung	Bringen Sie das Bett auf Arbeitshöhe.	Rückenschonendes Arbeiten ist gewährleistet.
Händehygiene	Führen Sie eine hygienische Händedesinfektion durch und ziehen Sie Einmalhandschuhe an.	Indikation 2 der hygienischen Händedesinfektion wird eingehalten.
Kapillare Blutentnahme	Wählen Sie einen Finger bzw. eine Fingerbeere aus und desinfizieren Sie die ausgewählte Punktionsstelle mit einem Tupfer. Nehmen Sie den Teststreifen aus der Teststreifendose und schließen Sie diese umgehend wieder. Führen Sie den Teststreifen in den Einschub am Messgerät ein. Wählen Sie eine angemessene Stechtiefe an der Stechhilfe aus, setzen Sie die Stechhilfe seitlich an der ausgewählten Fingerbeere an und drücken Sie die Auslösetaste. Entfernen Sie die Stechhilfe. Drücken Sie sanft den Finger und berühren Sie mit dem Teststreifen den Blutstropfen. Lesen Sie den Blutzuckerwert ab und informieren Sie die Patientin. Entsorgen Sie den Teststreifen und die Stechhilfe im Nadelabwurfbehälter. Entfernen Sie das restliche Blut mit einem trockenen Tupfer.	! Daumen und Zeigefinger werden nicht verwendet. ! Beachten Sie die Einwirkzeit laut Herstellerangaben. Das Messgerät schaltet sich danach automatisch ein. ! Die Nadel ist noch in der Hülse und nicht sichtbar. Der Finger der Patientin muss ruhig gehalten werden, bis das Kontrollfenster vollständig gefüllt bzw. der Signalton zu hören ist. Sie verhindern, dass andere Personen in Kontakt mit dem Blut kommen.
Händehygiene	Ziehen Sie die Einmalhandschuhe aus und führen Sie eine hygienische Händedesinfektion durch.	Indikation 3 der hygienischen Händedesinfektion wird eingehalten.

SITUATION AUS DER PRAXIS

Handlung	Beschreibung	Begründung/Hinweise
NACHBEREITUNG		
Positionierung	Unterstützen Sie die Patientin bei der Positionierung, stellen Sie das Bett auf Ausgangshöhe zurück und machen Sie einen abschließenden „Rundumblick“.	Das Wohlbefinden und die Sicherheit der Patientin sind gewährleistet. ! Rufanlage in Reichweite!
Arbeitsplatz	Entsorgen Sie das Material und desinfizieren Sie die Arbeitsfläche.	
Händehygiene	Führen Sie eine hygienische Händedesinfektion durch.	Indikation 4 der hygienischen Händedesinfektion wird eingehalten.
Anwesenheitstaste	Schalten Sie die Anwesenheitstaste aus.	Wenn Sie das Licht nicht ausschalten, besteht die Gefahr, dass ein Alarm ausgelöst wird.
Material	Ergänzen Sie das Material und desinfizieren Sie das Tablett.	Vollständig einsatzbereite Pflegeartikel erhöhen die Effizienz der Tätigkeit und die Qualität in der Durchführung.
Dokumentation	Führen Sie die Dokumentation den Vorgaben entsprechend durch.	Eine vollständige Dokumentation gewährleistet den Informationsfluss und dient der Qualitätssicherung.

Reflektieren Sie die praktische Umsetzung der durchgeführten Pflegehandlungen!
Kriterien und Fragen zur Selbst- und Fremdreflexion sind als Kopiervorlage in der TRAUNER-DigiBox vorhanden.

AUFGABEN ZUR VERTIEFUNG

VERÄNDERUNGEN DER BLUTZUCKERWERTE

Die angeordneten Kontrollen bei Frau Huber haben unter anderem ergeben, dass es nicht mehr ausreicht, orale Antidiabetika zu verabreichen, um den Blutzuckerspiegel im Normbereich zu halten. Es zeigen sich bereits Veränderungen an den Blutgefäßen im Bereich der Beine. Es wurde mit einer s.c.-Insulingabe laut Behandlungsschema begonnen.

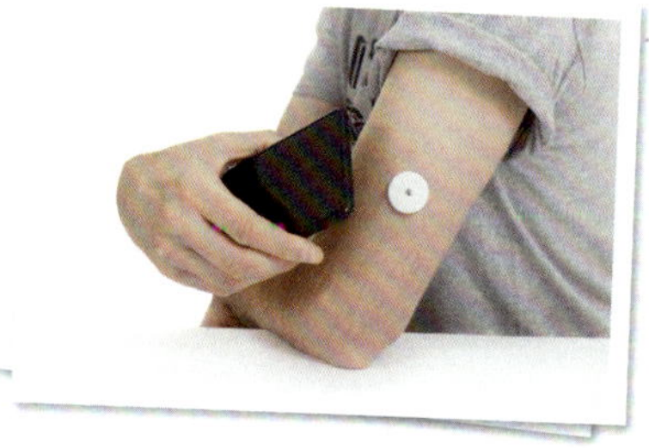

1. Neben der klassischen Messung des Blutzuckers (mittels Bluttests) haben sich in den letzten Jahren verschiedene Methoden der kontinuierlichen Glukose-Messung etabliert, darunter die FGM. FGM steht für "flash glucose monitoring“. Welche Vorteile hat diese Messung für die Patientinnen und Patienten?

2. Nennen Sie Komplikationen und Folgeerkrankungen des Diabetes mellitus.

3. Sammeln Sie Informationen darüber, welche Symptome bei einer Hypoglykämie in der Praxis häufig auftreten.

AUFGABEN ZUM WISSENSTRANSFER

Transferaufgabe – Schwerpunkt Kinder

Martin Bisecky ist 12 Jahre alt. Er liegt wegen einer hyperglykämischen Entgleisung – der Blutzuckerwert betrug mehr als 700 mg% – auf der Kinderstation. Martin kennt sich sehr gut mit seinem Typ 1 Diabetes aus. Er und seine Eltern werden nun auf ein neues Blutzuckermesssystem eingeschult. Bisher kannte die Familie nur die Methode Blutzuckermessgerät, Stechhilfe und Teststreifen.

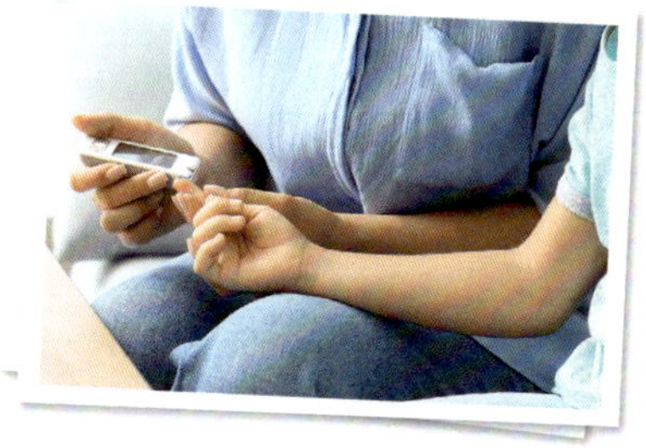

1. Welche hygienischen Maßnahmen sollten bei Kindern vor der Blutzuckermessung umgesetzt werden? Begründen Sie diese.

2. Nennen Sie Faktoren, die speziell bei Kindern zu Entgleisungen des Blutzuckers führen können.

3. Sammeln Sie Informationen darüber, welche Symptome bei Kindern vor der Diagnosestellung Diabetes mellitus Typ 1 häufig auftreten.

AUFGABEN ZUM WISSENSTRANSFER

Transferaufgabe – Schwerpunkt Interdisziplinäre Gefässstation

Herr Markus Mayer ist 76 Jahre alt und 110 Kg schwer. Er ist Typ-2-Diabetiker und wurde aufgrund multipler Ulcera am Großzehballen aufgenommen. Er kann seine normalen Schuhe nicht mehr anziehen. Herr Mayer ist ein Genussmensch und achtet nicht so genau auf seine Ernährung. So sagt er: „Meine Füße sehe ich kaum. Dafür habe ich einen zu gut „trainierten" Bauch."

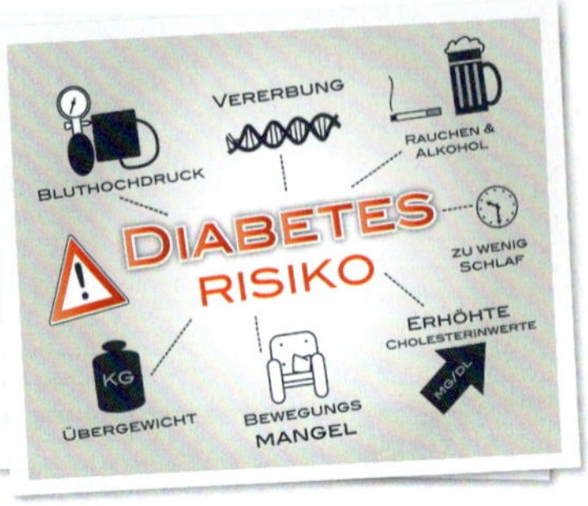

1. Beschreiben und begründen Sie schwerpunktmäßige pflegerische Kontrollen bei an Diabetes mellitus erkrankten Personen.

2. Erläutern Sie die Gefahren und Empfehlungen zur Fußpflege bei an Diabetes mellitus erkrankten Personen.

3. In welchen Bereichen und zu welchen Themen werden auf der Station bei an Diabetes mellitus erkrankten Personen Information, Schulung/Instruktion oder Beratung durchgeführt bzw. angeboten?

Vitalzeichenkontrolle

Zu den zentralen pflegerischen Tätigkeiten im Rahmen der medizinischen Diagnostik und Therapie gehören die Kontrollen der Vitalparameter. Sie beinhalten die Beobachtung, Durchführung und Interpretation von ermittelten Werten.

Als grundlegende Vitalzeichen gelten Blutdruck, Puls, Temperatur und Atemfrequenz. Als erweiterte Vitalzeichen werden die DMS-Kontrolle, die Sauerstoffsättigung, die Überwachung des Bewusstseins und des Elektrolythaushalts gesehen.

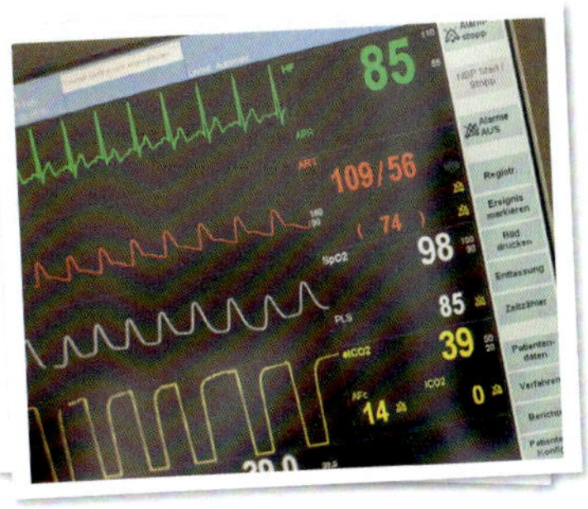

KOMPETENZEN

Lernziele

- Die/Der Auszubildende bereitet (ärztlich angeordnete) Maßnahmen der medizinischen Diagnostik und Therapie, die Kontrolle der Vitalzeichen, unter Beachtung rechtlicher, hygienischer und administrativ erforderlicher Vorgaben, vor und führt die Kontrolle durch.
- Die/Der Auszubildende interpretiert die gemessenen Werte und setzt entsprechende Maßnahmen bei der Nachsorge.

Vitalzeichenkontrolle

Wissen	Fertigkeiten	Haltungen
Die/Der Auszubildende ...	**Die/Der Auszubildende ...**	**Die/Der Auszubildende ...**
▪ definiert den Begriff Vitalzeichen. ▪ erläutert anatomische und physiologische Grundlagen vom arteriellen und venösen Gefäßsystem. ▪ beschreibt Faktoren, die die Vitalzeichen beeinflussen. ▪ kennt Fehlerquellen bei der Messung/Kontrolle. ▪ nennt die Normwerte der Vitalzeichen. ▪ beschreibt die Durchführung der Kontrolle der Vitalzeichen. ▪ kennt die Vorgehensweise bei abweichenden Messwerten. ▪ kennt die hygienischen Richtlinien.	▪ informiert die Patientin/den Patienten verständlich und klar. ▪ hält sich an die hygienischen Richtlinien. ▪ bereitet das Material für die Vitalzeichenkontrolle vor. ▪ führt die zentrale und periphere Pulsmessung korrekt durch. ▪ beherrscht die auskultatorische und palpatorische Blutdruckmessung. ▪ führt die Pupillen-, Atem- und Temperaturkontrolle durch. ▪ hält die eigenen Aufgaben, Verantwortungen und Kompetenzen ein.	▪ zeigt Verständnis für Angst und Unsicherheit der Patientin/des Patienten/der Angehörigen. ▪ ist bei der Handlung aufmerksam und konzentriert. ▪ akzeptiert Wünsche und Bedürfnisse der Patientin/des Patienten. ▪ geht ökonomisch und verantwortungsbewusst mit Materialien und Gebrauchsgegenständen um. ▪ begegnet der Patientin/dem Patienten in den unterschiedlichen Settings mit Respekt, Wertschätzung und Empathie.

ABFRAGE VON VORWISSEN

WissensCheck

Frage 1 Welche Werte kontrollieren Sie beim Auftrag zur Vitalzeichenkontrolle? Welche können noch dazugezählt werden? Begründen Sie kurz Ihre Aufzählung.

Frage 2 Der Blutdruck ist abhängig von ... (Mehrfachantworten sind möglich)

- ☐ der Herzleistung (Schlagvolumen).
- ☐ der zirkulierenden Blutmenge.
- ☐ der Beschaffenheit der Blutgefäße und dem Gefäßwiderstand.
- ☐ Gefühlen (Angst, Schmerz).
- ☐ der körperlichen Arbeit.

Frage 3 Wo liegt der Normwert für den Blutdruck in folgenden Lebensphasen?

Jugendliche/Erwachsene: ____________

Ältere Menschen: ____________

Frage 4 Ordnen Sie die angeführten Begriffe richtig zu:

Diastole ▪ Systole ▪ Hypertonie ▪ Hypotonie ▪ Blutdruckamplitude

a) Der höchste Druckwert in den Gefäßen, der während der Auswurfphase des Herzens entsteht: ____________

b) Der Unterschied zwischen systolischem und diastolischem Wert: ____________

c) Blutdruckwerte, die dauerhaft niedriger als 105/60 mmHg sind: ____________

d) Der letzte hörbare Druck bei der Blutdruckmessung: ____________

e) Blutdruckwerte, die dauerhaft höher als 140/90 mmHg sind: ____________

Frage 5 Welche Möglichkeiten der unblutigen Messung des Blutdrucks kennen Sie und wie unterscheiden sich diese voneinander?

Frage 6 Wann dürfen Sie den Blutdruck nicht am betroffenen Arm messen?

- ☐ Liegende venöse Zugänge
- ☐ Kontraktur
- ☐ Exanthem
- ☐ Lymphödem
- ☐ Mammakarzinom
- ☐ Dialyseshunt
- ☐ Hemiplegie
- ☐ Starke Körperbehaarung

Frage 7 Nennen Sie häufige Fehlerquellen bei der Blutdruckmessung. Überlegen Sie, wie die genannten Faktoren die ermittelten Blutdruckwerte verändern.

Faktoren	Fehlerquellen
Luft	
Manschette	
Positionierung	
Umgebung	
Weitere mögliche Störfaktoren	

Frage 8 Eine Patientin/Ein Patient möchte wissen, was der Puls ist und warum man diesen am Handgelenk spürt. Welche Aussagen sind richtig?

- ☐ Der Puls bestimmt den in den Blutgefäßen und Herzkammern vorherrschenden Druck.
- ☐ Der Puls bestimmt den im arteriellen System herrschenden Druck.
- ☐ Der Puls ist an den Stellen tastbar, an denen eine oberflächliche Arterie gegen eine härtere Unterlage gedrückt werden kann.
- ☐ Der Puls bestimmt den kinetischen Energiezustand der Blutmoleküle.
- ☐ Der Puls ist die vom Herzschlag durch das Arteriensystem getriebene und an den Gefäßwänden spürbare Blutwelle.

Frage 9 Ergänzen Sie die fehlenden Wörter:

Der Puls wird mit der ______________ Methode gemessen.

Zu den peripheren Pulsmessorten zählen: ______________

____

Zu den zentralen Pulsmessorten zählen: ______________

Frage 10 Ergänzen Sie den Text mit den folgenden Begriffen:

Bradykardie ▪ Asystolie ▪ Tachykardie ▪ Pulsdefizit ▪ Neugeborenes

Eine ungenügende Herzkontraktion, die dazu führt, dass nicht alle Blutdruckwellen in den peripheren Arterien getastet werden können, wird als ______________ bezeichnet. Eine fehlende Herzkontraktion wird ______________ genannt. Ein Puls von mehr als 100 Schlägen/min. beim Erwachsenen wird als ______________ bezeichnet. Eine Herzfrequenz von weniger als 60 Schlägen/min. wird als ______________ bezeichnet. Ein ______________ hat einen durchschnittlichen Puls von 120 bis 140 Schlägen/min.

Frage 11 Eine Patientin/Ein Patient sitzt am Bettrand. Sie überprüfen die Atemfrequenz. Welche Atemfrequenz ist normal?

☐ 22–30 Atemzüge/min. ☐ 17–23 Atemzüge/min. ☐ 12–20 Atemzüge/min.

Frage 12 Im Zuge der postoperativen Vitalzeichenkontrolle überprüfen Sie auch die Bewusstseinslage einer Patientin/eines Patienten. Welche Fragen müssen Sie dabei stellen, was haben Sie zu beobachten?

Sprache:

Sensibilität:

Motorik:

Pupillenreaktion:

Frage 13 Sie messen die Körpertemperatur mittels Infrarot-Ohrthermometer. Welche Fehlerquellen bei der tympanalen Temperaturmessung sind Ihnen bekannt?

Frage 14 Die Pupillenkontrolle erfolgt routinemäßig bei jeder Notfallpatientin/jedem Notfallpatienten, insbesondere bei Patientinnen und Patienten mit Schädel-Hirn-Trauma.

☐ Richtig ☐ Falsch

Frage 15 Bei der Pupillenkontrolle ist es wichtig, mit der Lichtquelle direkt in das zu kontrollierende Auge zu leuchten.

☐ Richtig ☐ Falsch

Frage 16 Sie erhalten den Auftrag, postoperativ nach einer Knieoperation eine DMS-Kontrolle durchzuführen. Wie gehen Sie vor und was beobachten Sie dabei?

D

M

S

Frage 17 Worüber gibt die Sauerstoffsättigung Auskunft und wie wird diese gemessen?

SITUATION AUS DER PRAXIS

Herrn Karl Schwarzls Kreislauf ist instabil …

Herr Karl Schwarzl, 35 Jahre alt, wurde nach einem Auffahrunfall stationär aufgenommen. Es werden ein Schleudertrauma und eine leichte Gehirnerschütterung vermutet. Herr Schwarzl klagt über Übelkeit und Brechreiz, zudem hat er ein taubes Gefühl im linken Bein. Auf Arztanordnung sollen alle Vitalparameter vorerst viertelstündlich kontrolliert werden. Auf dem Kontrollblatt sind die Parameter Atmung, Puls, Blutdruck, Temperatur, Pupillen- und DMS-Kontrolle angekreuzt.

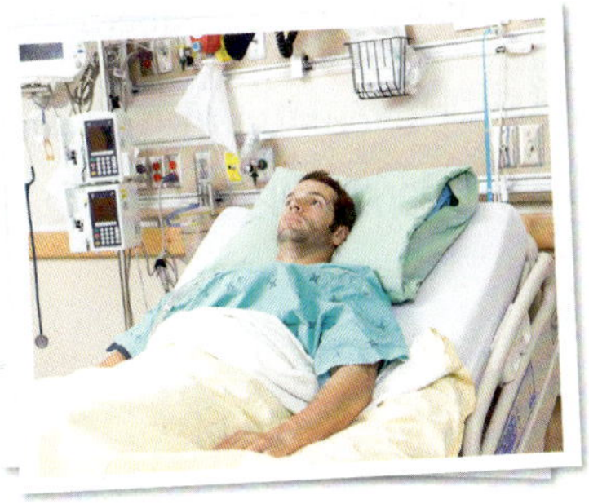

Handlungsablauf – Vitalzeichenkontrolle

Handlung	Beschreibung	Begründung/Hinweise
Vorbereitung		
Sich informieren	Informieren Sie sich in der Patientendokumentation über die angeordneten Kontrollen.	Information und Kontrolle erhöhen die Patientensicherheit und vermeiden Verwechslungen.
Material	Bereiten Sie die Materialien auf einem desinfizierten Tablett vor: ▪ Hände- und Flächendesinfektionsmittel ▪ Pulsoxymeter ▪ Uhr mit Sekundenzeiger ▪ Blutdruckmessgerät und Stethoskop ▪ Pupillenlampe ▪ Digitalthermometer/Ohrthermometer	Sie stellen sicher, dass alle notwendigen Materialien vorhanden sind und vermeiden unnötige Arbeitswege. **!** Die Breite der Blutdruckmanschette orientiert sich an der Länge des Oberarmes des Patienten.
Durchführung		
Anwesenheitstaste	Schalten Sie beim Betreten des Zimmers die Anwesenheitstaste ein.	Die Anwesenheitstaste markiert am Gang die Anwesenheit der Pflegeperson im Zimmer.
Arbeitsplatz	Desinfizieren Sie die Arbeitsfläche und stellen Sie das Tablett ab.	Alle Materialien sind gut erreichbar, ein störungsfreier Ablauf ist möglich.
Händehygiene	Führen Sie eine hygienische Händedesinfektion durch.	Indikation 1 der hygienischen Händedesinfektion wird eingehalten.
Identifikation	Stellen Sie die Identität des Patienten mittels der 2-Merkmale-Methode fest.	Die Patientensicherheit wird durch die Anwendung der 2-Merkmale-Methode erhöht.
Information	Erklären Sie Anlass und Vorgehen der Intervention.	Informationen fördern Akzeptanz und Vertrauen.
Patientensituation einschätzen	Informieren Sie sich, womit der Patient vorher beschäftigt war.	Die Vitalzeichenkontrolle erfolgt immer in Ruhe. **!** Der Patient sollte mindestens drei Minuten vor der Messung ruhen. Vorangegangene seelische und körperliche Belastungen führen zu falschen hohen Werten.
Positionierung	Bringen Sie das Bett auf Arbeitshöhe.	Rückenschonendes Arbeiten ist gewährleistet.

Handlung	Beschreibung	Begründung/Hinweise
DURCHFÜHRUNG – KONTROLLE DER ATEMFREQUENZ UND DER SAUERSTOFFSÄTTIGUNG		
Durchführung	Befestigen Sie das Pulsoxymeter an einem Finger des Patienten.	Schlechte Durchblutung und Nagellack können die Messergebnisse verfälschen. Achten Sie darauf, dass der Finger nagellackfrei ist.
	Weisen Sie den Patienten darauf hin, den Finger nicht zu bewegen. Lesen Sie die Sauerstoffsättigung in Prozent ab.	Der Pulsoxymeter könnte sich lösen oder falsche Werte anzeigen.
	Beobachten Sie die Atembewegungen (Brustkorb, Bauch) und zählen Sie diese für eine ganze Minute.	Die Atmungskontrolle erfolgt, ohne den Patienten davor zu informieren, da dieser sonst die Atmung unbewusst verändert.
Dokumentation	Führen Sie die Dokumentation den Vorgaben entsprechend durch.	Eine vollständige Dokumentation gewährleistet den Informationsfluss und dient der Qualitätssicherung.
DURCHFÜHRUNG – PULSKONTROLLE		
Palpatorische Pulsmessung	Bereiten Sie eine Uhr mit Sekundenzeiger vor.	
	Tasten Sie die Arteria radialis, indem Sie Zeige-, Mittel- und Ringfinger (3-Finger-Methode) auf die Arterie legen. Drücken Sie die Arterie mit gleichmäßigem sanftem Druck.	Wenn der Daumen für die Messung benützt wird, besteht die Gefahr, dass der eigene Puls gespürt und gemessen wird. ! Die Arteria radialis ist leicht zugänglich. Bei schlecht tastbarem Puls erfolgt die Messung an der Arteria carotis.
	Zählen Sie die Schläge und sehen Sie dabei auf die Uhr. Bei regelmäßigem Puls zählen Sie 15 Sekunden lang und multiplizieren den Wert mit vier.	! Bei unregelmäßigem Puls ist eine ganze Minute zu zählen.
Dokumentation	Führen Sie die Dokumentation den Vorgaben entsprechend durch.	Eine vollständige Dokumentation gewährleistet den Informationsfluss und dient der Qualitätssicherung.
DURCHFÜHRUNG – BLUTDRUCKKONTROLLE		
Blutdruckmanschette anlegen	Legen Sie die Blutdruckmanschette und das Stethoskop bereit.	
	Entlüften Sie die Manschette vollständig. Achten Sie darauf, dass der Oberarm entspannt auf Herzhöhe positioniert ist.	Eine nicht entlüftete Manschette führt zu falschen Werten. Eine Einschnürung führt zur venösen Stauung und verändert den Wert.
	Entkleiden Sie den Oberarm. Legen Sie die luftleere Manschette fest und faltenfrei ca. 2 cm oberhalb der Ellenbeuge an.	Ist die Manschette falsch positioniert, kann sich daraus eine systolische und diastolische Differenz von 10 mmHg ergeben.
	Platzieren Sie die Manschette so, dass der Schlauch seitlich der Ellenbeuge endet und nicht abknickt.	

Handlung	Beschreibung	Begründung/Hinweise
Ventil schließen	Schließen Sie das Ventil am Manometer.	Das Ventil darf nicht zu fest verschlossen sein, da es sonst zu lange dauert, es wieder zu öffnen.
Manschette aufpumpen	Palpieren Sie die Arteria radialis mit 3 Fingern. Pumpen Sie die Manschette unter Palpation des Radialispulses rasch auf einen Wert auf, der etwa 30 mmHg oberhalb des Druckes liegt, an dem der Radialispuls verschwindet.	Wird die Manschette zu wenig aufgepumpt, kann der systolische Druck nicht ermittelt werden, da dessen Wert höher liegt.
Durchführung der palpatorischen Messung	Öffnen Sie das Ventil und verringern Sie langsam den Druck der Manschette. Lesen Sie jenen Druckwert am Manometer ab, den Sie bei der ersten Pulswelle spüren.	! Bei der palpatorischen Blutdruckmessung ist nur eine Ermittlung des systolischen Blutdruckwertes möglich. Diese Messung eignet sich für eine schnelle Ersteinschätzung der Blutdruckverhältnisse.
Durchführung der auskultatorischen Messung	Legen Sie das Stethoskop auf die Arteria brachialis an. Stecken Sie die Ohroliven des Stethoskops in die Ohren. Legen Sie den Schalltrichter auf die Arteria brachialis und umfassen Sie mit Ihrer Hand den Ellbogen. Öffnen Sie das Ventil und verringern Sie langsam den Druck der Manschette. Lesen Sie den Druckwert beim ersten hörbaren Strömungsgeräusch am Manometer ab. Lesen Sie den zweiten Druckwert beim Verschwinden der Strömungsgeräusche ab. Lassen Sie die Restluft aus der Manschette und lösen Sie die Manschette vom Arm.	Drücken Sie das Stethoskop nicht zu fest an, da durch die Kompression des Gefäßes auch Werte unterhalb des diastolischen Druckes hörbar sind. Bei zu raschem Vorgehen kann der erste Ton verpasst werden. Wird der Druck zu langsam verringert, ist dies unangenehm, und durch die zu lange Stauung wird ein falscher hoher Wert ermittelt. ! Der erste hörbare Strömungston ist die Systole. ! Der letzte hörbare Strömungston ist die Diastole.
Dokumentation	Führen Sie die Dokumentation entsprechend den Vorgaben durch.	Eine vollständige Dokumentation gewährleistet den Informationsfluss und dient der Qualitätssicherung.

Handlung	Beschreibung	Begründung/Hinweise
Durchführung – Pupillenkontrolle		
Pupillenreaktion kontrollieren	Bitten Sie den Patienten, beide Augen für wenige Sekunden zu schließen. Setzen Sie Ihre Handkante als Abtrennung zwischen die Augen des Patienten und bitten Sie diesen, in die Ferne zu sehen.	Bei einem normalen Lichteinfall zeigen sich beide Pupillen gleich rund und gleich weit.
	Nehmen Sie die Pupillenlampe und führen Sie den Lichtstrahl von der Stirn oder einer Seite kurz auf das Auge. Entfernen Sie den Lichtstrahl nach Beobachtung der Pupillenreaktion.	! Die Prüfung sollte weniger als eine Sekunde lang dauern, da insbesondere Menschen mit visuellen Einschränkungen das helle Licht als unangenehm empfinden.
	Führen Sie die Untersuchung am anderen Auge durch. Beleuchten Sie beide Augen jeweils zweimal.	Beim ersten Mal beurteilen Sie die direkte Reaktion des beleuchteten Auges. Beim zweiten Mal beurteilen Sie die indirekte Reaktion des anderen Auges. ! Neben Erkrankungen können auch Medikamente oder Drogen die Pupillenreaktion beeinflussen.
Dokumentation	Führen Sie die Dokumentation entsprechend den Vorgaben durch.	Eine vollständige Dokumentation gewährleistet den Informationsfluss und dient der Qualitätssicherung.
Durchführung – DMS-Kontrolle		
Durchblutung kontrollieren	Beobachten Sie die Hautfarbe und fühlen Sie die Hauttemperatur des zu untersuchenden Körperareals (z. B. der Extremität). Tasten Sie je nach Körperregion an bekannten Pulsstellen.	! Blasse oder blaurote Hautveränderungen, Schwellungen, erhöhtes Wärme- oder Kältegefühl sowie nicht mehr tastbare Pulse gelten als Warnsignale für eine eingeschränkte Durchblutung der Extremität.
Motorik kontrollieren	Fordern Sie den Patienten auf, die Extremitäten – Hände und Füße, Finger und Zehen – zu bewegen.	! Steifigkeit von Fingern und Zehen sowie unvollständige und vollständige Lähmungen zählen zu den Anzeichen einer eingeschränkten Motorik.
Sensibilität kontrollieren	Fordern Sie den Patienten auf, die Augen zu schließen.	Es wird ausgeschlossen, dass der Patient aufgrund der Beobachtung Ihrer Handlung eine falsche Antwort gibt.
	Berühren Sie die Extremität: Fassen Sie einen Finger oder eine Zehe an und fragen Sie den Patienten, welchen Sie berühren.	! Kribbelgefühl, Gefühllosigkeit und zunehmende oder neu aufgetretene Schmerzen stellen Warnsignale dar.
Dokumentation	Führen Sie die Dokumentation den Vorgaben entsprechend durch.	Eine vollständige Dokumentation gewährleistet den Informationsfluss und dient der Qualitätssicherung.

Handlung	Beschreibung	Begründung/Hinweise
DURCHFÜHRUNG – TEMPERATURKONTROLLE		
Temperatur axillär messen	Schalten Sie das Digitalthermometer ein und prüfen Sie es auf Funktionstüchtigkeit. Ziehen Sie ggf. eine Schutzhülle über das Thermometer. Legen Sie das Thermometer in die trockene Achselhöhle mit der Spitze nach vorne ein. Warten Sie auf das akustische Signal und lesen Sie den Wert ab.	! Die Achselhöhle muss trocken sein, da es sonst zu Temperaturabweichungen kommen kann.
Temperatur tympanal messen	Stecken Sie die Einmalschutzkappe auf und schalten Sie das Gerät ein. Warten Sie den Selbsttest ab. Fordern Sie den Patienten auf, den Kopf gerade zu halten. Ziehen Sie die äußere Ohrmuschel leicht nach hinten oben. Führen Sie die Messspitze so weit ein, bis der Gehörgang umschlossen ist. Drücken Sie die Start- oder Scantaste, bis ein akustisches Signal erfolgt. Entfernen Sie die Messsonde und lesen Sie die Temperatur am Display ab. Entsorgen Sie die Einmalschutzkappe.	! Das Ohr muss sauber von Cerumen sein. Das Messverfahren mit dem Infrarot-Thermometer dauert max. 1–2 Sekunden.
Dokumentation	Führen Sie die Dokumentation den Vorgaben entsprechend durch.	Eine vollständige Dokumentation gewährleistet den Informationsfluss und dient der Qualitätssicherung.
NACHBEREITUNG		
Positionierung	Unterstützen Sie den Patienten bei der Positionierung. Decken Sie den Patienten zu und stellen Sie das Bett auf Ausgangshöhe zurück.	Das Wohlbefinden und die Sicherheit des Patienten sind gewährleistet.
Arbeitsplatz	Entsorgen Sie das Material, desinfizieren Sie die Arbeitsfläche und machen Sie einen abschließenden „Rundumblick“.	! Rufanlage in Reichweite!
Händehygiene	Führen Sie eine hygienische Händedesinfektion durch.	Indikation 4 der hygienischen Händedesinfektion wird eingehalten.
Anwesenheitstaste	Schalten Sie die Anwesenheitstaste aus.	Wenn Sie das Licht nicht ausschalten, besteht die Gefahr, dass ein Alarm ausgelöst wird.
Material	Reinigen und desinfizieren Sie das Tablett.	Vollständig einsatzbereite Pflegeartikel erhöhen die Effizienz der Tätigkeit und die Qualität in der Durchführung.

Reflektieren Sie die praktische Umsetzung der durchgeführten Pflegehandlungen! Kriterien und Fragen zur Selbst- und Fremdreflexion sind als Kopiervorlage in der TRAUNER-DigiBox vorhanden.

AUFGABEN ZUR VERTIEFUNG

Der Blutdruck ist zu hoch

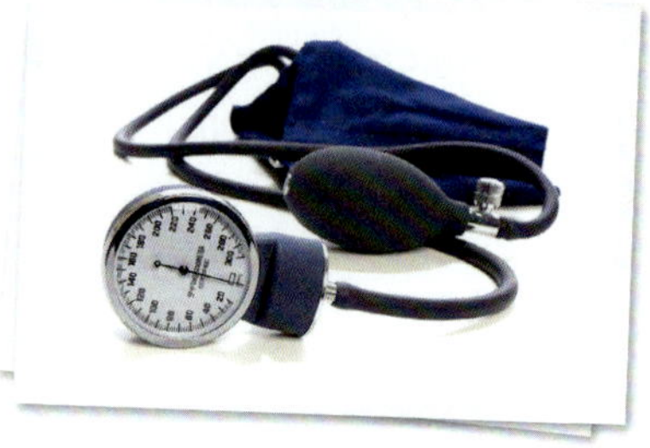

Herrn Schwarzls Blutdruck- und Pulswerte liegen über der Norm. Er ist noch sehr aufgeregt, da er durch seine Gattin erfahren hat, dass die Polizei wegen des Unfallherganges noch mit ihm sprechen möchte. Er gibt eine Verschlechterung seiner Kopfschmerzen und seiner Übelkeit an. Die Pupillenreaktion ist normal.

1. Nennen Sie beeinflussende Parameter auf Puls und Blutdruck.

2. Beschreiben Sie mögliche Veränderungen der Pupillen und benennen Sie diese.

3. Der Blutdruckwert von Herrn Schwarzl ist erhöht. Erläutern Sie die physiologischen und pathologischen Entstehungsmechanismen.

AUFGABEN ZUM WISSENSTRANSFER

Transferaufgabe – Schwerpunkt Unfallchirurgie

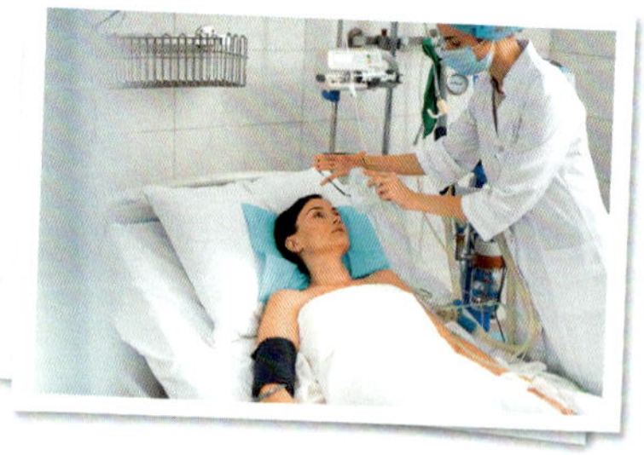

Frau Manda Kurjacič, 40 Jahre alt, ist im Einkaufszentrum die Rolltreppe heruntergestürzt. Sie hat sich dabei das linke Bein gebrochen und den Kopf angestoßen. Frau Kurjacič wurde nach der Aufnahme auf der Unfallchirurgie gleich operiert. Sie haben Frau Kurjacič gerade vom Aufwachraum übernommen. Sie ist ansprechbar und hat zurzeit keine Beschwerden. Auf dieser Station gibt es zur postoperativen Überwachung mehrere Überwachungsmonitore.

1. Welche Vitalparameter können anhand dieser Monitore abgelesen werden und wie werden sie in der Praxis dokumentiert?

AUFGABEN ZUM WISSENSTRANSFER

2. Führen Sie die Inhalte einer postoperativen Informationsweitergabe zur Situation von Fr. Kurjacìc an.

3. Erläutern Sie die Notwendigkeit der postoperativen Überwachung von Patientinnen und Patienten auf der Station.

Transferaufgabe – Schwerpunkt Innere Medizin

Herr Moritz Hammerl, 63 Jahre alt, leidet seit vier Jahren an einer Linksherzinsuffizienz. Bis zu diesem Zeitpunkt wurde er in erster Linie von seinem Hausarzt und seiner Gattin betreut und kam mit der Situation zu Hause gut zurecht. Sein Zustand hat sich verschlechtert, bereits kleinste Wege in der Wohnung bereiten ihm Probleme. Er klagt über zunehmende Atemnot und hat leicht erhöhte Körpertemperatur. Nach einer eingehenden Untersuchung beim Hausarzt, wird er von diesem in die Klinik eingewiesen. Sie kommen ins Zimmer und merken, dass Herr Hammerl kaum reagiert.

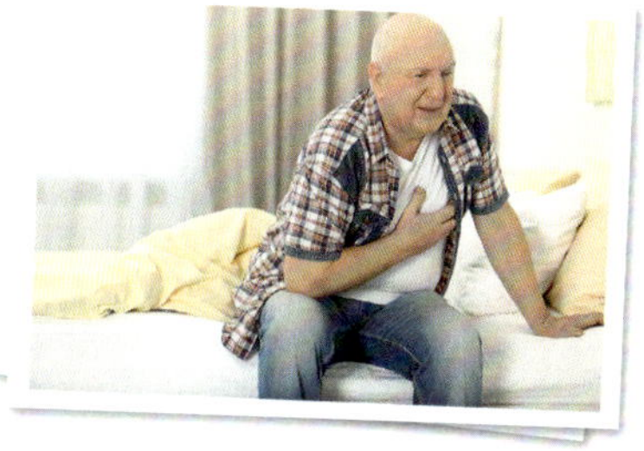

1. Beschreiben Sie das ABCDE-Schema als Einschätzungsinstrument akuter Situationen in der Praxis.

2. Nennen Sie mögliche pathologische Veränderungen der erhobenen Parameter.

3. Beschreiben Sie die pflegerischen und medizinisch-diagnostischen Maßnahmen bei Patientinnen und Patienten mit Fieber.

Reflexionsblatt

Patientin/Patient

- Ich wurde umfassend und verständlich informiert.

☐ **Ja** Begründung:

☐ **Nein** Begründung:

☐ **Teilweise** Begründung:

- Ich wurde in die Handlung mit einbezogen.

☐ **Ja** Begründung:

☐ **Nein** Begründung:

☐ **Teilweise** Begründung:

- Ich wurde angenehm und korrekt positioniert.

☐ **Ja** Begründung:

☐ **Nein** Begründung:

☐ **Teilweise** Begründung:

Reflexionsblatt

Beobachterin/Beobachter

- Das Material wurde korrekt vorbereitet und eingesetzt.

☐ Ja Begründung:

☐ Nein Begründung:

☐ Teilweise Begründung:

- Das Vorgehen hat dem Handlungsablauf entsprochen.

☐ Ja Begründung:

☐ Nein Begründung:

☐ Teilweise Begründung:

- Der Zeitrahmen für die Handlung war angemessen.

☐ Ja Begründung:

☐ Nein Begründung:

☐ Teilweise Begründung:

Reflexionsblatt

Die/Der durchführende Pflegende

- Besonders gut gelungen ist mir ...

- Ich fühlte mich bei der Durchführung sicher, weil ...

- Schwierig war für mich ...

- Ich konnte neue Erkenntnisse gewinnen und vertiefen in ...

- Bei der Umsetzung in der Praxis werde ich Folgendes mitbedenken ...

Literaturverzeichnis

Pflegerische Interventionen

Augen- und Nasenpflege

Borgiel, U. (Hrsg.): Altenpflege heute. Lernbereiche I bis IV. 4. Auflage. Elsevier, Urban & Fischer Verlag, München 2021

I care – Pflege. 3., überarbeitete Auflage. Georg Thieme Verlag, Stuttgart 2025

Keller, C. (Hrsg.): Pflegen. Grundlagen und Interventionen. 4. Auflage. Elsevier, Urban & Fischer Verlag, München 2025

Kirschnick, O.: Pflegetechniken von A–Z. 6. Auflage. Georg Thieme Verlag, Stuttgart 2024

Regnet, N.: Pflegetechniken. Von Absaugen bis ZVK. 4. Auflage. Elsevier, Urban & Fischer Verlag, München 2022

Schewior-Popp, S./Sitzmann, F./Ullrich L.: Thiemes Pflege. Das Lehrbuch für Pflegende in Ausbildung. 15. Auflage. Georg Thieme Verlag, Stuttgart 2020

Bewegen

ABZ Verbund Pflege HF (Hrsg.): Training & Transfer Pflege. Heft 1: Mobilisation. 4. Auflage. hep Verlag, Bern 2020

DNQP (Deutsches Netzwerk für Qualitätsentwicklung in der Pflege) Standard: Expertenstandard Sturzprophylaxe in der Pflege. 2. Auflage. Hochschule Osnabrück 2022

DNQP (Deutsches Netzwerk für Qualitätsentwicklung in der Pflege) Standard: Expertenstandard Dekubitusprophylaxe in der Pflege. 2., aktualisierte Auflage. Hochschule Osnabrück 2017

Friedhoff, M./Schieberle, D.: Praxis des Bobath-Konzepts. Grundlagen – Handling – Fallbeispiele. 4. Auflage. Georg Thieme Verlag, Stuttgart 2025

Geppert, S.: Mein Pflegeguide für den praktischen Einsatz: Generalistisch – kompetenzorientiert – lernortübergreifend. 2. Auflage. Elsevier, Urban & Fischer Verlag, München 2022

Keller, C. (Hrsg.): Pflegen. Grundlagen und Interventionen. 4. Auflage. Elsevier, Urban & Fischer Verlag, München 2025

Wagner, U.: Positionierung: Lagerungen und Positionswechsel. Ein Praxisbuch für die Pflege. 2. Auflage. Elsevier, Urban & Fischer Verlag, München 2018

Essen und Trinken

Brandt, I. (Hrsg.): Pflegetechniken heute. Pflegehandeln Schritt für Schritt verstehen. 2. Auflage. Elsevier, Urban & Fischer Verlag, München 2010

I care – Pflege. 3., überarbeitete Auflage. Georg Thieme Verlag, Stuttgart 2025

Keller, C. (Hrsg.): Pflegen. Grundlagen und Interventionen. 4. Auflage. Elsevier, Urban & Fischer Verlag, München 2025

Regnet, N.: Pflegetechniken. Von Absaugen bis ZVK. 4. Auflage. Elsevier, Urban & Fischer Verlag, München 2022

Reiter, M. et al.: Pflegeassistenz. Lehrbuch für die Pflegeassistenz und das 1. Jahr der Pflegefachassistenz. Facultas Universitätsverlag, Wien 2024

Schewior-Popp, S./Sitzmann, F./Ullrich L.: Thiemes Pflege. Das Lehrbuch für Pflegende in Ausbildung. 15. Auflage. Georg Thieme Verlag, Stuttgart 2020

Händehygiene

Borgiel, U. (Hrsg.): Altenpflege heute. Lernbereiche I bis IV. 4. Auflage. Elsevier, Urban & Fischer Verlag, München 2021

Geppert, S.: Mein Pflegeguide für den praktischen Einsatz: Generalistisch – kompetenzorientiert – lernortübergreifend. 2. Auflage. Elsevier, Urban & Fischer Verlag, München 2022

I care – Pflege. 3., überarbeitete Auflage. Georg Thieme Verlag, Stuttgart 2025

Keller, C. (Hrsg.): Pflegen. Grundlagen und Interventionen. 4. Auflage. Elsevier, Urban & Fischer Verlag, München 2025

Kirschnick, O.: Pflegetechniken von A–Z. 6. Auflage. Georg Thieme Verlag, Stuttgart 2024

KRINKO: Händehygiene in Einrichtungen des Gesundheitswesens. Empfehlung der Kommission für Krankenhaushygiene und Infektionsprävention (KRINKO) beim Robert Koch-Institut (RKI). Springer Verlag, Berlin – Heidelberg 2016. URL: https://www.rki.de/DE/Themen/Infektionskrankheiten/Krankenhaushygiene/KRINKO/Empfehlungen-der-KRINKO/Basishygiene/Downloads/Haendehyg_Rili.pdf?__blob=publicationFile&v=6 (Zugriff am 19.5.2025)

Regnet, N.: Pflegetechniken. Von Absaugen bis ZVK. 4. Auflage. Elsevier, Urban & Fischer Verlag, München 2022

Schewior-Popp, S./Sitzmann, F./Ullrich L.: Thiemes Pflege. Das Lehrbuch für Pflegende in Ausbildung. 15. Auflage. Georg Thieme Verlag, Stuttgart 2020

Tatzel, J.; Heeg, P.: Die richtige Anwendung von Händedesinfektionsmittel aus „Kittelflaschen". Verbund für angewandte Hygiene e.V. Desinfektionsmittelkommission. In: Hygiene und Medizin 2020, 45/09. URL: https://vah-online.de/files/download/vah-mitteilungen/148_149_VAH_Kittelflaschen_HM_9_20.pdf (Zugriff am 3.6.2023)

WHO: Infection prevention and control. Hand hygiene. URL: https://www.who.int/teams/integrated-health-services/infection-prevention-control/hand-hygiene (Zugriff am 19.5.2025)

Haut- und Körperpflege

Borgiel, U. (Hrsg.): Altenpflege heute. Lernbereiche I bis IV. 4. Auflage. Elsevier, Urban & Fischer Verlag, München 2021

Geppert, S.: Mein Pflegeguide für den praktischen Einsatz: Generalistisch – kompetenzorientiert – lernortübergreifend. 2. Auflage. Elsevier, Urban & Fischer Verlag, München 2022

I care – Pflege. 3., überarbeitete Auflage. Georg Thieme Verlag, Stuttgart 2025

Keller, C. (Hrsg.): Pflegen. Grundlagen und Interventionen. 4. Auflage. Elsevier, Urban & Fischer Verlag, München 2025

Kirschnick, O.: Pflegetechniken von A bis Z. 6. Auflage. Georg Thieme Verlag, Stuttgart 2024

Menche, N./Keller, C./Teigeler, B. (Hrsg.): Pflege heute. 8. Auflage. Elsevier, Urban & Fischer Verlag, München 2023

Regnet, N.: Pflegetechniken. Von Absaugen bis ZVK. 4. Auflage. Elsevier, Urban & Fischer Verlag, München 2022

Schewior-Popp, S./Sitzmann, F./Ullrich L.: Thiemes Pflege. Das Lehrbuch für Pflegende in Ausbildung. 15. Auflage. Georg Thieme Verlag, Stuttgart 2020

Inkontinenzversorgung

Borgiel, U. (Hrsg.): Altenpflege heute. Lernbereiche I bis IV. 4. Auflage. Elsevier, Urban & Fischer Verlag, München 2021

Geppert, S.: Mein Pflegeguide für den praktischen Einsatz: Generalistisch – kompetenzorientiert – lernortübergreifend. 2. Auflage. Elsevier, Urban & Fischer Verlag, München 2022

I care – Pflege. 3., überarbeitete Auflage. Georg Thieme Verlag, Stuttgart 2025

Keller, C. (Hrsg.): Pflegen. Grundlagen und Interventionen. 4. Auflage. Elsevier, Urban & Fischer Verlag, München 2025

Menche, N./Keller, C./Teigeler, B.: Pflege heute. Lehrbuch für Pflegeberufe. 8. Auflage. Elsevier, Urban & Fischer Verlag, München 2023

Regnet, N.: Pflegetechniken. Von Absaugen bis ZVK. 4. Auflage. Elsevier, Urban & Fischer Verlag, München 2022

Schewior-Popp, S./Sitzmann, F./Ullrich L.: Thiemes Pflege. Das Lehrbuch für Pflegende in Ausbildung. 15. Auflage. Georg Thieme Verlag, Stuttgart 2020

Mund- und Zahnpflege

ABZ Verbund Pflege HF (Hrsg.): Training & Transfer Pflege. Heft 3: Nahrung verabreichen. 3. Auflage. hep Verlag, Bern 2017

Borgiel, U. (Hrsg.): Altenpflege heute. Lernbereiche I bis IV. 4. Auflage. Elsevier, Urban & Fischer Verlag, München 2021

Geppert, S.: Mein Pflegeguide für den praktischen Einsatz: Generalistisch – kompetenzorientiert – lernortübergreifend. 2. Auflage. Elsevier, Urban & Fischer Verlag, München 2022

I care – Pflege. 3., überarbeitete Auflage. Georg Thieme Verlag, Stuttgart 2025

Keller, C. (Hrsg.): Pflegen. Grundlagen und Interventionen. 4. Auflage. Elsevier, Urban & Fischer Verlag, München 2025

Kirschnick, O.: Pflegetechniken von A–Z. 6. Auflage. Georg Thieme Verlag, Stuttgart 2024

Regnet, N.: Pflegetechniken. Von Absaugen bis ZVK. 4. Auflage. Elsevier, Urban & Fischer Verlag, München 2022

Schewior-Popp, S./Sitzmann, F./Ullrich L.: Thiemes Pflege. Das Lehrbuch für Pflegende in Ausbildung. 15. Auflage. Georg Thieme Verlag, Stuttgart 2020

Säuglings- und Kinderpflege

Abeck, D.: Neue Empfehlungen zur Säuglingspflege. In: Die Hebamme 2016, 29: 303–306. URL: s-0042-115553.pdf (thieme-connect.de) (Zugriff am 22.3.2025)

Akintürk, H.: Gesundheits- und Kinderkrankenpflege. Express Pflegewissen. 3., überarbeitete Auflage. Georg Thieme Verlag, Stuttgart 2017

BMSPGK (Bundesministerium für Soziales, Pflege, Gesundheit und Konsumentenschutz): Empfehlungen der Nationalen Ernährungskommission. Task Force: Kleinkinder, Stillende & Schwangere. Österreichische Stillempfehlungen. URL: file:///C:/Users/bischldo/Downloads/%C3%96sterreichische%20Stillempfehlung%20BMSGPK%20CD.pdf (Zugriff am 25.4.2025)

Fischer, K./Sobotka, H./Faas, D.: Klinikleitfaden, Kinderkrankenpflege, 4. Auflage, Urban & Fischer Verlag, München 2009

Hoehl, M./Kullik, P.: Thiemes Gesundheits- und Kinderkrankenpflege. 4., völlig neu bearbeitete Auflage. Georg Thieme Verlag, Stuttgart 2019

I care – Pflege. 3., überarbeitete Auflage. Georg Thieme Verlag, Stuttgart 2025

Regnet, N.: Pflegetechniken. Von Absaugen bis ZVK. 4. Auflage. Elsevier, Urban & Fischer Verlag, München 2022

Therapeutische Interventionen

Absaugen

Accuvac Lite 76T180028/2018, Gebrauchsanweisung. Weinmann medical technology. URL: www.weinmann-emergency.com/de/geraetenotfallmedizin/absauggeraete/absauggeraet-accuvac-lite/(Zugriff am 30.5.2023)

Geppert, S.: Mein Pflegeguide für den praktischen Einsatz: Generalistisch – kompetenzorientiert – lernortübergreifend. 2. Auflage. Elsevier, Urban & Fischer Verlag, München 2022

Jakisch, J./Rettkowski, R.: SOP Endotracheales Absaugen unter Beteiligung der Hygiene. In: Krankenhaushygiene up2date 2017, 12/01: 9–13. Georg Thieme Verlag, Stuttgart

Keller, C. (Hrsg.): Pflegen. Grundlagen und Interventionen. 4. Auflage. Elsevier, Urban & Fischer Verlag, München 2025

Regnet, N.: Pflegetechniken. Von Absaugen bis ZVK. 4. Auflage. Elsevier, Urban & Fischer Verlag, München 2022

Enterostoma

Geppert, S.: Mein Pflegeguide für den praktischen Einsatz: Generalistisch – kompetenzorientiert – lernortübergreifend. 2. Auflage. Elsevier, Urban & Fischer Verlag, München 2022

I care – Pflege. 3., überarbeitete Auflage. Georg Thieme Verlag, Stuttgart 2025

Menche, N./Keller, C./Teigeler, B.: Pflege heute. Lehrbuch für Pflegeberufe. 8. Auflage. Elsevier, Urban & Fischer Verlag, München 2023

Regnet, N.: Pflegetechniken. Von Absaugen bis ZVK. 4. Auflage. Elsevier, Urban & Fischer Verlag, München 2022

Kirschnick, O.: Pflegetechniken von A–Z. 6. Auflage. Georg Thieme Verlag, Stuttgart 2024

Infusion – venös und subkutan

Geppert, S.: Mein Pflegeguide für den praktischen Einsatz: Generalistisch – kompetenzorientiert – lernortübergreifend. 2. Auflage. Elsevier, Urban & Fischer Verlag, München 2022

Keller, C. (Hrsg.): Pflegen. Grundlagen und Interventionen. 4. Auflage. Elsevier, Urban & Fischer Verlag, München 2025

Kirschnick, O.: Pflegetechniken von A–Z. 6. Auflage. Georg Thieme Verlag, Stuttgart 2024

KRINKO (Kommission für Krankenhaushygiene und Infektionsprävention): Kommentar zur Empfehlung „Anforderungen an die Hygiene bei Punktionen und Injektionen". Epid Bull 2021, 26: 13–15. DOI 10.25646/8684

Regnet, N.: Pflegetechniken. Von Absaugen bis ZVK. 4. Auflage. Elsevier, Urban & Fischer Verlag, München 2022

Klistier

AWMF (Arbeitsgemeinschaft der Wissenschaftlichen Medizinischen Fachgesellschaften): Aktualisierte S2k-Leitlinie Chronische Obstipation der Deutschen Gesellschaft für Gastroenterologie, Verdauungs- und Stoffwechselkrankheiten (DGVS) und der Deutschen Gesellschaft für Neurogastroenterologie & Motilität (DGNM). 2022. URL: https://register.awmf.org/assets/guidelines/021-019l_S2k_Chronische_Obstipation_2022-11.pdf (Zugriff am 19.4.2025)

Geppert, S.: Mein Pflegeguide für den praktischen Einsatz: Generalistisch – kompetenzorientiert – lernortübergreifend. 2. Auflage. Elsevier, Urban & Fischer Verlag, München 2022

Keller, C. (Hrsg.): Pflegen. Grundlagen und Interventionen. 4. Auflage. Elsevier, Urban & Fischer Verlag, München 2025

Menche, N./Keller, C./Teigeler, B. (Hrsg.): Pflege heute. 8. Auflage. Elsevier, Urban & Fischer Verlag, München 2023

Regnet, N.: Pflegetechniken. Von Absaugen bis ZVK. 4. Auflage. Elsevier, Urban & Fischer Verlag, München 2022

Medikamentendispensierung

Borgiel, U. (Hrsg.): Altenpflege heute. Lernbereiche I bis IV. 4. Auflage. Elsevier, Urban & Fischer Verlag, München 2021

Kirschnick, O.: Pflegetechniken von A–Z. 6. Auflage. Georg Thieme Verlag, Stuttgart 2024

Leitlinie zum Umgang mit Arzneimitteln auf den Pflegestationen. URL: https://www.spitalpharmazie-basel.ch/pdf/Leitlinie_Arzneimittelumgang.pdf (Zugriff am 10.12.2024)

Regnet, N.: Pflegetechniken. Von Absaugen bis ZVK. 4. Auflage. Elsevier, Urban & Fischer Verlag, München 2022

PEG-Sonde – Nasogastrale Sonde

Borgiel, U. (Hrsg.): Altenpflege heute. Lernbereiche I bis IV. 4. Auflage. Elsevier, Urban & Fischer Verlag, München 2021

Geppert, S.: Mein Pflegeguide für den praktischen Einsatz: Generalistisch – kompetenzorientiert – lernortübergreifend. 2. Auflage. Elsevier, Urban & Fischer Verlag, München 2022

I care – Pflege. 3., überarbeitete Auflage. Georg Thieme Verlag, Stuttgart 2025

Keller, C. (Hrsg.): Pflegen. Grundlagen und Interventionen. 4. Auflage. Elsevier, Urban & Fischer Verlag, München 2025

Menche, N./Keller, C./Teigeler, B.: Pflege heute. Lehrbuch für Pflegeberufe. 8. Auflage. Elsevier, Urban & Fischer Verlag, München 2023

Regnet, N.: Pflegetechniken. Von Absaugen bis ZVK. 4. Auflage. Elsevier, Urban & Fischer Verlag, München 2022

WHO: Infection prevention and control. Hand hygiene. URL: https://www.who.int/teams/integrated-health-services/infection-prevention-control/hand-hygiene (Zugriff am 19.5.2025)

Periphere Venenverweilkanüle

KRINKO (Kommission für Krankenhaushygiene und Infektionsprävention): Prävention von Infektionen, die von Gefäßkathetern ausgehen. Teil 2 – Periphervenöse Verweilkanülen und arterielle Katheter. Empfehlungen der Kommission für Krankenhaushygiene und Infektionsprävention (KRINKO) beim Robert Koch-Institut. In: Bundesgesundheitsblatt. Springer Verlag, Berlin-Heidelberg 2017

Menche, N./Keller, C./Teigeler, B. (Hrsg.): Pflege heute. 8. Auflage. Elsevier, Urban & Fischer Verlag, München 2023

Universität Köln Medizinische Fakultät: Kölner Interprofessionelles Skills Lab & Simulationszentrum, Team des KISS. Venenverweilkanüle. Köln 2018

PKV – MTPS

AWMF (Arbeitsgemeinschaft der Wissenschaftlichen Medizinischen Fachgesellschaften e.V.): S2k-Leitlinie Medizinische Kompressionstherapie der Extremitäten mit Medizinischem Kompressionsstrumpf (MKS), Phlebologischem Kompressionsverband (PKV) und Medizinischen adaptiven Kompressionssystemen (MAK). 2018 (in Überarbeitung)

AWMF (Arbeitsgemeinschaft der Wissenschaftlichen Medizinischen Fachgesellschaften): S3-Leitlinie Lokaltherapie schwerheilender und/oder chronischer Wunden aufgrund von peripherer arterieller Verschlusskrankheit, Diabetes mellitus oder chronischer venöser Insuffizienz. 2023. URL: https://register.awmf.org/de/leitlinien/detail/091-001 (Zugriff am 28.4.2025)

AWMF (Arbeitsgemeinschaft der Wissenschaftlichen Medizinischen Fachgesellschaften e.V.): S3-Leitlinie Prophylaxe der venösen Thromboembolie (VTE). 2015 (in Überarbeitung)

BSN medical GmbH: Kompressionsverbandtechniken. URL: www.bsnmedical.de (Zugriff am 24.4.2025)

DGPL (Deutsche Gesellschaft für Phlebologie und Lymphologie): S2k-Leitlinie Diagnostik und Therapie des Ulcus cruris venosum. 2024. URL: https://register.awmf.org/de/leitlinien/detail/037-009 (Zugriff am 28.4.2025)

Dissemond, J./Kröger, K./Stücker, M.: Evidenz der Kompressionstherapie unter besonderer Berücksichtigung der medizinischen adaptiven Kompressionssysteme. In: Der Hautarzt 2020, 71: 301–308. URL: https://doi.org/10.1007/s00105-020-04554-x (Zugriff am 28.4.2025)

EWMA (European Wound Management Association): Compression Therapy Knowledge Centre. 2025. URL: https://ewma.org/compression-therapy/ (Zugriff am 2.5.2025)

Keller, C. (Hrsg.): Pflegen. Grundlagen und Interventionen. 4. Auflage. Elsevier, Urban & Fischer Verlag, München 2025

Keller, C./Radatz, A.: Pflegewissen. Wunden. 3. Auflage, Elsevier, Urban & Fischer Verlag, München 2024

KRINKO (Kommission für Krankenhaushygiene und Infektionsprävention): Anforderungen an Hautantiseptika zur Prävention postoperativer Wundinfektionen. Empfehlungen der Kommission für Krankenhaushygiene und Infektionsprävention (KRINKO) beim Robert Koch Institut (RKI). 2024. URL: https://www.rki.de/DE/Aktuelles/Publikationen/Epidemiologisches-Bulletin/2024/06_24.pdf?__blob=publicationFile&v=3 (Zugriff am 2.5.2025)

Regnet, N.: Pflegetechniken. Von Absaugen bis ZVK. 4. Auflage. Elsevier, Urban & Fischer Verlag, München 2022

Protz, K.: Kompressionsverbände mit und ohne Unterpolsterung. In: Der Hautarzt 2018, 8. Springer Medizin Verlag, Berlin

Protz, K.: Moderne Wundversorgung. 10. Auflage. Elsevier, Urban & Fischer Verlag, München 2022

Protz, K./Dissemond, J./Kröger, K.: Kompressionstherapie. Ein Überblick für die Praxis. Springer Verlag, Berlin 2016

Stöcker, M. et al.: Konsensuspapier zur symptomorientierten Therapie der chronischen Venenerkrankungen. In: Journal of the German Society of Dermatology 2016

von Elff, W.: Thromboseprophylaxe. Klinische und ökonomische Effekte von Prophylaxestrümpfen, Springer Verlag, Berlin 2014

Subkutane Injektion

ABZ Verbund Pflege HF: Injektionen. 3. Auflage. Hep Verlag, Bern 2017

Buchholz, G. et al.: Leitfaden zur Injektion bei Diabetes mellitus. Health Care Professionals. VDBD, Berlin 2016

Kirschnick, O.: Pflegetechniken von A bis Z. 6. Auflage. Georg Thieme Verlag, Stuttgart 2024

KRINKO (Kommission für Krankenhaushygiene und Infektionsprävention): Kommentar zur Empfehlung Anforderungen an die Hygiene bei Punktionen und Injektionen. Epid Bull. 2021/26: 13–15. DOI 10.25646/8684

Regnet, N.: Pflegetechniken. Von Absaugen bis ZVK. 4. Auflage. Elsevier, Urban & Fischer Verlag, München 2022

Transurethraler Blasenverweilkatheder

I care – Pflege. 3., überarbeitete Auflage. Georg Thieme Verlag, Stuttgart 2025

Keller, C. (Hrsg.): Pflegen. Grundlagen und Interventionen. 4. Auflage. Elsevier, Urban & Fischer Verlag, München 2025

KRINKO (Kommission für Krankenhaushygiene und Infektionsprävention): Prävention und Kontrolle Katheter-assoziierter Harnwegsinfektionen. Empfehlungen der Kommission für Krankenhaushygiene und Infektionsprävention (KRINKO) beim Robert Koch-Institut (RKI). Springer Verlag, Berlin – Heidelberg 2015. URL: edoc.rki.de/handle/176904/260 (Zugriff am 28.4.2025)

Menche, N./Keller, C./Teigeler, B.: Pflege heute. Lehrbuch für Pflegeberufe. 8. Auflage. Elsevier, Urban & Fischer Verlag, München 2023

WHO: Infection prevention and control. Hand hygiene. URL: https://www.who.int/teams/integrated-health-services/infection-prevention-control/hand-hygiene (Zugriff am 19.5.2025)

Wundversorgung

AWMF (Arbeitsgemeinschaft der Wissenschaftlichen Medizinischen Fachgesellschaften): S1-Leitlinie Wunden und Wundbehandlung. 2014

AWMF (Arbeitsgemeinschaft der Wissenschaftlichen Medizinischen Fachgesellschaften): S3-Leitlinie Lokaltherapie schwerheilender und/oder chronischer Wunden aufgrund von peripherer arterieller Verschlusskrankheit, Diabetes Mellitus oder chronischer venöser Insuffizienz. 2023. URL: https://register.awmf.org/de/leitlinien/detail/091-001 (Zugriff am 28.4.2025)

DNQP (Deutsches Netzwerk für Qualitätsentwicklung in der Pflege) Standard: Expertenstandard Pflege von Menschen mit chronischen Wunden. 2015

Geppert, S.: Mein Pflegeguide für den praktischen Einsatz: Generalistisch – kompetenzorientiert – lernortübergreifend. 2. Auflage. Elsevier, Urban & Fischer Verlag, München 2022

Haesler, Emily (Hrsg.): National Pressure Ulcer Advisory Panel, European Pressure Ulcer Advisory Panel and Pan Pacific Pressure Injury Alliance. Prevention and Treatment of Pressure Ulcers: Quick Reference Guide. Cambridge Media, Osborne Park 2014

I care – Pflege. 3., überarbeitete Auflage. Georg Thieme Verlag, Stuttgart 2025

Keller, C. (Hrsg.): Pflegen. Grundlagen und Interventionen. 4. Auflage. Elsevier, Urban & Fischer Verlag, München 2025

KRINKO (Kommission für Krankenhaushygiene und Infektionsprävention): Anforderungen an Hautantiseptika zur Prävention postoperativer Wundinfektionen. Empfehlungen der Kommission für Krankenhaushygiene und Infektionsprävention (KRINKO) beim Robert Koch Institut (RKI). 2024. URL: https://www.rki.de/DE/Aktuelles/Publikationen/Epidemiologisches-Bulletin/2024/06_24.pdf?__blob=publicationFile&v=3 (Zugriff am 2.5.2025)

KRINKO (Kommission für Krankenhaushygiene und Infektionsprävention): Prävention postoperativer Wundinfektionen. Empfehlungen der Kommission für Krankenhaushygiene und Infektionsprävention (KRINKO) beim Robert Koch Institut (RKI). Bundesgesundheitsblatt. 4/2018. URL: https://www.rki.de/DE/Themen/Infektionskrankheiten/Krankenhaushygiene/KRINKO/Empfehlungen-der-KRINKO/Device-assoziierte-postoperative-Infektionen/Downloads/Empf_postopWI.pdf?__blob=publicationFile&v=1 (Zugriff am 2.5.2025)

Regnet, N.: Pflegetechniken. Von Absaugen bis ZVK. 4. Auflage. Elsevier, Urban & Fischer Verlag, München 2022

Panfil, E./Schröder, G.: Pflege von Menschen mit chronischen Wunden. 3. Auflage. Hans Huber Verlag, Bern 2015

Probst, W./Vasel-Biergans, A.: Wundmanagement. Ein illustrierter Leitfaden für Ärzte und Apotheker. 2. Auflage. Wissenschaftliche Verlagsgesellschaft, Stuttgart 2009

Protz, K.: Moderne Wundversorgung. 10. Auflage. Elsevier, Urban & Fischer Verlag, München 2022

Vasel-Biergans, A./Probst, W.: Wundversorgung in der Pflege. Ein Praxisbuch. 2. Auflage. Wissenschaftliche Verlagsgesellschaft, Stuttgart 2011

Therapeutische Interventionen

Blutentnahme

Gnädinger, M. et al.: Die peripher venöse Punktion. Teil 1: Die diagnostische Venenpunktion. In: Schweizer Medizin Forum 2013, 13/4: 70–74. URL: https://pdfs.semanticscholar.org/45af/0eef929b827df9b1ee7ff4822fe1ef65459f.pdf (Zugriff am 2.5.2025)

Greiner Bio-one GmbH: Blutentnahmetechniken. Leitfaden und Hinweise für die venöse Blutentnahme. o. J.

Halbach, J. Klinische Chemie und Hämatologie. 4. Auflage. Georg Thieme Verlag, Stuttgart 2019

I care – Pflege. 3., überarbeitete Auflage. Georg Thieme Verlag, Stuttgart 2025

Keller, C. (Hrsg.): Pflegen. Grundlagen und Interventionen. 4. Auflage. Elsevier, Urban & Fischer Verlag, München 2025

RKI (Robert Koch-Institut): Anforderungen an die Hygiene bei Punktion und Injektion. Springer Verlag, Berlin 2011

von Meyer, A. et al.: Standard-Arbeitsanleitung zur peripher venösen Blutentnahme für die labormedizinische Diagnostik. In: Journal Labor medicine 2017, 41/6: 333–340. URL: https://doi.org/10.1515/labmed-2017-0127 (Zugriff am 2.5.2025)

Blutzuckerkontrolle

Bauer, S.: Mitteilung der Deutschen Gesellschaft für Krankenhaushygiene (DGKH), Sektion Hygiene in der ambulanten und stationären Kranken- und Altenpflege/Rehabilitation: Empfehlung zur hygienischen Durchführung der Blutzuckermessung. In: Hygiene und Medizin 2019, 44/6: 98 f.

Geppert, S.: Mein Pflegeguide für den praktischen Einsatz: Generalistisch – kompetenzorientiert – lernortübergreifend. 2. Auflage. Elsevier, Urban & Fischer Verlag, München 2022

I care – Pflege. 3., überarbeitete Auflage. Georg Thieme Verlag, Stuttgart 2025

Schewior-Popp, S./Sitzmann, F./Ullrich L.: Thiemes Pflege. Das Lehrbuch für Pflegende in Ausbildung. 15. Auflage. Georg Thieme Verlag, Stuttgart 2020

WHO: Infection prevention and control. Hand hygiene. URL: https://www.who.int/teams/integrated-health-services/infection-prevention-control/hand-hygiene (Zugriff am 19.5.2025)

Vitalzeichenkontrolle

Geppert, S.: Mein Pflegeguide für den praktischen Einsatz: Generalistisch – kompetenzorientiert – lernortübergreifend. 2. Auflage. Elsevier, Urban & Fischer Verlag, München 2022

I care – Pflege. 3., überarbeitete Auflage. Georg Thieme Verlag, Stuttgart 2025

Keller, C. (Hrsg.): Pflegen. Grundlagen und Interventionen. 4. Auflage. Elsevier, Urban & Fischer Verlag, München 2025

Regnet, N.: Pflegetechniken. Von Absaugen bis ZVK. 4. Auflage. Elsevier, Urban & Fischer Verlag, München 2022

Menche, N./Keller, C./Teigeler, B. (Hrsg.): Pflege heute. 8. Auflage. Elsevier, Urban & Fischer Verlag, München 2023

Williams B./Mancia G. et al.: ESC/ESH Guidelines for the management of arterial hypertension. The Task Force for the management of arterial hypertension of the European Society of Cardiology and the European Society of Hypertension. 2018

Michael, M. et al.: ABCDE im nicht traumatologischen Schockraum. In: Zeitschrift für Anästhesie und Intensivmedizin 2023, 64: 160–172

Bildnachweis

Margit Schwarzenberger: S. 118, 181 o.

Sigrid Winklehner: S. 15, 18, 57 (2), 59 (2), 70, 102, 106, 111, 115, 134, 154, 157 (2), 160 (2), 165, 166, 169, 173, 174 u., 178, 181 u., 187, 193, 194, 196 o., 197, 198, 200, 207 o., 209, 217

Chris Allan/Shutterstock.com: S. 20

Lordl Akryl, Jmarchn, cancer.gov (öffentlich): S. 103

Alle anderen – nicht explizit angeführten – Abbildungen wurden über die Bildagentur **stock.adobe.com** zugekauft.